中医内科实践录

秦世云　秦中文　杨　侠　编著

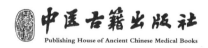
中医古籍出版社
Publishing House of Ancient Chinese Medical Books

图书在版编目（CIP）数据

中医内科实践录／秦世云，秦中文，杨侠编著 . —
北京：中医古籍出版社，2023.7
ISBN 978 - 7 - 5152 - 2213 - 4

Ⅰ.①中…　Ⅱ.①秦…②秦…③杨…　Ⅲ.①中医内
科 - 疾病 - 诊疗　Ⅳ.①R25

中国版本图书馆 CIP 数据核字（2023）第 050800 号

中医内科实践录

秦世云　秦中文　杨　侠　编著

策划编辑　张　磊

责任编辑　于　佳

文字编辑　王安琪

封面设计　宝蕾元

出版发行　中医古籍出版社

社　　址　北京市东城区东直门内南小街 16 号（100700）

电　　话　010 - 64089446（总编室）　010 - 64002949（发行部）

网　　址　www.zhongyiguji.com.cn

印　　刷　北京市泰锐印刷有限责任公司

开　　本　710mm×1000mm　1/16

印　　张　16

字　　数　240 千字

版　　次　2023 年 7 月第 1 版　2023 年 7 月第 1 次印刷

书　　号　ISBN 978 - 7 - 5152 - 2213 - 4

定　　价　68.00 元

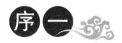

序一

　　我本不才，凡从医近六十年，临床积累了极其丰富的经验。先后编著了《临证要方》《秦氏医案医话》《中医妇科实践录》《临证拾遗方》等书。并携秦中文、杨侠合编了《中医临证经验方一百二十一首》《学习中医之路》等书。

　　当今之世，求中医诊疾者，多为内科和妇科，至于儿科等求诊者乃极少矣。故余临床多年来，主要诊治内妇科之疾。继编著《中医妇科实践录》之后，诊暇之余，将内科常见病分门别类整理成册，分为肝胆门、胃肠门、肺病门、心病门、肾病门、脑病门、身痛门、其他病类门。每门概述了本门多发病、常见病，然后逐条论述主证、治则；结合经典和前贤对本类疾病的精辟论断，进行辨证施治；综合分析，归纳总结，而立治则方药，然后诠释方义，最后加以评按结语，彰明本类疾病的诊疗关键；扼要说明本条疾病的发生发展、诊断治则。本书概括精义，条理清晰，重点突出，对中医内科临床工作者有其重要的参考价值。

秦世云

2019 年 12 月于安徽临泉

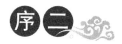

序二

中医内科对基层医务工作者而言是最常见、最普遍、最实用的一科。一般慢性虚损性疾病、内科杂症、妇科疾病、不孕不育等病患者，多喜中医中药诊治。

父亲是地方较有名气的一名中医大夫，从医近六十年，积累了丰富的临床经验，先后编撰了《临证要方》《秦氏医案医话》《中医妇科实践录》《临证拾遗方》等书。近年来，我们协助父亲又编撰了《中医临证经验方一百二十一首》和《学习中医之路》等书。父亲一生勤奋耕耘，把精力全部注于中医事业，他为中医事业的发扬光大，做出了一个中华民族赤子应做的不可估量的贡献。

近年来，父亲带携我们努力钻研中医临床知识，总结临床经验，合编了《中医内科实践录》一书。全书约二十余万字，共八章，将内科常见病分门别类地整理成册，运用中医理论进行临床诊断治疗，条理清晰，这将为中医对人类的健康事业做出应有的贡献。

父亲年逾八旬，然精力充沛，仍孜孜不倦地学习。父亲这种勤奋治学的精神，永远值得我们学习。

秦中文　杨侠

2019 年 12 月于安徽临泉

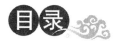

目录

第一章 肝胆门

肝胆之为病，多见胁痛。肝胆居胁下，属木喜条达，稍有情志不遂，肝木则屈而不伸，疏泄失常，胁痛乃作。肝主疏泄，肝胆郁滞，疏泄失司，脾胃受累，肝脾同病，或肝胃同病，出现胃脘疼痛，胀满纳差，腹满泄泻；或气滞血瘀，肝脏之血无力敷布，滞留于肝，出现肝脏肿硬胀痛；或肝胆之液不能疏泄于肠胃，外溢肌肤，出现黄疸；或毒邪蕴肝，年久日远，发为肿瘤，不可收治。病类之繁多，症状之复杂，实内科之主病也。内伤杂证之疾，肝胆居首，然其发病之一端也，皆气滞之为患也。

气机升降出入受阻，不循常规，乃致种种证疾。故气滞者理之，血瘀者散之，郁结者和之，热者清之，随证而治也。

第一节 胁痛（肝气失和）

本节主要论述肝气郁结，疏泄失常；或肝气郁而不达，横逆乘克脾土，致脾土受累，肝脾不和；或肝胃不和，而出现心烦郁闷，胁痛胀满，纳差，大便不调，厌食泛酸，恶心呕吐等症。现分而述之。

一、肝气郁结

患者两胁胀满疼痛，常两胁窜痛，痛无定处，随情绪波动而增减，伴胸闷不舒，时欲太息，纳差，舌淡苔薄白，脉弦。此乃肝气郁结也，宜疏肝理气解郁治之。

《黄帝内经》云："肝病者，两胁下痛引少腹。"

《景岳全书》云："胁痛之病，本属肝胆二经，以二经之脉皆循胁肋故也。"

《济生方》云："胁痛之病，多因疲极嗔怒，悲哀烦恼，谋虑惊忧，致伤肝脏，肝脏既伤，积气攻注，攻于左，则左胁痛，攻于右，则右胁痛，移逆两胁，则两胁俱痛。"

《医学正传》云："凡胁痛，皆肝木有余……凡性情多怒之人，常患腹胁痛。"

《中医内科学》谓："胁痛的发生，主要由于情志不遂……肝气郁结、肝失条达、肝失疏泄……最终发为胁痛。"

辨证施治

肝气郁结之胁痛，常两胁窜痛，痛无定处，随情绪波动而增减，伴胸闷不舒，太息，纳差，舌淡苔薄白，脉弦。肝属木，喜条达，主疏泄，情志不遂，则气郁不舒，肝失条达，故胁痛。肝气郁结，气行不畅，气机失调，情志失舒，故痛无定处，常随情绪波动而增减。气滞则胸闷不畅，时欲太息，太息后则郁闷畅散，胸闷胀满缓解。肝气乘脾，脾失健运，故纳减、食欲不振。舌淡苔薄白，脉弦，乃肝郁之征也。宜疏肝解郁、理气止痛治之。可选疏肝解郁汤（《临证要方》）：川楝子、郁金、延胡索、白芍、柴胡、当归、香附、三棱、莪术、百合、合欢皮。

方中百合、合欢皮解郁止烦、宁志安神，川楝子、郁金、延胡索、柴胡理气解郁，三棱、莪术、香附理气止痛，白芍、当归补肝养肝。诸药合用，共奏疏肝解郁、理气止痛之功也。

加减：胁痛甚，酌加乳香、没药、降香等，以增活血止痛之功；胃脘痛甚，酌加蒲公英、五灵脂、蒲黄等，以增清热和胃止痛之功；腹胀纳差，酌加白术、白茯苓、莱菔子等，以增健脾养胃之功；女子经期乳房胀痛，酌加王不留行子、牡蛎、青皮等，以增理气散结之功。

结语

肝气郁结，乃内科常见病。尤其女子多情善感，多思善虑，易发胸胁胀痛，治疗宜疏肝理气解郁，选药以理气解郁、健脾和胃为主。郁解气散，脾之健运、胃之和降正常，胁痛可止也。

《临证要方》云："内伤杂症多见于肝，气机升降出入失常，心情郁闷，情志失畅，影响肝脏疏泄之机，而现胁痛、胀满诸症……气机升降出入正常，疏泄有序，胁痛当除。"

二、肝脾不和

患者胸胁胀满，窜痛，急躁易怒，纳呆，嗳气，腹胀肠鸣，大便溏薄不爽，或腹痛泄泻，泻后痛减，舌淡苔薄白，脉弦。此乃肝郁脾虚、肝脾不和也，宜抑肝扶脾治之。

《金匮要略》云："见肝之病，知肝传脾，当先实脾。"

朱丹溪说："气血冲和，万病不生，一有怫郁，诸病生焉。"

《景岳全书》云："胁痛有内伤、外感之辨。凡寒邪在少阳经，乃病为胁痛，耳聋而呕，然必有寒热表证者，方是外感。如无表证，悉属内伤，但内伤胁痛者十居八九。"

又云："以饮食劳倦而致胁痛者，此脾胃之所传也。"

《临证要方》云："肝失条达，脾土失疏，运化失常，纳差不能进食也……故肝脾不和，胁痛胀满、纳差者，疏肝以理脾土，肝脾并治，胁痛胀满可除也。"

辨证施治

肝脾不和之胁痛，常见胸胁胀满窜痛，急躁易怒，纳呆，喘息，腹胀肠鸣，大便溏薄，或腹痛泄泻，泻后痛减，舌淡苔薄白，脉弦。肝失疏泄，经气郁滞，故胸胁胀满窜痛。气机郁结不畅，条达失职，故急躁易怒。气机郁滞，脾失健运，故纳呆，食欲不振，嗳气。脾虚，气滞阻滞，故大便不爽。气失条达，气滞则腹痛；排便后，气滞得畅，故便后痛减。脾虚故舌淡苔薄白。肝郁失其柔和，故脉弦。宜疏肝扶脾治之，可选疏肝理脾汤（《临证要方》）：川楝子、郁金、三棱、莪术、延胡索、白芍、白术、鸡内金、甘草。

方中川楝子、白芍、三棱、莪术疏肝理气；延胡索、郁金解郁止痛，白术、鸡内金健脾和胃；甘草和中，调和诸药。诸药合济，共奏抑肝扶脾、解郁止痛之功也。

加减：胁痛，纳差便溏，身体虚弱，伴右胁下触及肿大肝脏，可酌加土鳖虫、桃仁、当归、红花等，以增理气散结止痛之功；脾虚纳差，食欲不振，可酌加焦山楂、神曲等，以增健脾运化之功；两胁胀痛，体弱乏力，可酌加黄芪、党参、陈皮等，以增补肝益气之功；若泄泻腹痛，腹痛必便，便后痛止，可选痛泻药方（《景岳全书》）：白术、白芍、陈皮、防风。

结语

肝属木，喜条达，脾属土，宜疏泄，故肝郁失其条达，胁痛胀满乃作。肝失条达，致脾土失疏，运化失常，纳差也。故纳差，不疏肝非其治也。胁痛胀满，不理脾亦非其治也。故肝脾不和，胁痛胀满者，疏肝以理脾土，肝脾并治，胁痛胀满可除也。

故《张氏医通》云："饮食劳动之伤，皆足以致痰凝气聚……然必因脾气衰而致。"《古今医鉴》云："胁痛者……若因暴怒伤触悲哀气结……皆能为痛……治之当以散结顺气，化痰和血为主。"

三、肝胃不和

患者脘胁胀闷疼痛，烦躁郁怒，嗳气吞酸，恶心呕吐，大便干结，胃脘嘈杂，口苦，舌红苔薄黄，脉弦。此乃肝气犯胃，肝胃不和也，宜疏肝和胃治之。

《黄帝内经》云："木郁之发，民病胃脘当心而痛。"

《医学正传》云："胃脘当心而痛……未有不由清痰食积郁于中，七情九气触于内所致焉。"

李东垣说："腹中诸痛，皆由劳力过甚，饮食失节，中气不足，寒邪乘虚而入客之，故卒然而作大痛。"

《证治汇补》云："故凡木郁不舒，而气无所泄，火无所越，胀甚惧按者，又当疏散升发以达之。"

《医学正传》云："饮食失节，劳役过度，以致脾土虚乏，肝木得以乘其土位，而为胃脘当心而痛。"

《临证要方》云："胃脘痛，呕吐泛酸者，肝气横逆犯胃也。"

辨证施治

肝胃不和之胁痛，胸胁胀闷疼痛，烦躁易怒，嗳气吞酸，口苦，恶心呕吐，胃脘嘈杂，大便干结，舌红苔薄黄，脉弦。乃情志不舒，肝气郁结，疏泄失常，故脘腹胀满疼痛，烦躁易怒也。肝气横逆犯胃，胃失和降，故胃脘嘈杂，恶心呕吐，嗳气吞酸也。肝郁化火故口苦，大便干结也。舌红苔薄黄，脉弦，皆肝郁化热之征也。宜疏肝和胃、解郁止痛治之。可选疏肝和胃汤（《临证要方》）：川楝子、郁金、三棱、莪术、百合、白芍、香附、高良姜、乌药、丹参、五灵脂、降香、蒲黄、蒲公英。

方中川楝子、郁金、三棱、莪术疏肝解郁，良附丸、失笑散、丹参饮、百合汤和胃止痛，白芍疏肝止痛，蒲公英清热止痛。诸药合济，共奏疏肝和胃、解郁止痛之功也。

加减：胃脘痛牵引两胁，酌加柴胡以增疏肝理气止痛之功；胃脘痛有定处，酌加乳香、没药等以增理气散结止痛之功；胃脘痛、泛酸，可酌加海螵蛸，以增收敛制酸之功。

结语

肝气犯胃，肝胃不和致胸胁胃脘疼痛者，乃肝疏泄过度，肝气横逆，致胃失和降也。宜疏肝和胃治之。肝气横逆，胃失和降，故胁痛、呕恶、胀满也。肝气平，胃气降，肝疏泄有序，脾胃升降有度，则胁痛、胀满诸症可除也。

第二节　胁痛（胆囊疾患）

本节所论述的胁痛主要指胆囊疾患。胆居胁下，隶属于肝，内藏精汁（胆汁），乃肝之精气所化。胆汁助饮食消化，是脾胃运化功能的主要条件。故肝气不舒，疏泄失常，胆汁藏泻失常，乃发胁痛，现代医学谓之胆囊炎；胆汁潴留过久，凝聚于胆，形成胶滞之物，又谓胆囊结石。本节分而述之。

一、急性胆囊炎

患者两胁疼痛，右侧尤甚，时剧痛难忍，伴纳呆，恶心呕吐，发热，口苦，溺赤，大便干结，或右肩背疼痛，甚者二目黄染。舌红，苔白或薄黄，脉弦数。超声波诊断为胆囊肿大、急性胆囊炎。此乃肝气郁结，气滞血瘀，复感湿热邪毒所致也，宜疏肝利胆、清热利湿导滞治之。

《黄帝内经》云："邪客于足少阳之经，令人胁痛不得息。"

又云："胆足少阳之脉……是动则病口苦，善太息，心胁痛不能转侧。"

《景岳全书》云："凡寒邪在少阳经，乃病为胁痛。"

《临证要方》云："胆汁失于疏泄，瘀滞于胆，宜疏宜利……胆汁疏泄有度，胆囊炎症自除。"

《秦氏医案医话》云："胆汁正常排泄，依赖肝脏的正常疏泄。肝内湿热内蕴，瘀阻化热，胆汁排泄不畅，胆囊即肿大，胁痛作矣。"

辨证施治

患者胁痛，右胁尤甚，纳呆，恶心呕吐，发热，口苦，溺赤便干，甚者右肩背痛，二目黄染，舌红苔白或薄黄，脉弦数。肝胆居胁下，胆隶属于肝，内藏精汁，精汁即胆汁也，受肝之余气而生。情志调和，肝疏泄有序，胆汁排泄亦正常矣。若情志不畅，肝疏泄有碍，胆汁排泄即不正常矣。胆囊郁热，或受外邪，邪犯少阳，胆囊即肿大矣。发热，两胁胀痛，甚者右胁刺痛难忍。胆囊炎症，影响胆汁疏泄脾土，故纳呆、恶心呕吐。肝胆热盛，故溲赤便干。胆汁外溢，故二目黄染。胆脉绕肩，故肩背痛，宜疏肝理气、清热利胆治之。可选大柴胡汤（《金匮要略》）：柴胡、黄芩、芍药、半夏、大黄、枳实、大枣、生姜。

方中芍药、柴胡、枳实疏肝理气；大黄、黄芩清热利胆；柴胡、黄芩透邪外达；半夏、生姜、大枣和胃，降逆止呕。诸药合济，共奏疏肝利胆、清热理气止呕之功也。热清肝气和，胆疏泄有度，胆囊炎症自除，胁痛可止也。

加减：发热甚，减半夏、生姜、大枣，加金银花、板蓝根、连翘等，以增清热解毒之功；胁痛甚，酌加郁金、延胡索、川楝子等，以增疏肝理气、止痛之功；大便干结、日晡潮热，酌加芒硝，以增荡涤湿热邪毒之功；两目黄染、小便短赤，酌加茵陈，以增荡涤清热利尿退黄之功。

结语

急性胆囊炎，属中医胁痛之范畴。胆属于肝，中正之官，肝郁舒伸不利，或外邪相袭，胁痛乃作。热郁于胆，故发热胁痛，恶心呕吐，大便干结也。湿热邪在少阳，故疏肝利胆、和解少阳是其治也。肝疏泄有序，胆排泄胆汁正常，少阳和解，热退，胁痛亦止也。

二、慢性胆囊炎

患者胁痛，右侧尤甚，时痛时止，伴右肩背疼痛，神疲乏力，心烦易怒，纳差胀满，口苦，恶心呕吐，小便黄赤，大便干结，舌红苔白腻，脉沉弦，超声波提示慢性胆囊炎。此乃肝郁气滞、胆失和降也。宜疏肝理气、清热利胆治也。

《黄帝内经》云："肝病者，两胁下痛引小腹，令人善怒。"

《金匮钩玄》云："郁者，结聚而不得发越也。当升者不得升，当降者不得降，当变化者不得变化也。此为传化失常，六郁之病见矣。"

《丹溪心法》云："气血冲和，万病不生，一有怫郁，诸病生焉。"

《症因脉治》云："内伤胁痛之因……或死血停滞胁肋；或恼怒郁结，肝火攻冲……皆成胁肋之痛矣。"

《证治汇补》云："郁病虽多，皆因气不周流，法当顺气为先，开提为次。"

《临证要方》云："肝经经脉布于两胁，肝为刚脏，属木，喜条达。情志不和，郁而不伸，故两胁胀痛。肝气郁而横逆，脾土受损，运化失常而纳差、呕恶、胀满。肝胆相表里，肝喜条达，职司疏泄，肝气郁滞，疏泄失司，胁痛乃作。"

辨证施治

患者胁痛，右胁尤甚，时痛时止，伴神疲乏力，右肩背疼痛，心烦易怒，纳差胀满，口苦，恶心呕吐，小便黄赤，大便干结，舌红苔白，脉沉弦。胁乃肝之分野，肝居胁下，胆属于肝。胆为中清之府，胆汁输于脾胃，以助水谷之消化，故以通降下行为顺。稍有情志不畅，肝郁气滞，胆失和降，故发胁痛，久痛入络，故胁痛久不获愈，时痛时止。胆之经脉绕肩胛，故疼痛向肩背放射。肝胆湿热蕴结，胆失和降，肝失疏泄，脾失健运，精微不足，故神疲乏力。湿热下注，故小便黄赤，大便干结。脉沉弦，舌红苔白腻，乃肝郁湿热之征也。宜疏肝理气、清热利胆治之。可选疏肝利胆汤（《临证要方》）：川楝子、郁金、茵陈、柴胡、栀子、金钱草、延胡索、枳实、大黄。

方中川楝子、郁金、柴胡疏肝解郁；茵陈、大黄、栀子、金钱草清热利胆，疏泄胆汁；枳实、延胡索理气止痛。诸药合济，共奏疏肝理气、清热利胆之功也。郁解气顺，胆汁疏泄有度，胆囊炎症可消，胁痛胀满可除也。

加减：胁痛甚，酌加白芍、三棱、莪术等，以增理气解郁止痛之功；纳差胀满者，酌加焦山楂、鸡内金，以增健脾和胃之功；小便黄赤，酌加车前子、萹蓄等，以增清热利尿之功；大便干结，酌加大黄以增导滞通便之功。

结语

两胁胀痛，时痛时止，叩击痛明显，伴心烦易怒，纳差胀满，乃肝气郁结，胆失和降也。张景岳说："胁痛之病，本属肝胆二经，以二经之脉皆循胁肋故也。"肝胆郁滞，内生湿热，郁于少阳，枢机失和，湿热壅结，肝失疏泄，胆失和降，胆汁潴留，排泄不畅，导致胁痛。疏肝理气解郁是其治也。肝气横逆，易伤脾胃，故治胁痛（胆囊炎）宜兼健脾和胃也。

三、胆囊结石

患者胁痛，胸闷恶心，食欲不振，厌油腻，伴脘腹胀痛，右胁下叩击痛明显，时剧痛难忍，小便黄赤，大便干结不调，舌红黯，苔白腻，脉沉弦。超声波检查提示"胆囊结石"。此乃气滞于肝，肝失疏泄，致胆和降失常，胆汁稽留胆囊，湿热熏蒸煎熬，久之，胆汁黏稠坚硬如石也。宜疏肝理气、散结止痛、溶石排石治之。

《黄帝内经》云："肝病者，两胁下痛引少腹，令人善怒。"

《症因脉治》云："内伤胁痛之因……或死血停滞胁肋；或恼怒郁结，肝火攻冲……皆成胁肋之痛矣。"

《景岳全书》云："但察其有形无形，可知之矣。盖血积有形而不移，或坚硬而拒按。"

《临证要方》云："内伤杂症多见于肝，气机升降出入失常，心情郁闷，情志不畅，影响肝脏疏泄之机，即现胁痛、胀满诸症。"

《秦氏医案医话》云："胆囊结石，属中医胁痛之范畴，然中医陈述笼统，运用中医辨证论治，亦能得到缓解和根治。结石之形成，实乃气滞血瘀，肝胆失疏，湿热互结，形成胶固之物，凝结于肝胆，非理气化结不能治，非化湿泻下不能除。"

辨证施治

患者胸闷，胁痛拒按，叩击痛明显，伴恶心厌油腻，食欲不振，脘腹胀痛，大便干结不调，小便短赤，舌红黯苔白腻，脉沉弦。超声波提示胆囊结石。此乃肝气郁结，胆失和降也。肝郁化热，湿热互结，熏蒸肝胆，久之胆汁郁滞，排而不畅，受火热之煎熬，即形成胶滞黏稠之物，如砂石也。肝郁，胆囊形成结石，影响气机升降，故胸中憋闷，胁痛拒按也。胆囊形成结石，胆汁疏泄不利，影响脾之运化，故出现恶心呕吐厌油腻，食欲不振，脘腹胀满也。胆汁分泌不均，故大便干结不调。湿热下移膀胱，州都气化失常，故小便短涩黄赤。舌红黯，苔白腻，乃肝胆湿热之征也。脉沉弦，乃肝郁气滞之象也。宜疏肝理气、散结止痛、溶石排石治之。可选疏肝利胆汤（《临证要方》）：川楝子、郁金、茵陈、柴胡、栀子、金钱草、延胡索、枳实、大黄。

方中川楝子、郁金、柴胡疏肝解郁；延胡索、枳实理气散结止痛；茵陈、金钱草、大黄、栀子清热利胆，疏泄胆汁，溶石排石。诸药合济，共奏疏肝利胆、理气散结、溶石排石之功也。

加减：纳差胀满，酌加鸡内金、威灵仙、木香等，以增健脾散结、理气止痛之功；胁痛甚，酌加白芍、乳香、没药等，以增散瘀止痛之功；小便短赤涩痛，酌加滑石、冬葵子、海金沙等，以增清热利尿、溶石排石之功。

结语

患者胁痛拒按，伴纳差胀满，心烦易怒，超声波诊断为胆囊结石者，宜疏肝理气、清热利胆、溶石排石治之。若结石结于肝内者，以疏肝理气散结治之。肝胆结石之形成，均为肝郁气滞、胆汁疏泄不畅所致，均应疏肝解郁、理气散结也。肝胆结石缩小后，由大便排出，故治亦理气散结、溶石排石，更应以泻下为法也。

第三节　胁痛（慢性肝炎）

患者右胁疼痛，脘腹胀闷，伴倦怠乏力，午后潮热，食欲不振，口苦恶心，大便溏薄，右胁下可触及肿大肝脏，舌淡苔薄白，脉沉细。超声波检查肝脏肿大，肝功能异常，诊断为"慢性肝炎"。属祖国医学胁痛之范畴，宜疏肝健脾、理气散结、清热解毒治之。

《金匮要略》云："见肝之病，知肝传脾，当先实脾。"

《丹溪心法》云："有气郁而胸胁痛者，看其脉沉涩，当作郁治。"

《古今医鉴》云："脉双弦者，肝气有余，两胁作痛。夫胁痛者，厥阴肝经为病也。"

《秦氏医案医话》云："肝属木，主疏泄，喜条达。肝疏泄情志，疏泄血液，若情志不遂，郁闷不欢，肝疏泄失常，乃至胀满纳差矣……血瘀于肝，致肝肿大而胀痛。"

《临证要方》云："肝脏有疾，疏泄失司，脾土受损，运化失常，精微不足，损及肝脏，互为因果，致脘腹胀满，午后潮热。"

辨证施治

患者右胁疼痛，脘腹胀满，倦怠乏力，午后潮热，食欲不振，口苦恶心，大便溏薄，右胁下可触及肿大肝脏，舌淡苔薄白，脉沉细，肝功能异常者，乃慢性肝炎也。多因精神抑郁、肝气郁结，或肝染邪毒，迁延不愈，致肝疏泄失司，气滞不畅，故胁痛矣。肝气横逆，伤及脾胃，运化无力，故脘腹胀满，食欲不振，恶心，大便溏薄也。脾主四肢，脾虚，精微不足，故倦怠乏力也。肝郁化热，故口苦，午后潮热。气滞血瘀，久痛入络，络脉受阻，瘀积于肝，肝脏即肿大矣。舌淡苔薄白，脉沉细，乃肝郁脾虚之象也，宜疏肝理气、健脾散结、清热解毒治之。可选健脾保肝汤（《临证要方》）：炒白术、白茯苓、党参、鸡内金、当归、白芍、板蓝根、柴胡、茵陈。

方中党参、炒白术、白茯苓健脾益气，以益生化之源；鸡内金消食健胃，以增进饮食；当归、白芍养血补肝；柴胡、茵陈、白芍疏肝利胆；板蓝根清肝解毒。诸药合济，共奏疏肝理气、健脾散结、清热解毒之功也。

加减：胁痛甚，酌加川楝子、香附、延胡索等，以增疏肝理气止痛之功；纳差胀满甚，酌加焦山楂、陈皮等，以增健胃消食之功；少气乏力懒言，酌加黄芪以增补肺益气之功。

结语

胁痛，肝脏肿大，伴脘腹胀满，食欲不振，午后潮热，诊断为慢性肝炎者，乃肝气郁结，肝疏泄功能失常，或感染邪毒，日久肝脏受损也。宜疏肝理气、清热解毒、健脾散结治之。肝气调和，疏泄功能正常，脾健，运化有序，精微来源充足，肝脏得气血之充养，则肝热清，毒邪解，胁痛诸证可除矣。

第四节　胁痛（肝大）

患者胁下疼痛，右侧尤甚，疼痛固定不移，夜晚加重。右胁下可触及癥积肿块，舌紫黯，脉沉涩。此乃肝气郁结，血流不畅，瘀停积于肝也。宜疏肝理气、逐瘀通络、柔肝养肝治之。

《症因脉治》云："内伤胁痛之因……或死血停滞胁肋……皆成胁肋之痛矣。"

朱丹溪曰："肝木气实火盛，或因怒气大逆，肝气郁甚，谋虑不决，风中于肝，皆使木气大实生火，火盛则肝急，瘀血恶血，停留于肝，归于胁下而痛。"

张景岳曰："但察其有形无形，可以知之矣。盖血则有形而不移，或坚硬而拒按。气则流行而无迹。"

《临证要方》云："肝属木，喜条达，情志不遂，易患胁痛，经久不愈，气滞血瘀，结成肿块。"

辨证施治

患者胁下疼痛，右胁下可触及肿大肝脏，呈刺痛，痛有定处，固定不移，夜晚痛甚。舌紫黯，脉沉涩，此乃肝气郁结，气行不畅也。气机失疏，血随气行，气滞血瘀，血聚成块，瘀积于肝，胁下脉络阻滞，故发胁痛也。久痛入络，脉络阻滞，瘀积于肝，故见胁下癥积肿块，肝脏肿大，疼痛固定不移也。夜晚，血流相对缓慢，故疼痛夜晚加重。舌质紫黯，脉沉涩，乃气血运行不畅，血行瘀滞之征。宜疏肝理气、逐瘀通络、柔肝养肝治之。可选膈下逐瘀汤（《医林改错》）：炒五灵脂、川芎、当归、桃仁、牡丹皮、赤芍、乌药、延胡索、红花、枳壳、香附、甘草。

方中延胡索、乌药、香附、枳壳疏肝行气散结，当归、赤芍、桃仁、红花活血散瘀，炒五灵脂、延胡索、甘草理气止痛，牡丹皮、赤芍清热凉血散结。诸药共济，共奏疏肝理气、逐瘀通络止痛之功也。

加减：纳差乏力，酌加党参、黄芪、白茯苓、白芍等，以增健脾益气、养肝柔肝之功；脾虚纳差胀满，酌加炒白术、焦山楂、鸡内金等，以增健脾消胀之功；午后潮热，小便黄赤，酌加板蓝根、茵陈、柴胡等，以增清热和解少阳之功；肝脏肿硬痛甚，酌加三棱、莪术、三七等，以增理气活血、散结止痛之功。

结语

胁痛，肝大者，乃肝失疏泄，失其条达也。血随气行，肝气失疏，气机不畅，血易瘀积也，久之瘀结成积，肝脏即肿大矣。瘀积血运不畅，瘀郁化热，故潮热或夜间发热也。应以疏肝行气、活血散瘀、清热凉血治之。气机条畅，瘀可行也。瘀散，郁热亦消，肿大肝脏可平矣。

治疗肝脏肿大，应佐健脾益气之法。健脾以增生化之源，即"厥阴不治，求治阳明""见肝之病，当先实脾"之意也。治肝脏肿大，佐参、术、芪以健脾益气扶正，正气可助驱邪逐瘀之力也。正气盛，肝脏瘀散、肿消，体自康复也。

第五节　胁痛（肝硬化）

一、肝硬化

患者胁痛，右胁下可触及肿大肝脏，按之坚硬，痛甚，痛处不移，时有寒热，纳差乏力，身体消瘦，面色晦暗黧黑，舌黯淡有瘀点，脉弦涩，超声波诊断为"肝大、肝硬化"，肝功能异常者，此乃肝气郁结，瘀积于肝也。宜疏肝理气、活血化瘀、软坚散结治之。

《黄帝内经》云："寒气客于小肠膜原之间，络血之中，血泣不得注于大经，血气稽留不得行，故宿昔而成积矣。"

《医宗金鉴》云："积者属脏，阴也。故发有常处，不离其部。"

《景岳全书》云："盖积者，积垒之谓，由渐而成者也……是坚硬不移者，本有形也。故有形者曰积……诸有形者，或以饮食之滞，或以脓血之留，凡汁沫凝聚，旋成癥块者，皆积之类。其病多在血分，血有形而静也。"

辨证施治

肝硬化，多由慢性肝炎发展而来，属祖国医学癥积之范畴，疾至于此，病多危笃。

临床常见右胁下肿大肝脏，按之坚硬，痛甚，痛处固定不移，时有寒热，纳差乏力，身体消瘦，面色晦暗黧黑，舌黯淡有瘀点，脉弦涩。此乃情志不舒，肝失疏泄，饮食内伤，或外感邪毒，损及肝脏，致气机阻滞，血瘀内结，脉络不通，潴留于肝，肝脏即肿大矣。久之，血瘀积滞，肿块渐大，质地坚硬疼痛，痛处固定不移。肝脏受损，营卫不和，故时有寒热。肝脏受损，脾失运化，纳差，精微不足，故身体消瘦，神疲乏力也。气血瘀滞，血脉运行不畅，故面色晦暗黧黑，脉弦涩，舌黯淡有瘀点。宜疏肝理气、活血化瘀、软坚散结治之。可选膈下逐瘀汤（《医林改错》）：桃仁、红花、当归、赤芍、川芎、枳壳、甘草、炒五灵脂、牡丹皮、乌药、延胡索、香附。

方中延胡索、香附、乌药疏肝理气，桃仁、红花、当归、赤芍活血化瘀，枳壳、牡丹皮、川芎软坚散结，炒五灵脂、延胡索、甘草理气止痛。诸药相济，共奏活血化瘀、软坚散结止痛之功也。

加减：纳差，身体消瘦，神疲乏力，配六君子汤，以增健脾益气、扶正祛邪之功；右胁板硬痛甚，酌加土鳖虫、乳香、没药、川楝子、水蛭等，以增活血散瘀止痛之功；纳差，酌加炒白术、鸡内金等，以增健脾和胃之功；午后潮热，酌加地骨皮、柴胡、连翘等，以增清热之功。

结语

肝硬化，一般由慢性肝炎发展而来。肝藏血，然血聚于肝，不得敷布，久积于肝，肝脏乃坚结板硬也。病至于此，正气渐虚，邪气渐进，正虚邪实，病多危笃。临床应以活血化瘀、软坚散结、培补气血治之。孰轻孰重，视病而定。正虚甚，以扶正为主，佐以逐瘀攻邪；邪实者，以逐瘀攻邪为主，佐以扶正。临床斟酌，补消兼施，徐徐调治。病可缓解或痊愈也，然治之非一日之功也。

二、肝硬化腹水

肝硬化腹水，属中医胁痛，臌胀之范畴。主要症状为脘腹坚满，腹大如鼓。腹部青筋显露，右胁下可触及肿大肝脏，肿块刺痛，面部晦暗黧黑，面、胸部出现红丝痣，潮热，小便黄赤，大便干结，舌淡黯，有瘀点，脉弦涩。此乃肝气郁结，情志不舒，肝失疏泄；血、水、气瘀积于肝也。宜疏肝理气、活血化瘀、利水散结治之。

《金匮要略》云："肝水者，其腹大，不能自转侧，胁下腹痛，时时津液微生，小便续通……"

《医门法律》云："胀病亦不外水裹，气结，血凝……凡有癥瘕，积块，痞块，即是胀病之根，日积月累，腹大如箕，腹大如瓮。"

《世医得效方》云："若脐心突起，利后复腹急，久病羸之，喘息不得安，名曰脾肾俱败，无有愈期。"

《中医内科学》谓："肝脾先伤，肝失疏泄，脾失健运，两者互为相因，乃至气滞湿阻，清浊相混……久则气血凝滞，隧道壅塞，瘀结水留更甚。"

又云："病因虽有多端，但其病理总属肝脾肾三脏失调，气血水停聚腹中所致。"

辨证施治

患者胁痛，腹大如鼓，腹皮绷紧，身体消瘦，右胁下可触及肿大肝脏，质坚硬刺痛，腹部青筋显露，面部晦暗黧黑；面、胸部出现血丝痣，口苦纳差，潮热，神疲乏力，大便干结，小便短赤。舌黯淡有瘀点，脉弦涩。此乃情志不遂，肝失疏泄，血瘀积于肝，脉络受阻，气血不通，水湿积聚，血、水、气积于腹中，故腹部硬结肿块，胀满疼痛，出现多种危重证候。血瘀日久，新血不生，体失荣养，故神疲乏力也。气滞血瘀，血运不畅，故面部晦暗黧黑，腹部青筋显露，面、胸部出现血丝痣。脾失运化，水湿积聚，水湿潴留，故腹腔积水，腹大如鼓也。水湿积聚，气血不行，瘀久化热，故潮热，大便干结，小便短赤也。气滞血行不畅，瘀阻脉络，故舌黯淡有瘀点，脉弦涩也。宜疏肝理气、活血化瘀、利水散结治之。可选加味膈下逐瘀汤（《临证要方》）：桃仁、红花、当归、赤芍、生地黄、枳壳、延胡索、五灵脂、牡丹皮、乌药、香附、川楝子、川芎、甘草。

方中川楝子、香附、乌药、枳壳、川芎疏肝理气，红花、桃仁、当归、赤芍活血化瘀，生地黄、牡丹皮清热化瘀，延胡索、五灵脂理气止痛。诸药相济，共奏疏肝理气、活血化瘀、利水散结之功也。

加减：腹水甚，酌加槟榔、二丑、葶苈子、大腹皮等，以增消肿利水之功；神疲乏力，困倦懒言，酌加黄芪、党参、白茯苓等，以增益气逐邪之功；纳差胀满，食欲不振，酌加炒白术、鸡内金等，以增健脾益气之功；胁痛甚，酌加乳香、没药等，以增活血散瘀止痛之功。

结语

肝硬化腹水，一般由慢性肝炎发展而来。或一年两年，或三载五载，邪气渐盛，正气渐衰，肝郁气滞，致脾胃运化失司，不能疏泄饮食，体虚抗邪之力日减，病情日渐加重。肝郁不能疏泄血液，血瘀于肝，日久，肝脏肿大板硬。瘀久化热，日晡潮热，低热不退。肝郁不能疏泄水湿，水湿潴留，即腹大如鼓。故健脾益气，以增气血生化之源、扶正抗邪之力；疏肝理气以增疏泄之功；活血化瘀以增消癥散结之功；利水消肿以逐腹中之水湿。临床详细辨证，细审病因，酌年龄之大小，病情之盛衰，病程之长短，疾病之类别，慢慢调治，病可缓解或得愈也。

第六节 胁痛（肝脏下垂）

患者胁痛隐隐，胀满，右胁下可触及肿大肝脏。肝功能正常，超声波检查，肝脏下移。伴少气乏力，动则喘息，头晕目眩，腰酸腿软，舌淡，脉沉弱。此乃肝气虚，失其升发条达也，宜益气补肝治之。

《金匮翼》云："肝虚者，肝阴虚也，阴虚则脉绌急，肝之脉贯膈布胁肋，阴虚血燥，则经脉失养而痛。"

《中医内科学》谓："肝阴不足，肝脉失养，在治疗上以疏肝和络止痛为基本治则……以滋养阴血柔肝为治。同时佐以理气和络之品。"

又云："虚证多为阴血不足，脉络失养，症见痛隐隐，绵绵不休，且病程长，来势缓，并伴见全身阴血亏耗之征。"

《临证要方》云："诸脏器下垂者，治法皆一，益气升举是也……肝脏下垂者，酌加益肝肾之剂，因肝肾同源，水能涵木也……脏器下垂者，气虚也，黄芪升举益气，善补肝气。"

辨证施治

患者胁痛，胀满，胁痛隐隐，右胁下可触及肿大肝脏。伴神疲乏力，少气懒言，头晕目眩，腰酸腿软，舌淡，脉沉弱。乃肝气虚，失其条达，久之肝脏下移，故见胁痛，肝脏肿大也。肝气虚，肝血不足，头目失血之濡养，故头晕目眩也。肝气虚，脾失运化，故胀满少气乏力，动则喘息也。肝气虚，肝血不足，筋失阴血之荣养，故腰酸腿软。肝血不足，故舌淡，脉沉弱也。宜益气补肝治之。可选益气补肝汤（《临证要方》）：黄芪、党参、当归、白芍、山茱萸、枸杞子、木瓜、枳壳、柴胡、升麻；或一贯煎（《柳州医话》）：沙参、麦冬、当归、生地黄、枸杞子、川楝子。

益气补肝汤中党参、黄芪补益肝气，当归、白芍、山茱萸、枸杞子、木瓜滋阴补肾养肝，柴胡、白芍疏肝理气，升麻、枳壳、柴胡益气举陷。诸药相济，共奏升举益气补肝之功也。

一贯煎具有清热养阴、滋肝理气之功也。

加减：胁痛甚，酌加乳香、没药以增散瘀止痛之功；纳差胀满，酌加鸡内金、白茯苓等，以增健脾运化之功。

结语

肝脏下垂，乃肝气郁结，久之肝体受损，肝气虚，失其疏泄功能；肝阴虚，不能荣养肝体。气阴两虚，情志不畅，脾土失运，肝失精微之滋补，故肝脏而下移也。升举益气，大补肝气；滋阴补血，大补肝阴；疏肝理气，以增肝疏泄之功能。久久调治，肝脏之功能可复矣。此肝脏之肿大，非肝炎、肝硬化、肝肿瘤之肝大，肝炎、肝硬化、肝肿瘤之肝大，非活血破血、逐瘀散结、清热解毒不能除；然肝脏下垂，非升提益气、荣肝养肝、滋阴补血不能愈。病之大异，治之亦异也。

第七节　黄疸

黄疸是以身黄、目黄、小便黄为主要表现的一种病症，其中以目黄为主要特征。

临床有阳黄、阴黄之分。阳黄者多由外感湿热邪毒所致。阳黄又有一种急黄，病情重笃，临床少见，本节不做论述。然阳黄乃湿热为患，属热属实。阴黄多以寒湿为主，多表现为虚证、寒证。现分而述之。

一、阳黄（急性黄疸型肝炎）

患者发热身黄，黄色鲜明如橘子色，眼球黄染，小便黄赤染地，大便干结，伴纳差、胀满、呕恶、口干口渴，神疲乏力，少气懒言，舌红苔黄腻，脉弦数。此乃湿热邪毒蕴于肝胆也，宜清热解毒、利湿退黄治之。

《黄帝内经》云："溺黄赤，安卧者，黄疸……目黄者，曰黄疸。"

《卫生宝鉴》云："身热，不大便而发黄者，用仲景茵陈蒿汤……身热，大便如常，小便不利而发黄者，治用茵陈五苓散。身热，大小便如常而发黄者，治用仲景栀子柏皮汤加茵陈。"

《景岳全书》云："黄疸一证，古人多言为湿热，及有五疸之分者，皆未足以尽之，而不知黄之大要有四：曰阳黄，曰阴黄，曰表邪发黄，曰胆黄也。知此四者，则黄疸之证无余义矣。"

《中医内科学》谓："黄疸是以目黄、身黄、小便黄为主症的病症。目睛黄染为本病的主要特征。病因有外感湿热疫毒，和内伤饮食劳倦，或他病继发……治疗大法为化湿邪，利小便。急黄疫毒炽盛者，属阳黄之危急重症，治疗应及时以清热解毒，凉血开窍为主。阳黄当清化，热重于湿证，予清热通腑利湿退黄。湿重于热证，予利湿化浊运脾，佐以清热。"

辨证施治

患者脾胃虚弱，肝胆素有郁热，复感湿热邪毒，湿热邪毒蕴结中焦，胆汁疏泄不畅，胆汁外溢肌肤，发为黄疸。身黄鲜明如橘子色、二目黄染、小便黄赤，常伴发热，口干口渴，大便干结，呕恶纳差，胀满，神疲乏力，舌红苔黄腻，脉弦数。乃湿热邪毒蕴结中焦，胆汁失疏外溢，故身黄、目睛黄染；热为阳邪，故黄色鲜明；肝胆郁热，少阳失疏，故发热；胆汁随湿热下移，故小便黄赤，大便干结；湿热炽盛，熏蒸阳明，故口干口渴；湿热横逆，阻滞脾胃运化之机，故呕恶纳差胀满，神疲乏力也。舌红苔黄腻，乃湿热之征也；脉弦数，乃肝胆热盛之兆也。宜清热解毒、利湿退黄治之。可选茵陈蒿汤（《伤寒论》）：茵陈蒿、栀子、大黄。

方中大黄泻火通便，使湿热邪毒从大便去；茵陈蒿、栀子清热利湿退黄，清三焦之湿热。药少力专，三药合济，可奏清热解毒、利湿退黄之功也。

加减：发热，热毒盛，可酌加板蓝根、金银花、连翘等，以增清热解毒之功；纳差食欲不振，酌加炒白术、鸡内金、焦山楂、白茯苓等，以增健脾消食之功；胁痛甚，酌加川楝子、柴胡、延胡索等，以增疏肝理气止痛之功；恶心呕吐，酌加竹茹、陈皮、半夏等，以增降逆和胃止呕之功。

黄疸热退黄消后，应予健脾益气，徐徐调治，可选黄芪、白术、党参、白茯苓等，以增补肝健脾益气之功。

结语

黄疸（阳黄），急性黄疸型肝炎，发热，身黄，二日黄染，小便黄赤，乃湿热邪毒所致也。病在肝胆脾胃。一般发病急，病程短，预后良好。热退黄消后，应以健脾益气治之，以复正也。阳黄中又有急黄，病情险恶重笃，临床少见，本节未做论述。

二、阴黄（慢性黄疸型肝炎）

患者身目俱黄，色黄晦暗，或如烟熏。伴脘腹痞满，胁下隐痛，食少纳差，神疲乏力，少气懒言，畏寒肢冷，口淡不渴，小便黄赤，大便溏薄，舌淡苔白腻，脉濡缓或沉迟。此乃肝胆失疏，脾土失运，湿困中焦，胆汁外溢，成黄疸也。宜健脾利湿治之。

《圣济总录》云："大率多因酒食过度，水谷相并，积于脾胃，复为风湿所搏，热气郁蒸，所以发黄为疸。"

《景岳全书》云："阴黄证则全非湿热，而总由血气之败。盖气不生血……故脾土之色，自见于外。"

《临证指南医案》云："阴黄之作，湿从寒水，脾阳不能化热，胆液为湿所阻，渍于脾，浸淫肌肉，溢于皮肤，色如熏黄，阴主晦，治在脾。"

《中医内科学》谓："阴黄应温化寒湿，脾虚湿滞明显，宜健脾利湿。"

辨证施治

患者身目俱黄，色黄晦暗如烟熏，伴脘腹痞满，隐痛，食少纳差，食欲不振，神疲乏力，少气懒言，畏寒肢冷，口淡不渴，大便溏薄，小便黄赤，舌淡苔白腻，脉濡缓或沉迟。此乃肝胆郁滞，脾胃虚弱，寒湿滞留中焦，肝胆失疏，胆汁外溢，发为黄疸，面目俱黄。脾胃虚弱，寒湿滞留中焦，湿邪较盛，故皮肤色黄晦暗如烟熏。湿困中焦，脾胃运化失常，故脘腹痞满胀痛，食少纳呆。脾受湿困，精微来源不足，失其敷布，故神疲乏力，少气懒言。寒湿阴邪，困阻中焦，故畏寒肢冷，口淡不渴，大便溏薄也。湿郁化热，湿热下注，故小便黄赤涩痛。寒湿困脾，脾土失运，故舌淡苔白腻，脉濡缓或沉迟。宜健脾利湿治之。可选茵陈术附汤（《医学心悟》）：茵陈、白术、附子、肉桂、干姜、甘草。

方中，茵陈与附子并用可温化寒湿、利胆退黄，肉桂暖肝温肾祛寒，白术、干姜、甘草温中健脾。诸药相济，共奏温中健脾利湿之功也。

加减：胁痛甚，酌加香附、延胡索、郁金等，以增疏肝理气止痛之功；肝脾大，酌加鳖甲、三棱、莪术、丹参、桃仁等，以增理气散结消积之功；有腹水，酌加大腹皮、白茯苓、冬瓜皮、车前子等，以增渗湿利水之功。

结语

黄疸的病理，主要在肝、胆、脾、胃四个脏器，肝胆的生理功能与脾胃的生理功能变化是紧紧相连的。肝胆受邪，传至脾胃；肝胆失疏，致脾胃失其升降运化之机，而湿困中焦，胆汁外溢而发黄疸。脾胃升降运化功能失常，中焦酿成湿浊，而胆汁疏泄受阻，不能循其常道，泛溢于肌肤，亦发黄疸也。肝胆与脾胃相互关联，故脾胃不病则无湿，肝胆不病则无黄。所以治黄疸，疏肝利胆以理气，健脾和胃以利湿是其治也。肝胆气顺，疏泄有度，脾胃健运，水湿不潴留，黄疸自愈也。

第八节 乙型肝炎

患者右胁疼痛，脘腹胀满，食欲不振，伴神疲乏力，腰酸腿软，头晕目胀，心烦易怒，小便短赤，大便不调，或午后潮热，舌淡苔白腻，脉弦。或无上述诸证，唯感脘腹胀满，纳差乏力；或唯血检确为"乙型肝炎"者，宜清肝解毒治之。

《黄帝内经》云："邪在肝，则两胁中痛。"

《中医内科学》谓："肝与其他脏腑密切相关，肝气郁结，肝乘土，可致肝胃不和，肝脾不和。"

又云："湿热之邪外袭，郁结少阳，枢机不利，肝胆经气失于疏泄，可致胁痛。"

《临证要方》云："患者脘腹胀满，食欲不振，或午后潮热，或肝区叩痛……"

辨证施治

患者胁痛，神疲乏力，脘腹胀满，确诊为"乙型肝炎"，可选解毒保肝汤（《临证要方》）：生甘草、连翘、白芍、全蝎、黄柏、大黄、朱砂、肉桂、冰片、薄荷冰。

《珍珠囊药性赋》云："甘草和诸药而解百毒。"故重用生甘草和肝以解毒；连翘、黄柏、全蝎入营血清肝解毒，以助甘草解毒驱邪之力；冰片、薄荷冰芳香透窍，营卫、气血、脏腑内外，无不窜及，同时解毒之力最宏；朱砂镇静安神，亦为解毒邪之圣药；白芍养血柔肝养肝，理肝之气，并能引诸药入肝；大黄苦寒，清泻毒邪从大便去，同时大黄芳香，亦能开胃进食。诸药寒凉，尤恐伤及脾胃，故加肉桂温热以佐诸药之寒凉，使药性归于平衡，同时肉桂辛香醒脾，健胃暖肝。诸药合用，久久服之，毒邪可解除也。

加减：肝热盛，酌加龙胆草、栀子、牡丹皮等，以增清热泻火之功；纳差胀满，酌加沉香、炒白术、砂仁、陈皮等，以增理气健脾消胀之功；气虚乏力，酌加黄芪、党参、当归等，以增补肝益气之功。

结语

乙型肝炎，属中医胁痛之范畴。乙型肝炎后期，肝大、腹胀，属中医癥积、臌胀之范畴。其病理乃正气虚弱，毒邪乘虚相袭所致。其毒邪可受父母遗传，可由血液传染，也可因饮食及亲密接触而感。乙型肝炎，虽外观无大恙，然人人对其谈虎变色。乙型肝炎一旦疾发，多为不治。解毒保肝汤系余所拟，载于《临证要方》，治疗乙型肝炎虽有一定疗效，然不效者多矣，需久久服治，方见其功也。

第九节　胁痛（肝肿瘤）

患者胁肋疼痛，肝脏肿大，坚硬不移，时有寒热，面部萎黄或黧黑，伴纳差，身体消瘦，神疲乏力，大便干结，小便短赤，舌黯淡有瘀点，脉沉弦。此乃肝郁气滞，邪毒稽留，瘀阻不散。宜疏肝理气、清热解毒、消癥散结，佐益气扶正治之。

《景岳全书》云："积聚之病，凡饮食、血气、风寒之属，皆能致之，但曰积曰聚，当详辩也。盖积者，积垒之谓，由渐而成者也。"

《临证要方》云："肝属木。喜条达，情志不遂，易患胁痛，经久不愈，气滞血瘀，结成肿块……证至于此，多谓难治或不治，若患者突发高热不退，邪正相争之剧，病情危笃，或突发呕血，病则危矣。"

《中医内科学》云："积证是腹内结块，触之有形，结块固定不移，以痛为主，痛有定处……积证病在血分，重在活血，以活血化瘀、软坚散结作为积证治疗的基本法则。"

辨证施治

患者胁痛，肝脏硬结肿大，坚硬不移，痛有定处，潮热，面部萎黄或黧黑，纳差，身体消瘦，神疲乏力，大便干结，小便短赤，舌淡黯有瘀点，脉沉弦。此乃情志不疏，肝气郁滞，疏泄失司，血瘀于肝，阻滞脉络，瘀阻不散，结成硬结肿块，久之疼痛，坚硬不移。血瘀阻滞，郁久化热，少阳不和，故潮热，或时有寒热。肝主血，血瘀于肝，脉络不畅，血不上荣，故面部黧黑或萎黄。邪毒炽盛，肝木乘脾，脾失运化，故纳差，身体消瘦，神疲乏力。热毒炽盛，内煎津液，故大便干结，小便短赤。气血瘀滞，脉络不畅，故脉沉弦，舌黯淡有瘀点。宜疏肝理气、活血化瘀、清热解毒，佐益气扶正治之。可选扶肝化滞汤（《临证要方》）：黄芪、当归、白芍、党参、白术、白茯苓、鸡内金、丹参、三棱、莪术、桃仁、姜黄、水蛭。

肝病至此，病情重笃，正气衰微，邪毒日盛，故重用党参、白术、黄芪、当归、白芍、白茯苓养血益肝，培元扶正，以增抗病驱邪之功；鸡内金健胃消食，善于化结，增进饮食，以助正气；水蛭、姜黄、桃仁、三棱、莪术、丹参散瘀血，理气滞，破癥积，消肿瘤。诸药合用，攻补相济，久服无妨矣。

加减：邪毒盛，酌加白花蛇舌草、半枝莲、泽漆等，以增抗癌解毒之功（现代医学研究表明白花蛇舌草、半枝莲、泽漆有抗肿瘤作用）；胁痛甚，酌加乳香、没药、沉香等，以增理气散结止痛之功；肝脏硬痛甚，酌加土鳖虫、红花等，以增散瘀化癥之功；身体虚甚，以人参易党参，以增益气扶正之功。发热者，酌加金银花、连翘等，以增清热解毒退热之功；大便干结者，当归、白术加至30克，加肉苁蓉、火麻仁等，以增健脾润肠通便之功。

结语

肝脏硬块肿大，坚硬疼痛，固定不移，身体消瘦，神疲乏力，面部黧黑，诊断为肝癌者，应以疏肝理气、活血化瘀、散结消癥、清热解毒治之。证至于此，身体虚极，亦应佐大补气血、荣肝养肝、益气扶正之法。正气盛，可助逐邪之力也，逐瘀散结化癥，可消赘物也。证至于此，虽治之有法，但病情重笃，垂危，不可不知也。

第二章　胃肠门

胃肠之疾，临床常见。胃为水谷之海，水与五谷入胃，腐熟下行，吸收精微，以荣脏腑百骸。糟粕下行，从谷道排出，运化不息。肠胃者，寒热温凉、酸甜苦辣，无不受纳。寒凉凝滞，气机受阻，运化失常，致运化功能紊乱，损及脾胃，致胃肠发生多种病变。或寒凉相袭，或邪热胁迫，导致脾胃功能失常，胃脘疼痛。小肠受盛无节，大肠传导失司，肠功能紊乱，发生泄泻或便秘等多种胃肠疾患。胃肠者，受纳传导之腑，工作不息，若有疾，需慢慢调治，方可收效也。

第一节　胃脘痛

胃脘痛，是以上腹胃脘部近心窝处疼痛为主的病症。病因以外邪犯胃、饮食伤胃、情志不畅和脾胃素虚为主。胃脘痛的基本病机是胃气郁滞，胃失和降，不通则痛。病位在胃，亦与肝、脾两脏有密切关系。胃脘痛早期，由外邪、饮食、情志所伤者多为实证，治疗以疏肝和胃、活血化瘀、清解郁热为主；胃脘痛久不获愈，多脾胃虚弱，以健脾益胃为主。然临床往往多虚实夹杂，当细辨之。

临床最常见的胃脘痛实证有寒邪客胃、饮邪停滞、宿食积滞、肝气犯胃、瘀血停滞、肝胃郁热等，胃脘痛虚证有脾胃虚寒、胃阴不足、中气下陷等。现分而论之。

一、寒邪客胃

患者因受寒凉，胃脘痛暴作，疼痛较剧，喜温熨热饮，遇寒加重，口淡不渴，泛吐清水，舌淡苔白，脉弦紧。此乃脾胃虚弱，复寒邪相袭，胃脘暴痛。宜温胃散寒、行气止痛治之。

《黄帝内经》云："寒气客于肠胃，厥逆上出，故痛而呕也。"

《医学真传》云："所痛之部，有气血、阴阳之不同……虚者助之使通。寒者温之使通。"

《证治准绳·杂病》曰："东垣云：腹中诸痛，皆因劳力过甚，饮食失节，中气不足，寒邪乘虚入客之，故卒然而作大痛。"

辨证施治

患者受寒凉胃脘痛暴作，痛势较剧，喜温喜热饮，遇寒疼痛加重，口淡不渴，泛吐清水，舌淡苔白，脉弦紧。乃脾胃虚弱，寒邪相袭致胃脘暴痛也。寒邪犯胃，或食饮生冷，寒积胃中，阳气郁遏不得宣通，胃之气机阻滞，正邪相争，故胃脘疼痛，或骤暴痛也。寒主凝滞收引，故胃痛较剧。喜暖喜热饮。寒乃阴邪，故遇寒疼痛加重，口淡不渴，恶寒或呕吐清水。舌淡苔白，脉弦紧，均为寒盛之征也。宜温胃散寒、行气止痛治之。可选良附丸（《良方集腋》）：高良姜、香附。

方中高良姜温中散寒，香附理气止痛。药少力专，可奏温中散寒、理气止痛之功也。

加减：胃脘痛甚，酌加吴茱萸、厚朴等，以增散寒止痛之功；呕吐泛酸，呕恶清水，酌加半夏、豆蔻、砂仁、陈皮等，以增温胃止呕之功；寒盛酌加干姜、荜茇等，以增温中散寒之功；恶寒头痛，可酌加荆芥穗、防风、苏叶等，以增疏风解表之功；脾虚失其运化，脘腹胀满疼痛，可酌加炒白术、白茯苓、鸡内金等，以增健脾和胃之功。

结语

脾胃虚弱，寒邪乘虚袭之，突发胃脘暴痛，得热痛减，呕恶清水，宜温中散寒、健脾理气止痛治之。寒邪蠲除，胃中温暖，脾健运化有序，胃脘疼痛可止也。

二、饮邪停滞

患者，胃脘痞满疼痛，恶心，呕吐清水痰涎，胸闷纳差。或胃脘停饮，面色晦暗，困乏倦怠，头晕心悸，舌淡苔白腻，脉沉缓或滑。此乃脾胃虚弱，复受寒凉饮邪，脾胃失其运化也。宜健脾和胃、温中化饮治之。

《黄帝内经》云："寒气客于肠胃，厥逆上出，故痛而呕也。"

《济生方》云："饮食失节，温凉不调……或贪食生冷肥腻，露卧湿处，当风取凉，动扰于胃。"

《景岳全书》云："暴伤寒凉，或暴伤饮食……痰饮水气聚于胸中，或以表邪传里，聚于少阳、阳明之间，皆有呕证。"

《临证要方》云："脾为阳土，喜燥而恶湿，湿困中焦不化，失其所运，故塞滞而胀满。湿困脾土，阻隔脾阳，脾阳不升，浊阴不降，清窍不清，故呕恶满闷，头昏而倦怠。胃为阴土，喜湿而恶燥，虽受纳水谷，运化失常，水饮不化，谷食不运，停滞胃脘，稽留中焦，脾胃受损，故胀满而痛。"

辨证施治

患者胃脘痞满疼痛，恶心，呕吐清水痰涎，胸闷纳差，胃脘停饮，面色晦暗，困乏倦怠，头晕目眩，心悸，舌淡苔白腻，脉沉缓或滑。乃脾胃虚弱，失其运化，水湿痰饮停滞，胃失和降，故胃脘痞满疼痛，恶心，呕吐清水痰涎也。脾失运化，饮邪中阻，故胸闷纳差。寒饮停滞中焦，清阳失展，故困乏倦怠，面色晦暗也。水饮上犯，清阳中阻不升，浊阴不降，故头晕心悸目眩也。舌淡苔白腻，脉沉缓，或脉滑，乃饮邪停滞中焦，脾胃受寒湿之困，脾失运化之征也。宜健脾和胃、温中化饮治之。可选苓桂术甘汤（《金匮要略》）：白茯苓、桂枝、白术、甘草。

方中白术、白茯苓健脾利湿，桂枝温阳化饮，甘草和中。全方共济，共奏健脾利湿、温阳化饮之功也。

加减：呕恶甚，酌加半夏、生姜等，以增和胃降逆之功；脘腹胀满，不思饮食，酌加豆蔻、砂仁、厚朴等，以增化湿消胀之功；烦闷口苦，恶心呕吐，可去桂枝，酌加黄连、陈皮等，以增清热和胃之功；湿盛倦怠乏力，可酌加香薷、藿香等，以增化湿之功。

结语

脾胃虚弱，寒冷饮邪相袭，脾阳受损，失其运化，故胃脘痞满疼痛，呕恶清水也。宜健脾和胃、温中化饮治之。脾健运、饮邪化，胃脘痞满疼痛可除也。

三、宿食积滞

患者胃脘疼痛，脘腹胀满，拒按，进食加重，嗳腐吞酸，呕吐厌食，或大便不调，矢气烦作，舌淡苔白腻，脉滑。此乃食积胃脘，脾失运化，胃失和降也。宜行气消痞、消食和胃止痛治之。

《三因极一病证方论》云："饮食劳逸，触忤非类，使脏气不平，痞膈于中，食饮遁注，变乱肠胃，发为疼痛。"

《景岳全书》云："胃脘痛证，多有因食，因寒，因气不顺者……唯食滞、寒滞、气滞者最多。"

《医学正传》云："致病之由，多由纵恣口腹，喜好辛酸，恣饮热酒煎爆，复餐寒凉生冷，朝伤暮损，日积月深，故胃脘疼痛。"

《丹溪心法》云："食积痰饮，或气与食相郁不散，停结胃口而痛。"

《中医内科学》谓："饮食不节，或过饥过饱，损伤脾胃，胃气壅滞，致胃失和降，不通则痛。五味过极，辛辣无度，肥甘厚腻，饮酒如浆，则蕴湿生热，伤脾碍胃，气机壅滞……宿食积滞胃脘，久则郁而化热，湿热相搏，阻遏中焦气机，气机升降失和，发为胃痛。"

辨证施治

患者胃脘痛，胀满拒按，嗳腐吞酸，呕吐厌食，大便不调，矢气频作，舌淡苔腻，脉滑。乃饮食不节，伤及脾胃，胃气失和，气机郁滞，故胃脘胀满疼痛，进食疼痛加重也；食滞胃脘，胃失和降，故胃脘疼痛拒按，厌食呕吐也；食滞内阻，浊气上逆，故嗳腐吞酸也；脾失运化，胃失和降，腑气不畅，故大便不调，矢气频作也；脾失运化，湿浊蕴积中焦，故舌淡苔厚腻，脉滑也。宜消食和胃、化滞降逆止痛治之。可选保和丸（《丹溪心法》）：山楂、神曲、莱菔子、半夏、白茯苓、陈皮、连翘。

方中山楂、神曲、莱菔子消食化滞宽中；半夏、白茯苓、陈皮和胃理气降逆；连翘消食滞郁热。诸药合济，共奏消食化滞、理气降逆之功也。

加减：积滞较重，脘腹胀痛，酌加枳实、槟榔、砂仁、炒麦芽等，以增理气降逆止痛之功；呕逆甚，酌加旋覆花、代赭石等，以增降逆止呕之功；胀痛而便秘，酌加大黄、火麻仁等，以增导滞降浊通腑之功；积食过久，郁而化热，湿热上冲，恶心呕吐，舌苔黄腻，脉滑数，酌加黄连、黄芩、滑石等，以增清化湿浊、和胃降逆之功。

结语

脾胃虚弱，情志内伤，饮食不节，伤于脾胃，胃失和降，食滞胃脘，不通则痛，故胃失其降浊之功，脾失其运化之能。食积胃脘，不能下行，或下行不畅，导致胃脘胀满疼痛，嗳腐吞酸，呕恶吐逆。宜和胃降逆、化滞消积治之。腑以通为用，腑气通，胃无积滞，传导有序，积滞可消，胃脘痛可止也。

四、肝气犯胃

患者胃脘疼痛，痛连两胁，伴心烦易怒，善太息，食欲不振，泛酸，嗳气频作，口苦，大便不畅，常因情绪变化而加重，舌红苔薄白，脉弦。此乃肝气郁结，横逆犯胃也。宜疏肝解郁、理气和胃止痛治之。

《丹溪心法》云："郁而生热，或素有热，虚热相搏，结郁胃脘而痛。"

《医学正传》云："寒者温之，热者寒之，虚者培之，实者泻之，结者散之，留者行之，夫通者不痛，理也……"

《沈氏尊生书》云："胃痛，邪干胃脘病也……唯肝气相乘为尤甚，以木性暴，且正克也。"

《中医内科学》谓："忧思恼怒，伤肝损脾，肝失疏泄，横逆犯胃，脾失运化，胃气阻滞，均致胃失和降，而发胃痛……"

又云："胃痛，以外邪犯胃，饮食伤胃，情志不畅，和脾胃素虚为主。胃痛的基本病机，是胃气郁滞，胃失和降，不通则痛。病位在胃，亦与肝脾两脏有密切关系。胃痛早期由外邪、饮食、情志所伤者，多为实证。治疗以疏肝理气、活血化瘀、清解郁热为主。"

《临证要方》云："胃脘痛，呕吐泛酸者，肝气横逆犯胃也。此类胃脘疼痛，疏肝解郁以治本，和胃止痛以治标，标本兼治是其治也。"

辨证施治

患者胃脘疼痛，痛连两胁，心烦易怒，泛酸呕吐，善太息，食欲减退，嗳气频作，口苦，大便不畅，常随情绪变化而加重。舌红苔薄白，脉弦。乃情志不疏，肝气郁结，肝失疏泄，横逆犯胃所致也。肝经脉络胁肋，故痛连及两胁也。气机阻滞，胃失和降，影响胃受纳之功能，故食欲减退，两胁胀满，嗳气频作也。肝属木，喜条达，肝疏泄不畅，故心烦易怒，善太息也。肝与胆相表里，肝气郁结，胆失疏泄，故泛酸，口苦，大便不畅也。舌红苔薄白，脉弦，乃肝郁气滞，肝胃不和之征也。宜疏肝理气、和胃止痛治之。

可选柴胡疏肝散（《景岳全书》）：柴胡、陈皮、川芎、香附、枳壳、白芍、炙甘草。

方中柴胡疏肝解郁、升清气，枳壳开结、降浊气，两药相伍，疏肝开结，宣通气机；白芍、炙甘草柔肝解挛缓急止痛；香附、陈皮、川芎理气和胃止痛。诸药相济，共奏疏肝理气、和胃止痛之功也。

加减：胁痛甚，酌加郁金、川楝子、延胡索等，以增疏肝理气止痛之功；脾虚纳差，食欲减退，酌加炒白术、白茯苓、鸡内金等，以增健脾益气之功；食滞胃脘痞满，舌苔厚腻，酌加神曲、麦芽等，以增消食导滞之功；肝郁化火，心烦易怒，口苦，舌苔厚腻，酌加栀子、牡丹皮、左金丸以增清肝泄热之功；大便干结，腹胀，酌加大黄、枳实等，以增导滞通腑之功。

结语

肝气郁结，失其疏泄，横逆犯胃，致两胁伴胃脘胀痛者，其病因在肝，肝乃起病之源也。故应疏肝解郁理气治之。胃为传病之所，肝气横逆犯胃，致胃纳减少，呕吐泛酸，胃脘胀痛，宜消食和胃止痛治之。故治疗肝气犯胃，两胁及胃脘胀痛者，宜疏肝理气治其本，和胃止痛治其标，标本兼治，肝气犯胃之胃脘痛可愈也。

五、瘀血停滞

患者胃脘疼痛，日久不愈，痛有定处，拒按，食后或夜晚疼痛加重。或见呕血或黑便，舌紫黯有瘀点，脉弦涩。此乃肝气郁结，瘀阻胃络也，宜化瘀通络、理气止痛治之。

《景岳全书》云："痛有虚实……痛剧而坚定不移者为实。"

《临证指南医案》云："初病在经，久痛入络，以经主气，络主血，则可知其治气治血之当然也。凡气既久阻，血亦应病，循行之脉络自痹，而辛香理气，辛柔和血之法，实为对待必然之理。"

《中医内科学》谓："胃痛日久不愈，病及血分，血行不畅，内生瘀血，阻隔胃络，可见胃痛如针刺，痛处固定，夜间痛甚。舌质见瘀点瘀斑……瘀阻胃络，阻碍气血正气运行，不能循常道而外溢，可伴见呕血，黑便。如有久病入络之象，应及早投以活血化瘀之品。"

辨证施治

患者胃脘疼痛，日久不愈，痛有定处，固定不移，拒按，食后疼痛加重，入夜痛甚，呕血或黑便，舌紫黯有瘀点，脉弦涩。此乃肝气郁结，情志不遂，久之气滞血瘀，脉络不畅，而发胃痛，故痛有定处，刺痛拒按，疼痛固定不移也。气滞瘀阻，食入则壅阻加重，故食后痛甚。夜晚，胃蠕动相对缓慢，故夜晚疼痛更甚。瘀血内阻，脉络损伤，血溢脉外，故见呕血或黑便。瘀血阻滞，气机不畅，脉络瘀阻，故脉沉涩，舌紫黯有瘀点。宜化瘀通络、理气止痛治之。可选失笑散（《太平惠民和剂局方》）：蒲黄、五灵脂。合丹参饮（《时方歌括》）：丹参、檀香、砂仁。

失笑散活血化瘀止痛，丹参饮理气止痛。二方合济，共奏活血化瘀、理气止痛之功也。

加减：胃痛甚，酌加延胡索、木香、郁金、枳壳等以增理气止痛之功；呕血、黑便，酌加三七参、白及、海螵蛸等，以增活血止血收敛之功；胃脘痛久不获愈，大便灰黑，伴倦怠乏力，面色㿠白，脉沉弱无力，可酌加人参、黄芪、白术、炮姜、伏龙肝等，以增益气温阳摄血之功。

结语

胃脘疼痛，久不获愈，肝气郁结，情志不和，气机阻滞，两胁胀痛。久痛，气滞血瘀，血瘀阻滞，胃络受损，故胃痛固定不移，痛有定处，刺痛拒按也。理气调畅气机，活血散瘀通络，以清胃脘之瘀阻，调畅气滞之郁结，瘀消结散，气机调畅，胃和降有序，胃痛可愈也。

六、肝胃郁热

患者两胁伴胃脘灼热疼痛，烦躁易怒，烦热不安，两胁胀满，泛酸嘈杂，口干口苦，舌红苔薄黄，脉弦。此乃肝气郁结，郁而化热，横逆犯胃也，宜疏肝理气、清肝解郁、清胃止痛治之。

《医学正传》云："宿食积滞胃脘，久则郁而化热，湿热相搏，阻遏中焦气机，气机升降失和，发为胃痛。"

《临证要方》云："胃脘痛，呕吐泛酸者，肝气横逆犯胃也。此类胃脘痛，当疏肝解郁以治本，和胃止痛以治标。"

《中医内科学》谓："宿食痰饮积于中焦，气机不畅，日久郁而化热，当病人出现口干口苦，潮热自汗，大便干结或黏腻，舌苔变黄之时，显示郁热在内，治疗可适当选用清热药，如蒲公英、连翘、黄连等。"

又云："胃痛早期由外邪、饮食、情志所伤者，多为实证。治疗以疏肝理气、活血化瘀、清解郁热为主。"

辨证施治

患者胁痛，伴胃脘灼热疼痛，烦躁易怒，烦热不安，两胁胀痛，泛酸嘈杂，口干口苦，脉弦，舌红苔薄黄。乃肝气郁结，木郁不伸，郁而化热，故两胁胀满疼痛也。肝气横逆犯胃，热结不散，热耗胃阴，胃失阴津之濡，故两胁伴胃脘灼热疼痛。肝属木，喜条达，肝郁不伸，故烦躁易怒，烦热不安也。肝胆相表里，热则火上乘，故口干口苦也。肝热犯胃，故泛酸，胃脘嘈杂不适也。肝胃郁热不解，热盛，故脉弦，舌红苔薄黄也。宜疏肝理气、清肝解郁、清胃止痛治之。可选化肝煎（《景岳全书》）：青皮、陈皮、白芍、牡丹皮、栀子、泽泻、浙贝母。

方中白芍、青皮疏肝解郁、理气止痛，牡丹皮、栀子清热凉血、清肝胆之郁热，陈皮、白芍清热和胃止痛，泽泻养阴、清利湿热，浙贝母清热益胃。诸药合济，共奏疏肝理气、清肝解郁、止痛之功也。

加减：胃脘痛甚，酌加延胡索、川楝子等，以增疏肝解郁、理气止痛之功；胸胁胀满，烦躁易怒，酌加柴胡、郁金、淡竹叶等，以增清热理气除烦之功；口干口苦，大便干结，小便短赤，酌加黄芩、木通、生地黄等，以增清热利尿之功。

结语

肝胃郁热，胃脘疼痛，乃肝气郁结，横逆犯胃，瘀久化热者。宜治以疏肝和胃，清肝胆之郁热。治肝可以安胃，理气可和胃，行气可止痛也，气顺，气机条畅，胃痛可止也。

七、脾胃虚寒

患者胃脘隐隐作痛，绵绵不休，喜温喜按，空腹痛甚，得食痛减，劳累或受凉后疼痛加重。伴纳呆，神疲乏力，四肢倦怠，面色萎黄，四肢不温，泛吐清水，大便溏薄。舌淡苔白，脉沉缓无力。此乃脾胃虚弱，寒邪犯胃也，宜温中健脾、理气止痛治之。

《景岳全书》云："胃痛有虚实……久痛多虚……得食稍减者为虚……痛徐而缓，莫得其处者多虚。"

《中医内科学》谓："胃痛遇寒则痛甚，得温则痛减为寒证。"

又云："虚者多痛势徐缓，痛处不定，喜按脉虚。"

《临证要方》云："寒凉凝滞，致运化功能低下，久损胃膜，疼痛乃作。"

《秦氏医案医话》云："胃脘痛，空腹或遇寒凉疼痛加重，得热食疼痛减轻者，中医谓虚寒型胃痛……临床首选温里之剂，温胃以扶正也……久久调之，胃脘痛未有不愈者也。"

辨证施治

患者胃脘痛，绵绵不休，隐痛不止，泛吐清水，喜温喜按，伴纳差胀痛，神疲乏力，大便溏薄，面色萎黄，手足不温，舌淡苔白，脉沉缓无力。乃脾胃虚弱，寒邪犯胃也。脾胃虚弱，寒邪相袭，运化无力，故胃脘隐隐作痛，绵绵不休也。脾胃阳虚，中阳不运，水饮停聚故泛吐清水，大便溏薄也。脾胃虚弱，寒邪相袭，寒凝胃脘，故胃脘疼痛喜温喜按也。脾虚运化无力，故纳呆。精微来源不足，故神疲乏力，空腹痛甚，得食痛减也。脾胃虚弱，寒滞胃脘，故劳累或受凉后疼痛加重也。脾主四肢，脾虚运化无力，肢体失养，故四肢倦怠，疲倦乏力，四肢不温，面色萎黄也。脾胃虚寒，血行无力，故舌淡苔白，脉沉缓无力也。宜温中健脾、理气止痛治之。可选黄芪建中汤（《金匮要略》）：黄芪、芍药、桂枝、生姜、大枣、炙甘草、饴糖。合良附丸（《良方集腋》）：高良姜、香附。

黄芪建中汤方中黄芪、桂枝、生姜、炙甘草温中健脾，芍药、炙甘草、饴糖缓急止痛，大枣调和脾胃，良附丸温中理气止痛。二方合用，共奏温中健脾、理气止痛之功也。

加减：脾胃虚寒，泛吐清水，可酌加干姜、制半夏、陈皮、白茯苓等，以增温中渗湿之功；胃脘冷痛，呕吐，寒盛肢冷，可合附子理中汤，以增温中散寒之功；胁痛、泛酸，可合左金丸，以增制酸止痛之功；胃脘疼痛，纳差胀满，寒邪不盛，无四肢厥冷，无泛吐清水，可用香砂六君子汤加减治之。

结语

脾胃虚寒，胃脘绵绵作痛者。一般由脾胃虚弱，寒邪相袭所致，宜温胃健脾，散寒治之。寒凝则气滞，气滞则疼痛作矣。寒凝气滞则脾失健运，脾失健运，则纳差，食欲不振，脘腹胀满。食欲不振，精微不足，身体四肢乏其濡养，故神疲乏力，畏寒肢冷也。故益气健脾，以增气血生化之源；温中散寒以除中焦之寒邪。脾胃健，寒邪除，脾胃运化有序，胃脘痛可止也。

八、胃阴不足

患者胃脘隐痛，或灼热疼痛，心烦嘈杂不思饮食，口干唇燥，欲饮，五心烦热，消瘦乏力，大便干结，小便黄赤，舌红少津，脉细数。此乃胃阴不足，脉络失养也，宜益胃养阴、清热生津治之。

《医学正传》云："宿食积滞胃脘，久则郁而化热，湿热相搏，阻遏中焦气机，气机升降失和，发为胃痛。"

《丹溪心法》云："郁而生热，或素有热，虚热相搏，结郁胃脘而痛。"

《中医内科学》谓："因热而痛，邪热伤阴，胃阴不足，致阴虚胃痛。虚证胃痛，又易受邪，如脾胃虚寒者，易受寒邪，脾胃气虚，可饮食停滞，出现虚实夹杂证。"

又云："慢性胃痛的虚证，主要有脾气虚弱和胃阴不足。可分别选用补中益气汤，或沙参麦冬汤。同时存在脾气虚弱和胃阴不足，具有气阴两虚之候者，可益气养阴、健脾养胃并举。"

辨证施治

患者胃脘疼痛，心烦，胃脘嘈杂灼热，不思饮食，五心烦热，口干唇燥欲饮，身体消瘦乏力，大便干结，小便黄赤，脉细数，舌红少津。此乃饮食不节，或疾病久延，损及脾胃，致脾胃虚弱，不能化生精微，津液来源不足，脉络失养，故胃脘隐隐作痛。肝气犯胃，气郁化火，火盛伤津，故胃脘灼热疼痛。热盛伤津，胃阴不足，胃失濡养，故五心烦热，嘈杂不思饮食，口干唇燥，欲饮，大便干结。胃乏阴津濡润，健运失常，精微不足，故体瘦乏力。胃阴不足，阴津不能上乘，故舌红少津。胃阴不足，阴虚生热，故脉细数。宜益胃养阴、清热生津治之。可选养胃汤（《临证要方》）：沙参、麦冬、玉竹、白扁豆、甘草、桑叶。

方中沙参、麦冬、玉竹清热滋阴生津，白扁豆健脾益胃，甘草清热和中，桑叶清热润燥。诸药相济，共奏清热滋阴、生津和胃之功也。

加减：胃脘痛甚，酌加川楝子、白芍等，以增疏肝理气止痛之功，亦可酌加乌梅、木瓜等，以增酸甘化阴止痛之功；纳差食欲不振，酌加焦山楂、陈皮、麦芽等，以增健脾消食之功。

结语

患者胃脘灼热隐痛，伴口干唇燥少津，五心烦热，大便干结，脉细数，乃肝郁化火，横逆犯胃，损伤脾胃也。郁久化热，脾失健运，胃失和降，故胃脘灼热隐痛也。热盛伤津，故口干唇燥少津，大便干结也。胃失濡润，脾失运化，故纳差不思饮食，身体消瘦，神疲乏力也。故疏肝理气以止痛、清热去火以养阴、滋阴生津以益胃，气调热清，津液充足，胃痛可止也。

九、中气下陷

患者胃脘痞满疼痛，食后尤甚，喜温喜按，时轻时重，纳呆便溏，伴神疲乏力，少气懒言，声音低微，舌淡苔薄白，脉细弱无力。此乃脾胃虚弱，运化无力也。宜升补益气、健脾治之。

《景岳全书》云："痛有虚实……辨之之法，当察其可按者为虚……久痛者多虚……得食稍可者为虚……痛徐而缓，莫得其处者多虚。"

《张氏医通》云："老人虚人，脾胃虚弱，转运不及。"

《类证治裁》云："脾虚失运，食少虚痞者，温补脾元。"

《中医内科学》谓："脾胃为仓廪之官，主受纳及运化水谷。若素体脾胃虚弱，运化失职，气机不畅，或中阳不足，中焦虚寒，失其温养而发生疼痛。若禀赋不足，后天失调，或饥饱失常，劳倦过度，以及久病，正虚不复等，均能引起脾胃虚弱。脾阳不振，则寒自内生，胃失温养，致虚寒胃痛。"

《临证要方》云："诸脏器下垂者，治法皆一，益气升举是也……胃下垂者，酌加健脾胃之剂，脏器下垂者，气虚也。"

辨证施治

患者胃脘痞满疼痛，食后痛甚，喜温喜按，时轻时重，纳呆便溏，伴神疲乏力，少气懒言，声音低微，舌淡苔薄白，脉细弱无力。脾胃虚弱运化无力，故胃脘痞满隐痛也。脾胃虚弱，食后增加胃运化蠕动之力，故食后痞满疼痛加重也。胃容物下排后，胃痞满疼痛减轻，故疼痛时轻时重也。脾胃虚弱，精微来源不足，中阳不振，阳气无力敷布，故神疲乏力，少气懒言，声音低微也。脾胃虚弱，熟腐力微，运化失常，中阳不振，中气不举，故纳呆，大便溏薄也。脾胃虚弱，精微不足，血脉失于濡润，运化无力，故舌淡苔薄白，脉细弱无力也。宜升补益气、健脾举陷治之。可选补中益气汤（《脾胃论》）：黄芪、人参、当归、陈皮、升麻、柴胡、白术、炙甘草。

方中黄芪、人参、当归、甘草相伍，益气养血，补中升陷；升麻、柴胡升举，并助补中益气升陷之功；白术、陈皮健脾补中，理气止痛，培补气血生化之源。诸药相济，气虚下陷可升举也，脾胃运化可复常也。中气下陷复常，胃脘痞满疼痛可止也。

加减：胃脘痛甚，酌加白芍，以增和肝理气止痛之功；恶心呕吐，酌加砂仁、半夏等，以增和胃止呕之功；便溏泄泻，酌加白茯苓、白扁豆、怀山药等，以增理脾和胃止泻之功。

结语

脾胃虚弱，中阳不振，熟腐力微，运化失常，致中气下陷不举，胃脘痞满作痛，绵绵不休者，乃脾胃功能运化失调也，宜升举益气治之。不能见痛即认为痛则不通，便以理气导滞治之，此治则谬矣。中气下陷，胃脘痞满疼痛者，升举益气，健脾和胃以和中，脾胃功能运化有序，中气下陷胃痛可愈也。

第二节　吐酸

吐酸，即胃中所产生的酸水溢出口腔，俗谓"醋心"，又为"泛酸"或"吞酸"。

泛酸、吞酸、吐酸，临床上稍有差别。胃中酸水上逆，谓之泛酸；若酸水上泛随即咽下，谓之吞酸；若溢酸水，随即吐出，谓之吐酸。本病多因肝郁化火，胃失和降，胃气上逆所形成。

吐酸一证，临床上有热证、寒证之分。热证一般由肝经火邪内郁，肝失疏泄，不能协助脾胃运化升降之机，致使土郁热蒸，腐气作酸，胃气上逆，而形成吐酸。

寒证则由脾胃虚弱，肝经受寒，或因饮食失调，脾失健运，肝失疏泄，因寒渍成酸上泛而吐酸。

因吐酸的病机，乃肝气横逆，邪犯脾胃，气机失和，常为胃脘痛伴随症状，故临床辨证治疗，常随胃脘痛进行。

《黄帝内经》云："诸呕吐酸，暴注下迫，皆属于热。"

《丹溪心法》云："吞酸者，湿热郁积于肝而出，伏于肺胃之间。"

《寿世宝元》云："酸者，肝木之味也，由火盛制金不能平木……故为酸也。"

《证治汇补》云："大凡积滞中焦，久郁成热，则木从火化，因而作酸者，酸之热也。若客寒犯胃，顷刻成酸，本无郁热，因寒所化者，酸之寒也。"

辨证施治

吐酸热证者，临床表现为吐酸时作，胃脘灼热，胸闷不舒，或心烦易怒，口干口苦，嗳腐口臭，大便臭秽，舌红苔黄腻，脉弦数。宜清肝泻火、和胃降逆治之，可选左金丸（《丹溪心法》）：黄连、吴茱萸。

方中黄连清肝泻火，吴茱萸和胃降逆止呕。

胃脘胀满，饮食积滞者，可选保和丸，以增消食导滞之功；热甚，酌加黄芩、栀子等，以增清肝泻热之功；泛酸甚，酌加海螵蛸、瓦楞子等，以增收敛制酸之功。

吐酸寒证者，吐酸、泛酸并见，胸闷胀满，胃脘喜温喜按，嗳气酸腐，四肢不温，疲倦乏力，大便溏薄，舌淡苔白，脉沉迟。宜温中散寒、宽中和胃治之，可选香砂六君子汤（《太平惠民和剂局方》）：党参、白术、白茯苓、甘草、半夏、陈皮、木香、砂仁。

方中党参、白术、白茯苓、甘草健脾益气和胃，半夏、砂仁、陈皮燥湿和胃制酸，木香行气健脾。诸药相济，共奏健脾和胃制酸之功也。

加减：胃寒甚，四肢不温，酌加吴茱萸、干姜等，以增温胃祛寒之功；吐酸甚，酌加海螵蛸以增收涩制酸之功；纳差胀满，酌加神曲、鸡内金等，以增健脾和胃之功。

结语

吐酸，又称泛酸或吞酸。临床上可以作为疾病单独出现，又可以作为多种疾病中的一个症状，常见于胃脘痛和女子妊娠恶阻等病。本病多因肝郁化火，胃失和降，胃气上逆所致。肝气郁结，郁怒伤肝，肝失疏泄，气机阻滞，或脾胃虚弱饮食不节，脾胃受损，纳运失常，湿热内生，均能形成吐酸、泛酸之证。故宜疏肝理气、健脾和胃、降逆治之。肝气和，疏泄正常，脾胃和，升降有序，吐酸可止也。

第三节　呕吐

呕吐，临床上可以作为疾病单独出现，此外又是多种疾病中出现的症状。有声有物谓之呕，有物无声谓之吐，无物有声谓之哕。

呕吐一般由于胃失和降，气逆于上，迫使胃内容物从口中吐出。胃居中焦，为仓廪之官，主受纳和熟腐水谷。其气下行，以和降为顺。若情志不调，饮食不节，或外邪犯胃，脾胃虚弱，寒邪等因素扰动胃腑，致胃失和降，气逆于上，出现呕吐。

呕吐可分虚实两类。实证呕吐，多为邪气犯胃，或饮食不节，食滞胃脘，或情志不遂，致浊气上逆，发为呕吐。虚证呕吐，多由脾胃虚弱，寒邪犯胃，胃失和降，发为呕吐。

实证呕吐，有邪气犯胃者，患者突发呕吐，呕吐黄水，恶寒发热，舌淡苔白，脉浮。乃风寒之邪犯胃也。宜疏解表邪、芳香化湿治之。

有饮食不节，食滞胃脘呕吐者，常见脘腹胀满，厌食，呕吐酸腐食物，舌苔腻，脉滑实。乃饮食不节，胃失和降，脾胃失其运化也。宜消食化滞、和胃降逆治之。

有肝气犯胃呕吐者，常见胁肋胀满疼痛，吞酸，嗳气呕吐，舌红苔腻，脉弦。此乃情志不遂，肝气横逆犯胃也。宜疏肝理气、和胃止呕治之。

虚证呕吐者，乃脾胃虚弱也，常见纳差胀满，多食即吐，时发时止。伴面色㿠白，倦怠乏力，大便溏薄，舌淡，脉沉弱。此乃脾胃虚弱，中阳不振也。宜健脾和胃、降逆止呕治之。

亦有胃阴不足呕吐者，临床少见，本节不做论述。

《黄帝内经》云："诸呕吐酸，暴注下迫，皆属于热。"

又云："久病而吐者，胃气虚不纳谷也。"

《千金要方》云："凡呕者，多食生姜，此是呕家圣药。"

《景岳全书》云："呕吐一证，最当详辨虚实，实者有邪，去其邪则愈。虚者无邪，则全由胃气之虚也，补其虚，则呕吐可止。"

《外台秘要》云："呕吐病有两种，一者积热在胃，呕逆不下食；一者积冷在胃，亦呕逆不下食。"

辨证施治

呕吐是一种疾病，也是临床多种疾病的一个症状。其病理主要是脾胃虚弱，胃失和降，气机上逆。因此，任何病因或病变，只要影响到胃，促使胃气上逆时，都可以出现呕吐。

呕吐实证，邪气犯胃呕吐者，多由感受风寒之邪所致。临床常见恶寒发热，呕吐黄水，舌淡苔白，脉弦。乃邪犯胃府，浊气上逆，胃失和降，故呕吐也。外邪侵袭肌表，卫阳被遏，故恶寒发热也。外邪相袭，故舌淡苔白，脉浮也。宜疏解表邪、芳香化湿治之。可选藿香正气散（《太平惠民和剂局方》）：藿香、苏叶、白芷、大腹皮、白茯苓、白术、陈皮、半夏曲、厚朴、桔梗、甘草。

方中白芷、苏叶疏解表邪、理气化浊，藿香、厚朴芳香化湿宽中，半夏、白茯苓、陈皮和胃降逆止呕，大腹皮利湿除满。诸药合济，共奏解表理气、降逆化浊止呕之功也。

加减：呕吐甚，酌加生姜、砂仁等，以增温中和胃止呕之功。

呕吐实证，亦有饮食不节，食滞胃脘，致浊气上逆而呕吐者。临床常见脘腹胀满、厌食、呕吐酸腐食物，舌苔腻，脉滑实。此乃饮食不节，脾胃失其和降，致胃脘胀满厌食呕吐也。食滞内阻，浊气上逆，故呕吐酸腐食物也。痰食停滞胃脘，故舌苔腻，脉滑实也。宜消食化滞、和胃降逆治之。可选保和丸（《丹溪心法》）：半夏、白茯苓、陈皮、山楂、神曲、莱菔子、连翘。

方中半夏、白茯苓、陈皮和胃理气降逆；山楂、神曲、莱菔子消食化滞；连翘消食滞郁热。全方合济，共奏消食化滞、理气降逆止呕之功也。

加减：食积甚，酌加炒白术、鸡内金等，以增健脾消积之功；腹中胀满甚，酌加厚朴、麦芽等，以增消食化滞宽中之功。

呕吐实证，亦有肝气犯胃所致者。临床常见胁肋胀满疼痛，嗳气，呕吐吞酸，舌红苔腻，脉弦。乃情志不遂，肝气不疏，肝气横逆犯胃，致胃气失其和降，而发胁肋胀满，嗳气吞酸呕吐。肝气犯胃，食积胃脘，故舌红苔腻，脉弦也。宜疏肝理气、和胃止呕治之。可选四七汤（《太平惠民和剂局方》）：苏梗、半夏、白茯苓、厚朴、生姜、大枣。

方中苏梗疏肝理气，半夏、生姜、厚朴降逆止呕，白茯苓、大枣理脾和胃。全方合济，共奏理气和胃、降逆止呕之功也。

加减：胁痛郁而化热，酌加黄连、郁金、白芍、代赭石等，以增解郁、清热止呕之功；大便干结，酌加大黄、枳实等，以增通便泄热、降逆止呕之功。

呕吐虚证，多脾胃虚弱，胃失和降也。患者稍多食即吐，时发时止，伴纳差胀满，倦怠乏力，面色㿠白，大便溏薄，舌淡，脉沉弱。此乃脾胃虚弱，中阳不振，运化力微，无力腐熟运化水谷，故食后饮食不能下行，稍多食即吐，时作时止也。脾胃虚弱，水谷精微物资来源减少，气血不足，故面色㿠白，神疲乏力也。脾胃虚弱，中阳不振，运化失常，故大便溏薄，舌淡，脉沉弱也。宜温中和胃、健脾降逆止呕治之。可选六君子汤（《太平惠民和剂局方》）：党参、白茯苓、白术、半夏、陈皮、甘草。

方中党参、白术、白茯苓、甘草健脾补气，陈皮、半夏降逆止呕。全方相济，共奏健脾益气、降逆止呕之功也。

加减：脾胃虚寒，呕吐甚，酌加砂仁、生姜、吴茱萸等，以增温中散寒止呕之功；四肢不温，可酌加制附子、干姜等，以增温阳散寒之功。

亦有胃阴不足之呕吐者，但临床少见。胃阴不足之呕吐，多因热病伤阴，胃失和降，而致呕吐也。可与沙参麦冬汤加味治之。

结语

呕吐之证，是由于胃失和降，气逆于上，迫使胃内容物从口而出的病证。可单独出现，又可出现于许多疾病的过程中。临床辨证以虚实为纲，即呕吐可分为虚实两大类。实证多见于外邪犯胃、食滞胃脘和肝气犯胃等；虚证多由脾胃虚弱，运化无力，或脾胃阳虚腐熟力微等，亦有胃阴不足而呕吐者。一般实证多来势急，呕吐物较多，脘腹胀满疼痛，伴厌食，嗳腐吞酸，脉弦有力。虚证多有时呕吐，伴神疲乏力，面色㿠白，口舌干燥等。虚实之间可互相转化，或互相兼夹。故治疗当以和胃降逆为原则。临床上应根据虚实等不同情况，分别处理。实证者，宜祛邪为主；虚证者，以健脾扶正为主。临床详细斟酌，治之有别也。

第四节　胃痞

胃痞，又谓痞满，乃上腹部（心窝下）自觉胀满不舒，痞塞不畅，触之无形，按之柔软，压之不痛，时轻时重。伴纳呆嗳气，舌淡，脉滑或沉弱的一种病症。胃痞可单独出现，又可与他病相兼为患。邪气困阻，脾不升清，胃不降浊，运化力微，中焦气机壅滞，可发胃痞。外邪入里伤中，湿邪困脾，或饮食不化，积滞不行，生成痰湿，困阻中焦，气机升降失职，易发胃痞。或久病脾胃虚弱，或禀赋不足，气虚运化无力，饮食不消，滞于中焦，易发胃痞。故痞满者，乃脾胃之病也。脾胃虚弱，痰湿内生，致脾不能运化，胃不能和降，而成痞满也。痞满临床上有虚实之分。即饮食停滞，脾不运化；肝气郁结，肝失疏泄；外邪相袭，阻滞中焦气机，致胃痞满者属实。久病脾胃虚弱，或禀赋不足致胃痞满者属虚。现分而述之。

胃脘痞满属实者，有饮食不节，饮食停滞出现脘腹痞满者，进食后，痞满加重。恶心呕吐，嗳腐吞酸，大便不调，矢气频作，舌苔厚腻，脉弦滑。乃脾胃失运也，宜消食和胃、行气消痞治之。

有外感邪气，邪气乘虚相袭，致胃脘痞满者。常见脘腹痞满，恶寒发热，不思饮食，嗳气泛恶，舌淡苔白，脉浮。乃外邪相袭，阻塞中焦也，宜理气和中、疏散风寒治之。

有肝气郁滞，脾胃升降失常，致胃脘痞满者。常见脘腹痞闷，胸胁胀满，心烦易怒，呕恶嗳气，善太息，口吐黄水，舌红苔白，脉弦。乃肝气郁滞，横逆犯胃也，宜疏肝理脾、和胃消痞治之。

痞满属虚者，常见脘腹胀满痞闷，时轻时重，喜温喜按，纳呆便溏，神疲乏力，少气懒言，舌淡，脉弱。乃脾胃虚弱，运化无力，宜补中健脾、益气升清降浊治之。

《丹溪心法》云："脾气不和，中央痞塞，皆土邪之所为也。"

《景岳全书》云："痞者，痞塞不开之谓……凡有邪有滞而痞者，实痞也。无物无滞而痞者，虚痞也。"

《普济方》云："夫虚劳之人，气弱血虚，荣卫不足，复为寒邪所乘，食饮入胃，不能传化，停积于内，故中气痞塞，胃胀不通，故心腹痞满也。"

《类证治裁》云："脾虚失运，食少虚痞者，温补脾元。胃虚气滞而痞者，行气散满。"

《中医内科学》谓："胃痞的基本病机，为中焦气机不利，脾胃升降失宜。所以治疗，总以调理脾胃，升降行气，除痞消满为基本法则。根据其虚实分治。实者泻之，虚者补之……扶正重在健脾益胃，补中益气，或养阴益胃。驱邪则视其具体证候，分别施以消食导滞，除湿化痰，理气解郁，清热除湿之法。"

辨证施治

胃痞是临床常见病，可单独出现，亦可见于胁痛、胃脘痛等多种病的病证中。常因感受外邪，内伤饮食，情志失调，以及久病体虚，胃脾虚弱而发病。其病机乃中焦气机不利；或营卫不和，影响脾胃气机升降，运化失常，导致食积内停，痰湿内生，气机阻滞，出现胃脘痞塞满闷，按之柔软不痛。治疗以调和脾胃行气消痞为基本法则，即施以理气和中，疏肝解郁，清热化湿，消食和胃，燥湿健脾之法。临床上，食积气滞，有邪有滞者为实；脾胃运化升降失常，或脾胃虚弱多为虚。但临床上常虚实并见，宜细审之。

痞满实证有饮食停滞，多因饮食不节，纵享生冷，嗜食肥甘，致饮食积滞，痰湿内生，气机被阻。临床上出现脘腹痞满，进食后，痞满加重，嗳腐吞酸，恶食呕吐，大便不调，矢气频作，舌苔厚腻，脉弦滑。

饮食不节，食滞胃脘，致运化失常，故脘腹痞满，进食尤甚也。胃失和降，食积胃脘，宿食不能顺利下行，故嗳腐吞酸，恶食呕吐也。胃脘积滞，传导失司，故大便不调，矢气频作也。舌苔厚腻，脉弦滑，乃脾胃失运，湿热之征也。宜消食和胃、行气消痞治之。可选保和丸（《丹溪心法》）：山楂、神曲、半夏、白茯苓、陈皮、莱菔子、连翘。

方中半夏、白茯苓、陈皮和胃理气降逆，山楂、神曲、莱菔子消食化滞，连翘消食滞郁热。全方合济，共奏消食和胃、化滞消痞之功也。

加减：食积较重，不思饮食，酌加鸡内金、炒麦芽、炒谷芽等，以增消食化积之功；脘腹胀满，酌加枳实、厚朴、槟榔等，以增消胀除满之功；大便溏薄，酌加炒白术、炒白扁豆等，以增健脾止泻之功。

痞满亦有外感寒邪，卫行不畅，气滞于内，邪气乘虚袭之，阻塞中焦气机，气机升降失常，致胃脘痞满，不思饮食，嗳气呕恶，或恶寒发热，舌苔薄白，脉浮。此乃外邪相袭，卫行不畅，故恶寒发热也。邪气相袭，阻滞中焦气机，脾胃运化失常，故脘腹痞满，不思饮食，嗳气呕恶也。舌苔薄白，脉浮，乃外感寒邪之征也。宜理气和中、疏散风寒治之。可选香苏散（《太平惠民和剂局方》）：苏叶、香附、陈皮、甘草。

方中苏叶解表，疏散风寒；陈皮、甘草理气和胃；香附理气止痛。诸药相济，共奏疏散风寒、理气和胃之功也。

加减：脘痞较甚，痰多，舌苔白腻者，酌加半夏、砂仁、藿香等，以增化湿止呕消痞之功；纳差胀满，酌加焦山楂、神曲、炒麦芽、鸡内金等，以增健脾消食之功。

痞满亦有肝气郁滞，失其疏泄，横逆乘脾犯胃，致脾胃升降失常；或忧思伤脾，脾气受损，胃失和降，脘腹痞满，伴胸胁胀满，心烦易怒，呕恶嗳气，叹气太息，或口吐苦水，舌红苔白，脉弦。此乃肝气郁滞，横逆犯胃，致胃失和降失常。肝郁乘虚犯胃，故胸胁胀满痞闷，心烦易怒也。胃失和降，故呕恶嗳气也。肝胃不和，故善太息，口吐苦水也。舌红苔白，脉弦，乃肝胃不和之征也。宜疏肝理脾、和胃消痞治之。可选越鞠丸（《丹溪心法》）：川芎、苍术、香附、神曲、栀子。

越鞠丸，乃解气、血、痰、火、湿、食六郁也。

加减：痞满甚，酌加枳实、白术等，以增健脾消痞之功；气郁明显，胁痛胀满较甚，酌加柴胡、郁金、厚朴等，以增疏肝解郁、消胀除痞之功。

虚证之痞满，多因久病脾胃虚弱，或先天禀赋不足，中焦升降运化无力，致胃脘胀满痞闷，时轻时重，喜温喜按，纳呆便溏，神疲乏力，少气懒言，舌淡，脉弱。脾胃虚弱，运化无力，故脘腹胀满痞闷也。脾虚中阳不振，故痞满喜温喜按，纳呆，便溏也。脾虚，精微来源不足，故神疲乏力，少气懒言，舌淡，脉弱也。宜补中益气、健脾、升清降浊治之。可选补中益气汤（《脾胃论》）：黄芪、人参、白术、炙甘草、当归、陈皮、升麻、柴胡。

方中人参、黄芪、炙甘草补中益气，白术、陈皮健脾理气、消胀除痞，升麻、柴胡升清并助参、术、芪，补中益气之力，当归补血。气旺血盛，脾胃升降有序，运化正常，痞满可除也。

加减：胀闷痞满较甚，酌加枳实、厚朴、木香等，以增理气消胀除痞之功；纳呆厌食，酌加砂仁、神曲等，以增温中健脾之功；泄泻便溏，酌加白茯苓、干姜等，以增温中渗湿止泻之功。

结语

痞满，是以气机阻滞致使心下胃脘痞塞、胸膈满闷，触之无形，压之不痛的一种病证。痞满之证，大抵多因外邪侵袭，或情志饮食所伤，导致气机阻滞，脾胃升降失常，运化功能减退，纳运失职，清阳不升，浊阴不降，升降失司所致。治疗宜调畅气机、和降胃气、健脾益气为法。肝气郁者，调畅肝气；脾胃虚寒者，温中散寒；胃中积滞者，消积导滞；脾胃虚弱者，健脾益气。斟酌虚实，虚者补之，实者泻之，痞满之疾可除也。

第五节　反胃

反胃，又称"翻胃"，即饮食入胃，经过良久，由胃反出，朝食暮吐，暮食朝吐的一种病证。

反胃多因饮食不节，饥饱无常，或嗜食生冷，或忧思劳倦太过，导致脾胃受伤，中阳不振，阴寒内生，脾胃虚寒，不能腐熟水谷，饮食入胃，停留不化，逆而吐出。临床常见朝食暮吐，暮食朝吐，吐出物无腐食味，吐后腹中空虚舒适，伴少气乏力，面色㿠白，手足不温，大便溏薄，舌淡苔白，脉缓细无力。此乃脾胃虚弱，中阳不振也，宜温中健脾、和胃降逆治之。

《金匮要略》云："趺阳脉，浮而涩，浮则为虚，涩则伤脾，脾伤则不磨，朝食暮吐，暮食朝吐，宿谷不化，名曰胃反……反胃呕吐者，大半夏汤主之。"

《太平圣惠方》云："夫反胃者，为食物呕吐，胃不受食，言胃口翻也。"

王冰谓："食入反出，是无火也。"

《景岳全书》云："反胃一证，本属火虚，盖食入于胃，使果胃暖脾强，则食无不化，何至复出？"

《杂病源流犀烛》云："反胃源于真火衰微，胃寒脾弱，不能纳谷，故早食晚吐，晚食早吐，日日如此。以饮食入胃，既抵胃之下脘，复反而出也。"沈金鳌谓："饮食抵胃之下脘，复呕而出。"

辨证施治

反胃，一般具有胃脘病的证候，久而不愈，致进食完谷不化而吐出。吐食以阳虚者多见，吐物无明显的食腐味。吐食一般有规律的朝食暮吐、暮食朝吐，吐后腹中空虚，柔软则舒，伴神疲乏力，面色㿠白，手足不温，大便溏薄，舌淡苔白，脉缓细无力。乃脾胃虚弱，中阳不振，阴寒内生，腐熟力微，不能消化食物，故吐出物无明显食腐味，朝食暮吐，暮食朝吐，吐后胃脘舒适也。脾胃虚弱，食物不能化生精微，机体乏精微之荣养，故神疲乏力，面色㿠白，舌淡苔白，脉缓细无力也。脾胃虚弱，中阳不振，故手足不温，大便溏薄也。宜温中健脾、和胃降逆治之。可选丁香透膈散（《太平惠民和剂局方》）：丁香、木香、香附、砂仁、豆蔻、人参、白术、麦芽、神曲、炙甘草。

方中丁香、砂仁、豆蔻温中降逆止呕；人参、白术、炙甘草益气补中和胃；木香、香附宽中理气；麦芽、神曲健脾消积。诸药共济，共奏温中健脾、降逆止呕之功也。中焦温暖，脾胃功能运化正常，积消胃和，反胃可愈也。

加减：反胃甚，可酌加半夏、生姜等，以增温中止呕之功。

结语

反胃，多因忧愁思虑，或饮食不当，或嗜食生冷，致中阳虚衰不振，运化力微，不能腐熟水谷，饮食入胃，稽留不化，完谷逆而吐出。故温中散寒，以温脾胃之阳气，健脾和胃理气，以促中焦运化之转输，消积降逆，以除胃中稽留之宿食。脾健，腐熟力强，胃中无宿食滞留，反胃自止也。

第六节　呃逆

呃逆是指气逆上冲动膈，喉间呃呃连声，声短而频，令人不能自止的一种证候。此证如偶然发生，大都轻微，多可自愈。

现代医学认为，呃逆是由于膈肌痉挛所致。呃逆可出现在某些慢性疾病的过程中，但常单独发生。中医认为，呃逆的发病是气逆动膈所致。胃居膈下，以降为顺。动膈即膈间气机不利，为胃气之逆所触动。故本病的病位在膈和胃。同时肺处膈上，肺主肃降，肺之肃降影响胃之和降，膈居肺胃之间，肺胃受损，膈间气机不利，气逆上冲于喉，遂发呃逆。同时，胃之和降，又有赖于脾之运化、肝之疏泄。若脾失健运、肝失疏泄，则胃失和降，气逆动膈，遂发呃逆。临床上，呃逆有虚实之分，实证多因胃寒胃热，或肝气犯胃所致。虚证多因脾胃虚寒，或胃阴不足所致。现分而述之。

呃逆之实证，胃寒者，呃声沉缓有力，胃脘痞满不舒，得热则减，遇寒则甚，口淡不渴，舌淡苔白润，脉沉缓。乃寒邪阻滞，胃失和降也。宜温中散寒、降逆止呃治之。

胃热呃逆者，呃声洪亮有力，频作，冲逆而出。口臭烦渴，喜冷饮，小便短赤，大便干结，舌红苔黄，脉滑数。乃饮食不节，宿食痰浊稽留化热也。宜清胃泻热、平呃降逆治之。

肝气犯胃呃逆者，脘腹胀满，胸胁满闷，呃声连连加重，嗳气纳呆，肠鸣矢气，舌红苔薄白，脉弦。乃肝气郁结，肝郁化火也。宜理气解郁、降逆止呃治之。

呃逆之虚证，脾胃虚者，呃声低沉无力，气息微弱，饮食减少，手足不温，困倦乏力，面色萎黄，舌淡苔白，脉沉弱。乃脾胃虚弱，健运无力也。宜健脾益胃、温中止呃治之。

胃阴不足呃逆者，呃声低促而不连续，口舌干燥，不思饮食，烦躁不安，大便干结，小便短赤，舌红苔少，脉细数。乃胃阴不足也，宜养胃生津、降逆平呃治之。

《丹溪心法》云："古谓之哕，近谓之呃。乃胃寒所生，寒气自逆而呃上。亦有热呃，亦有其他病发呃者，视其有余不足治之。"

《景岳全书》云："呃之大要，亦唯三者而已，一曰寒呃；二曰热呃；三曰虚脱之呃。寒呃可温可散，寒去则气自舒也。热呃可降可清，火静而气自平也。唯虚脱之呃，则诚危殆之证。"

又云："致呃之由，总由气逆，气逆于下，则直冲于上，无气则无呃，无阳亦无呃，此病呃之源，所以必由气也。"

《中医内科学》谓："呃逆的发生，多由外邪犯胃，饮食不当，情志不遂，正气亏虚等，导致胃失和降，胃气上逆，动膈冲喉而发病。"

又云："呃逆总由胃气上逆动膈而成。所以理气和胃、降逆止呃为基本治法。轻者可以不治而愈。"

辨证施治

呃逆的病位在胃膈，但与肝、脾、肺关系密切。肝失疏泄，肺失肃降，脾失运化，感受寒凉，致气逆上冲，而发呃逆。寒凝气滞，火邪痰阻，致胃失和降，呃声响亮有力，连续发作者多为实证。若胃阴亏虚，或脾胃虚弱等，正虚气逆，其呃声低弱，时断时续，多为虚证。

呃逆实证，可分胃寒、胃热、肝气犯胃等。

胃寒呃逆，呃声沉缓有力，胃脘痞闷不舒，得热则减，遇寒则甚，口淡不渴，舌淡苔白润，脉沉缓。此乃寒邪阻滞，胃失和降，胃气与寒邪相搏，上逆于膈，而呃声有力。升降失调，则脘闷不舒。寒气得热，则易流散，故呃得热而减轻。复受寒邪，两寒相并，故遇寒呃逆加重。口淡不渴，舌淡苔白腻，脉沉缓，均为胃中寒盛之征。宜温中散寒、降逆止呃治之，可选丁香柿蒂散（《症因脉治》）：丁香、柿蒂、人参、生姜。

方中丁香、柿蒂下气降逆止呃，生姜温中祛寒，人参益气补中。诸药共济，共奏温中益气、降逆止呃之功也。

加减：寒甚，酌加吴茱萸、肉桂等，以增温阳散寒、降逆之呃之功；寒凝气滞，脘腹痞满，酌加厚朴、枳壳、陈皮、香附等，以增行气化滞消痞之功；脘闷嗳腐，酌加莱菔子、制半夏、槟榔等，以增消食降逆止呕之功。

有胃热所致者，呃声洪亮有力，频作，冲逆而出，口臭烦渴，喜冷饮，小便短赤，大便干结，舌红苔黄，脉滑数。乃饮食不节，宿食痰浊久蕴胃中，郁而化热，火热上逆，故呃声洪亮有力，呃声频作，冲逆而出。胃热熏蒸，故口臭烦渴，喜冷饮。胃热炽盛，下注大肠，故大便干结。内热壅盛，下移膀胱，故小便短赤。舌红苔黄，脉滑数，皆胃热壅盛之征也。宜清胃泻热、降逆平呃治之。可选竹叶石膏汤（《伤寒论》）：竹叶、石膏、麦冬、人参、半夏、甘草、粳米。

方中竹叶、石膏清胃泻火，麦冬清热养胃，半夏降逆止呕，人参、粳米、甘草益气和中。全方共济，共奏清热泻火、益气降逆、和中之功也。

加减：呃逆频作，酌加柿蒂、刀豆子等，以增降逆止呃之功；腑气不通，腹胀痞满，酌加大黄、厚朴等，以增通腑消胀之功；呃逆甚，胸膈烦热，大便秘结，可改用大承气汤，或凉膈散治之。

亦有情志不畅，肝火犯胃呃逆者，呃声连连加重，伴脘腹胀满，胸胁满闷，嗳气纳呆，肠鸣矢气，舌红苔薄白，脉弦。乃肝气郁结，肝郁化火也。肝气郁结，失其条达，故脘腹胀满，胸胁满闷，呃声连连不止也。肝郁化火，肝火犯胃，胃失和降，故嗳腐纳呆，肠鸣矢气也。肝气郁结，疏泄失司，故舌红苔薄白，脉弦也。宜理气解郁、降逆止呃治之。可选旋覆花代赭石汤（《伤寒论》）：旋覆花、代赭石、人参、半夏、甘草、生姜、大枣。

方中旋覆花、代赭石可降肝、肺之逆气，生姜、半夏和胃化痰止呃，人参益气，甘草调和诸药。诸药合济，共奏理气降逆止呃之功也。

加减：呃逆甚，正气未虚，可减人参、甘草，加丁香、柿蒂、刀豆子等，以增理气止呃之功；胸胁痞满甚，酌加郁金、川楝子等，以增疏肝解郁之功；呕恶甚，痰浊盛，可合二陈汤，以增和胃止呕之功。

呃逆虚证，临床可分为脾胃虚寒和胃阴不足。

脾胃虚寒呃逆，呃声低沉无力，气息微弱，饮食减少，伴困倦乏力，手足不温，面色萎黄，舌淡苔白，脉沉弱。此乃脾胃虚弱，健运失司，升降失常，气虚上逆，故呃声低沉无力。中气虚弱，气血生化之源不足，机体乏气血之荣养，故面色萎黄，气息微弱也。中阳不振，阳气不足，阳气不能温煦四末，故手足不温也。脾阳不运，故饮食减少，困倦乏力也。舌淡苔白，脉沉弱，乃脾胃虚弱之征也。宜健脾益胃、温中止呃治之。可选理中汤（《伤寒论》）：人参、白术、干姜、甘草。

方中人参、白术、甘草甘温益气，干姜温中扶阳、补益脾胃阳气。诸药共济，共奏温阳益气之功也。

加减：寒邪盛，呃逆甚，酌加丁香、吴茱萸、柿蒂等，以增温中降逆止呃之功；形寒肢冷，腰膝酸冷，肾阳亏虚，酌加制附子、肉桂等，以增温肾助阳之功；胀满纳差，食欲不振，可酌加炒麦芽、陈皮、焦山楂、神曲等，以增理气化滞消导之功。

胃阴不足呃逆，呃声短促而不连续，口舌干燥，不思饮食，烦躁不安，大便干结，舌红苔少，脉细数。多因热病耗阴，胃津不足，失于濡润，和降失常，气逆于上，而发呃逆。故呃声气促而不连续。阴虚生内热，虚火内生，故口舌干燥，烦躁不安，不思饮食。阴津不足，肠道失润，故大便干结。阴津亏虚，虚火内生，故舌红少苔，脉细数。宜养胃生津、降逆平呃治之。可选益胃汤（《温病条辨》）：沙参、麦冬、生地黄、玉竹、冰糖。

全方具有滋养胃阴的功能。

加减：胃阴虚极，呃声频频，可酌加石斛、柿蒂、刀豆子等，以增养阴止呃之功；胃阴不足，兼有虚热，酌加陈皮、竹茹、枇杷叶、黄连等，以增清热降逆止呃之功。

结语

呃逆是指由外感、内伤多种因素，导致胃失和降，胃气上逆动膈，喉间频发短促呃呃声响，不能自止的一种症状。呃逆可分虚实两类，实证治以驱邪，虚证治以扶正。阳虚者温阳，阴虚者滋阴。寒者温之，热者清之。结合降逆止呃平呃之法，临床收效显矣。

第七节　噎膈（食道癌）

　　噎膈，即食道干涩，或食管狭窄，或食道壁有肿结硬块，或胃内硬结肿块，致食物吞咽不顺，或食入不能下行、食而复出的一种病症。

　　噎膈，多由七情内伤，郁怒伤肝，致气滞血瘀，阻滞食道；或饮食所伤，胃肠炽热，痰热内结，损伤食管；或年老体弱，精津匮乏，胃脘枯槁，形成肿结。种种原因，致食道不顺，吞咽食物梗阻难下，或食入于胃，复而吐出。此证多属现代医学食道癌、贲门癌、胃癌、贲门痉挛等范畴。本节根据噎膈发病机理，概括论述痰瘀互结和气血两亏两类病证。分虚实两类，现分而述之。

　　噎膈，痰瘀互结者，常见吞咽困难，甚者水饮难下，或食入即吐，胸胁疼痛，痛处固定不移，口吐黏涎，大便干结，形体消瘦，肌肤干燥，舌红少津，脉细涩。此乃痰瘀结于食道，津亏液损也。宜滋阴养血、行瘀散结治之。

　　噎膈，气血两亏者，乃吞咽困难，梗阻较甚，水饮难下，口吐黏涎，身体消瘦，面色㿠白，肢倦乏力，动则短气喘息，舌淡，脉细弱。此乃肿结后期，邪盛正衰，身体虚极，宜益气补血、消瘤散结治之。

　　《黄帝内经》云："三阳结，谓之膈。"

　　又云："饮食不下，膈塞不通，邪在胃脘。"

　　《脉因证治》云："血液俱耗，胃脘亦槁，在上近咽之下……名之曰噎。其槁在下，与胃为近……名之曰膈。"

　　《医学心悟》云："凡噎膈证，不出胃脘干槁四字。槁在上脘者，水饮可行，食物难入。槁在下脘者，食虽可入，久而复出。"

　　《中医内科学》谓："噎膈主要与七情内伤，酒食不节，久病年老有关。致气、痰、瘀交阻，津气耗伤，胃失通降而成。"

辨证施治

噎膈，即饮食物吞下困难受阻也。多为顽痰郁热、气滞血瘀等因素所致。现代医学食道癌、贲门癌、胃癌多属噎膈之范畴。临床如发现此类症状之疾，应及时诊断治疗。然食管炎、食道痉挛，以及慢性胃炎，多属炎症之患，故本节不做论述。

噎膈梗阻，吞咽困难（食道癌）多与精神刺激、饮食不节、水土营养、遗传因素有关。临床上分证甚多。本节将从痰瘀互结、气血两亏，虚实两类分别而述之。

噎膈痰瘀互结者，吞咽困难，甚者水饮难下，或食入即吐，胸闷疼痛，固定不移，口吐黏涎，大便干结，形体消瘦，肌肤干燥，舌红少津，脉细涩。此乃痰瘀结于食管，久之津液渐枯，血瘀不行，故吞咽困难，水饮难下，胸痛，痛有定处。食管肿结，痰涎阻滞下行不畅而上泛，故口吐痰涎。食管梗阻，阴液损伤，肠失濡润，故大便干结如羊屎。饮食难下，精微生化无源，不能充养形体，润泽肌肤，故肌体枯燥，形体消瘦。痰瘀互结，津亏液损，故舌红少津，脉细涩。宜滋阴养血、行瘀散结治之。可选通幽汤（《兰室秘藏》）：生地黄、熟地黄、桃仁、红花、当归、炙甘草、升麻。

方中地黄滋阴，桃仁、红花、当归消瘀散结，升麻、炙甘草清热解毒。诸药合济，共奏清热滋阴、消瘀散结之功也。

加减：吞咽困难，饮食不下，酌加代赭石、旋覆花等，以增开导降下之功；瘀阻甚，酌加三七参、丹参、赤芍等，以增散瘀通络之功；痰阻甚，酌加牡蛎、浙贝母、海藻等，以增软坚散结之功；确诊癌肿，酌加泽漆、半枝莲、白花蛇舌草等，以增抗癌消肿之功。

噎膈气血两亏者，吞咽困难，梗阻较甚，水饮难下，口吐黏涎，身体消瘦，面色㿠白，肢倦乏力，动则短气喘息，舌淡，脉细弱。此乃肿结后期，痰瘀阻滞，食管恶瘤迅速发展，阻隔食管通行，故吞咽困难，茶水难下。肿结阻滞食道，食道分泌物不下行，反而上逆，故口中时时吐出黏涎。脾胃虚弱，中阳不振，仓廪之官不受纳食物，机体缺乏精微物质之荣养，故身体消瘦，面色㿠白，动则短气喘息，肢倦乏力也。身体失养，故舌淡，脉沉弱也。宜益气补血、消瘤散结治之。可选八珍汤（《正体类要》）：人参、白术、白茯苓、甘草、当归、川芎、熟地黄、白芍。酌加散结消瘤之药。

方中四君子汤补中益气，四物汤补血养血。二方合剂，共奏益气养血、补虚扶正抗邪之功也。

加减：癌肿阻滞，酌加土鳖虫、白花蛇舌草、泽漆、硇砂等，以增化瘀消积抗癌之功；吞咽困难，酌加代赭石、半夏等，以增降下开导之功；呕吐不止，酌加旋覆花、代赭石、陈皮等，以增降逆止呕之功；气逆，口吐黏涎，酌加沉香、丁香等，以增理气和胃止呕之功。

结语

噎膈一证，临床宜慎之。社会发展到今天，科学技术日新月异，一旦确诊为癌肿，宜及早外科手术治疗。

噎膈一证，本虚标实，吞咽困难，食水难下，即下而复出，乃实证之征也。即痰瘀阻结于食管，阻塞不通，故吞咽困难，饮食不下也。久之，饮食物不能入胃，脾胃不能化生精微之物，机体乏精微之物之充养，故肢体困倦，面色㿠白，身体消瘦，日趋加重也。噎膈早期，宜化痰消积、散结驱邪治之。务使肿结消散，瘀积化消也。然后期，身体消瘦，倦怠乏力，神疲懒言，身体虚极，应宜益气扶正、增其驱邪之力，佐以化瘀散结消瘤之法，攻补兼施，缓缓图治，以求病之向愈也。

第八节　泄泻（慢性泄泻）

泄泻乃排便次数增多，粪便稀薄，甚至如水样，但无脓血及里急后重。其病因较多，病机主要责之脾胃及大小肠，亦与肝、肾有较密切关系。临床上泄泻分为慢性与急性两大类，本节主要论述慢性泄泻。慢性泄泻临床上有脾虚泄泻、肾虚泄泻、脾肾阳虚泄泻、肝脾不和泄泻。现分而述之。

一、脾虚泄泻

患者大便溏薄，日2～3行，迁延日久，反复不愈，时轻时重，少食油腻，大便次数增加，饮食减少，完谷不化，伴脘腹胀满不舒，面色萎黄，倦怠乏力，舌淡苔白，脉细弱。此乃脾胃虚弱，运化失常也。宜健脾益气、化湿止泻治之。

《黄帝内经》云："脾病者……虚则腹满肠鸣，飧泄食不化。"

《景岳全书》云："凡泄泻之病，多由水谷不分，故以利水为上策。"

又云："泄泻之本，无不由于脾胃，盖胃为水谷之海。而脾主运化，使脾健胃和，则水谷熟腐，而化气化血以行营卫。若饮食不节，起居不时，以致脾胃受伤，则水反为湿，谷反为滞，精华之气，不能输化，乃致合污下降，而泻痢作矣。"

《古今医鉴》云："夫泄泻者，注下之症也。盖大肠为传导之官，脾胃为水谷之海，或为饮食生冷所伤；或为暑湿风寒之所感，脾胃停滞，以致阑门清浊不分，发注于下而为泄泻也。"

辨证施治

泄泻在病变上，虽与胃肠、脾、肾有关，但着重在脾。在病因上，虽有多种，但着重在湿，这是泄泻辨证施治的要点。但慢性泄泻，脾胃虚弱者多。脾胃虚弱，升清运化失常，清浊交浊不分，故大便溏薄日数行，迁延不愈，时轻时重，纳差，完谷不化，稍进油腻，泄泻加重。伴脘腹胀满不舒，面色萎黄，倦怠乏力，舌淡苔白，脉细弱。脾胃虚弱，运化失常，故大便日数行，日久不愈，时轻时重也。脾胃虚弱，运化迟缓，故脘腹胀满不舒也。油腻之物，滑肠润便，故食油腻之物后，大便次数增多也。脾胃虚弱，水谷之精华吸收愈少，气血乏精微之物之充养，故面色萎黄，神疲倦怠乏力也。脾胃虚弱，气血不足，故舌淡苔白，脉细弱也。宜健脾益气、化湿止泻治之。可选参苓白术散（《太平惠民和剂局方》）：人参、白茯苓、白术、山药、甘草、莲子肉、薏苡仁、砂仁、白扁豆、桔梗、大枣。

方中人参、白术、白茯苓、甘草健脾益气止泻，山药、薏苡仁、莲子肉、白扁豆健脾化湿止泻，砂仁、大枣温中和胃，桔梗升提益气。诸药合济，共奏健脾益气、化湿止泻之功也。

加减：纳差食欲不振，酌加山楂、鸡内金等，以增健脾消食之功；泄泻腹痛，酌加白芍、木香等，以增理气止痛之功；泻甚，酌加石榴皮、煨肉豆蔻、诃子肉等，以增收敛止泻之功；泄泻小腹冷痛，酌加干姜、吴茱萸等，以增温中散寒之功。

结语

脾虚泄泻，乃脾虚失其运化也。多因饮食所伤，湿盛伤脾，致脾功能失调，失其运化，传导失常也。泄泻日久，乃胀满纳差；脾虚气血生化之源匮乏，机体乏精微之物之充养，乃神疲乏力，困倦懒言，面色萎黄也。宜健脾益气、渗湿收敛止泻治之。脾健运化有力，阴阳分消有序，泻可止也。收涩固脱，可助止泻之功也。

二、肾虚泄泻

患者黎明前小腹作痛，肠鸣泄泻，泻后则安。腹部喜暖喜按，泄泻伴完谷不化，形寒肢冷，腰膝酸软，舌淡苔白，脉沉弱。此乃肾阳不振，命门火衰也，宜温补肾阳、健脾止泻治之。

《景岳全书》云："肾中阳气不足，则命门火衰，而阴寒独盛，故于子丑五更之后，当阳气未复，阴气盛极之时，即令人洞泻不止也。"

《医宗必读》云："泄泻治法有九……一曰温肾，肾主二便，封藏之本，况虽属水，真阳寓焉。少火生气，火为土母，此火一衰，何以运行三焦，熟腐五谷乎。"

辨证施治

患者黎明前泄泻，泻后则安，伴小腹作痛肠鸣，腹痛喜暖喜按，泄泻完谷不化，形寒肢冷，腰膝酸软，舌淡苔白，脉沉弱。肾为胃之关，主前后二阴。肾阳不振，命门火衰，阴寒内盛，黎明之前，阳气将生之时，阴中之阳也。肾阳不足，阳气未振，阴寒反甚，故黎明前，脐下作痛，肠鸣即泻。泻后寒湿即去，故泻后腹痛止则安矣。阴寒内盛，阳气不能行于下焦，故形寒肢冷，腰膝酸软，腹痛喜暖喜按也。肾阳虚，不能温煦脾阳，脾阳亏虚，熟腐力微，故完谷不化也。舌淡苔白，脉沉弱，乃阳气虚弱之征也。宜温阳补肾、健脾止泻治之。可选四神丸（《证治准绳》）：肉豆蔻、补骨脂、吴茱萸、五味子、生姜、大枣。

方中补骨脂温补肾阳，五味子补肾涩肠止泻，吴茱萸、肉豆蔻温中散寒，生姜、大枣温中和胃益脾。诸药合济，共奏温阳补肾、健脾止泻之功也。

加减：寒邪盛，酌加附子、肉桂等，以增温肾暖脾之功；泻久气虚，酌加党参、白术等，以增健脾益气之功；泄久滑脱不禁，酌加赤石脂、诃子肉、罂粟壳等，以增收敛止泻之功。

结语

肾虚泄泻，又名鸡鸣泻，或五更泻，即每日黎明前必腹痛泄泻。此乃肾阳亏虚也。黎明前阳气将动阴气退，但阳气虚弱，阴寒盛，阴阳相搏，阳不能胜阴，故发腹痛肠鸣泄泻也。阴盛损及脾阳，脾阳虚，失其固涩运化，即腹痛泄泻也。泄后阴寒消退，阳气渐复，阳气司政，乃如常人矣。日复一日，精微不足，身体消瘦，病乃加重。宜温阳补肾，扶阳抑阴，固涩收敛治之。阳气盛，阴自退也。肾脾阳盛，运化有序，五更泻可愈也。

三、脾肾阳虚泄泻

患者泄泻，或黎明前小腹冷痛，肠鸣泄泻，泻后痛减体舒。伴畏寒肢冷，腰酸腿软，纳差胀满，食凉物后，泄泻加重，常完谷不化，面色萎黄，神疲乏力，舌淡苔薄白，脉沉缓无力。此乃脾肾阳虚也。宜温阳补肾、温中健脾止泻治之。

《景岳全书》云："命门火衰，则脾失温煦，运化失职，水谷不化，湿浊内生，遂成久泻。"

《中医内科学》谓："年老体弱，脏腑虚弱，脾肾亏虚；或大病久病之后，脾胃受损，肾气亏虚；或先天禀赋不足，脾胃虚弱，肾阳不足，均可导致脾胃虚弱或命门火衰。脾胃虚弱，不能熟腐水谷，运化水湿，积谷为滞，湿滞内生，清浊不分，混杂而下，遂成泄泻。"

辨证施治

脾肾阳虚泄泻，即黎明前小腹冷痛泄泻，伴畏寒肢冷，腰酸腿软，纳差胀满，食冷物后，泄泻加重，常完谷不化，面色萎黄，神疲乏力，舌淡苔薄白，脉沉缓无力。脾肾阳虚泄泻，多发生于老年或久病体弱之人。肾阳虚弱，命门火衰，黎明之前，阴寒较盛，阳气萌而未动，重阴乘之，故发腹痛泄泻。肾为胃之关，肾虚不能固胃关，湿浊下注，亦发泄泻。命门之火温煦脾阳，肾阳亏虚，脾阳失于温煦，致脾熟腐力微，运化失职，故纳差胀满，甚者，完谷不化，食凉物后泄泻加重。肾虚阳亏，故畏寒肢冷，腰酸腿软也。脾阳虚衰，运化力微，不能吸收食物精微，故面色萎黄，神疲乏力，舌淡苔薄白，脉沉缓无力也。宜温阳补肾、温中健脾止泻治之。可选四神丸（《证治准绳》）：补骨脂、五味子、吴茱萸、肉豆蔻、生姜、大枣。合附子理中丸（《太平惠民和剂局方》）：人参、白术、干姜、甘草、制附子。

方中补骨脂、附子、肉豆蔻温肾扶阳，吴茱萸、五味子、干姜温暖脾胃、敛肠止泻，人参、白术、甘草、大枣健脾益气。诸药合济，共奏温阳补肾、温中健脾止泻之功也。

加减：年老体弱，久泻不止，中气下陷，可酌加黄芪、升麻、柴胡等，以增升举益气之功；泄泻日久，滑脱不禁，酌加赤石脂、诃子肉、罂粟壳等，以增收敛止泻之功。

结语

脾肾阳虚泄泻，乃肾阳亏虚，脾阳亦亏虚也。单肾阳虚泄泻，临床常见腰膝酸软，黎明前泄泻也。肾阳虚久，不能温煦脾阳，致脾阳亏虚，脾阳虚，熟腐运化力微，泄泻加重。不仅黎明前泄泻，白天特别饭后亦易泻下也。因脾阳虚，饮食入胃，不能熟腐水谷，运化失常，迅速下注，而成泄泻也。脾阳虚，失其运化，故纳差脘腹胀满也。脾虚精微物质不足，机体乏其濡养，故面色萎黄，神疲乏力也。

四、肝脾不和泄泻

患者腹痛腹泻，伴胸胁胀满，急躁易怒，纳差嗳气。常因情绪紧张，心情抑郁而腹痛腹泻加重。舌红少苔，脉弦。此乃肝脾不和，肝乘脾土也，宜抑肝扶脾治之。

《景岳全书》云："凡遇怒气便作泄泻者，必先以怒时夹食，致伤脾胃。"

又云："饮食不节，起居不时，以致脾胃受伤，则水反为湿，谷反为滞，精华之气不能输化，乃至合污下降，而泻痢作矣。"

《中医内科学》谓："抑郁恼怒，易致肝失调达，肝气郁结，横逆克脾，或忧思伤脾，均可致脾失健运，水湿不化，发生泄泻。"

辨证施治

患者腹痛泄泻，伴胸胁胀满，急躁易怒，纳差嗳气，常因情绪紧张，心情抑郁而腹痛腹泻加重，舌红少苔，脉弦。肝郁气逆，乘克脾土，气机失调，脾土受损，脾失输布运化之机，清气不升，清浊相混而下，则腹痛腹泻；肝脉布于胸胁，肝失条达，气机不畅，故胸胁胀满；肝胃不和，胃失和降，故纳差嗳气；肝郁，肝疏泄失常，故时急躁易怒；怒伤肝，肝气失调，故情绪紧张，心情抑郁，而腹痛腹泻加重。舌红苔少，脉弦，乃肝旺脾虚，肝木乘脾也。宜抑肝扶脾治之。可选痛泻要方（《刘草窗方》）：防风、白术、陈皮、白芍。

方中白芍疏肝平肝、缓中止痛，白术健脾益气止泻，防风、陈皮醒脾和胃。诸药合济，共奏疏肝益气、健脾止泻之功也。

加减：胁痛甚，酌加柴胡、枳壳、乌梅、甘草等，以增疏肝理气止痛之功；腹泻甚，酌加煨葛根、诃子肉等，以增收敛止泻之功；脾虚明显，运化力差，纳差，神疲乏力，酌加党参、白扁豆等，以增益气健脾之功。

结语

肝旺脾虚，胁肋胀满，纳差，大便溏薄泄泻，每遇情志不舒，精神刺激，腹痛腹泻加重。乃肝盛乘脾也。肝属木，脾属土，肝木克脾，现肝木过盛，脾土虚弱，木而乘之。脾失运化之机，故胁痛泄泻作焉。抑肝平肝理气以治本；健脾扶脾以治标。标本同治，是其治也。单健脾止泻，不抑肝平肝，泻不可止也。

第九节　泄泻（急性泄泻）

泄泻乃排便次数增多，粪便稀薄，甚者如水样，但无脓血及里急后重。其病因多责之脾胃及大小肠。临床上分为慢性泄泻与急性泄泻。慢性泄泻前已论述，本节主要论述急性泄泻。临床上急性泄泻包括寒湿泄泻、湿热泄泻、食滞泄泻。现分而述之。

一、寒湿泄泻

患者泄泻，日数行，便泻物清稀色青，甚者泻下清水，伴腹痛肠鸣，脘腹胀痛，食欲不振，舌淡苔白，脉沉缓。此乃寒湿之邪，侵犯脾胃也，宜温补脾阳、散寒化湿止泻治之。

《黄帝内经》云："寒气客于小肠，小肠不得成聚，故后泄腹痛矣。"

又云："湿盛则濡泄。"

《难经》云："湿多成五泄。"

《古今医鉴》云："夫泄泻者，注下之症也。盖大肠为传导之官，脾胃为水谷之海。或为饮食生冷之所伤，或为暑湿风寒之所感，脾胃停滞，以致阑门清浊不分，发注于下，而为泄泻也。"

《中医内科学》谓："外感寒湿暑热之邪，伤及脾胃，使脾胃升降失司，脾不升清。或直接损伤脾胃，导致脾失运化，水湿不化，引起泄泻。因湿邪易困脾土，以湿邪最为多见……如清代沈金鳌《杂病源流犀烛·泄泻源流》云：'是泄虽有风寒热虚之不同，要未有不源于湿者也。'"

辨证施治

胃为水谷之海，主受纳水谷。脾主运化，喜燥恶湿，寒湿之邪，侵犯脾胃，致脾胃升降功能发生障碍，运化功能失常，水谷不化，清浊不分，混合而下，奔走大肠，发为泄泻。泄泻日数行，泻下物清稀或清水，伴腹痛肠鸣，脘腹胀痛，食欲不振，舌淡苔白，脉沉缓。乃寒湿内盛，脾阳受困，温煦力微，腐熟力弱，运化无力，故泄泻日数行，泻下清稀色青或清水，腹痛胀满，肠鸣纳差，或完谷不化。舌淡苔白，脉沉缓，乃寒湿邪盛之征也。宜温补脾阳、散寒化湿止泻治之。可选胃苓汤（《丹溪心法》）：猪苓、泽泻、白术、白茯苓、桂枝、陈皮、苍术、厚朴、甘草。

方中白术、苍术健脾和胃、燥湿止泻，猪苓、白茯苓、泽泻分利水湿止泻，桂枝、甘草温阳散寒利水，陈皮、厚朴理气和胃。诸药合济，共奏健脾利湿、温阳散寒止泻之功也。

加减：夹食滞，酌加神曲、炒麦芽、炒莱菔子等，以增健胃消食之功；恶心呕吐，酌加半夏、藿香等，以增和胃止呕之功。

临床亦常见寒湿泄泻，伴见恶寒发热，头痛身痛呕吐者，应以解表散寒、芳香化湿治之，可选藿香正气散加减。

结语

寒湿泄泻，即寒湿之邪侵袭脾胃，致脾胃功能减退，而发泄泻。寒湿阴邪，损及阳气，阳气不足，脾受寒湿之邪所困，不能腐熟水谷，脾胃运化力微，小肠不能成聚，清浊同下，致泄泻无度。寒湿盛，阳气不能敷布，寒者收引，故腹痛也。临床宜温补脾阳、化湿利水止泻治之。阳气盛，脾运化有序，湿邪去，阴阳分离有度，寒湿所客致腹痛腹泻可止也。

二、湿热泄泻

患者腹痛即泄，日数行，泻下黄褐色粪便，气秽臭，肛门灼热，心烦口渴，小便短赤，或兼见发热，舌苔黄腻，脉滑数。此乃湿热邪毒，蕴结肠道也。宜清热解毒、利湿止泻治之。

《黄帝内经》："暴注下迫，皆属于热。"

《中医内科学》谓："外感寒湿暑热之邪，伤及脾胃，使脾胃升降失司，脾不升清，或直接损伤脾胃，导致脾失运化，水湿不化，引起泄泻。"

又云："湿热中阻，泄泻腹痛，泻下急迫，或泄而不爽，肛门灼热……清热燥湿、分消止泻治之。"

辨证施治

患者腹痛即泻，日数行，泻下黄褐色粪便，气秽臭，灼肛，伴心烦口渴，小便短赤，或兼见发热，舌苔黄腻，脉滑数。湿热之邪，蕴结肠道，致受盛传导失常，水谷不化精微，与湿热并走大肠，而发泄泻。多因食物不洁，或伤暑湿之邪。脾喜燥恶湿，湿易困脾土，且易与寒暑热相兼为病。兼寒者，寒湿阴邪，易伤阳气，脾阳受困，失其运化，泻下清稀滑利。兼热者，湿热蕴结肠中，湿热熏蒸，泻下物秽臭。兼暑者，暑热与湿互结，湿浊下迫，泻下秽浊之物，甚者水泻如注。湿热之邪，乃湿热互结作祟，湿热阻滞胃肠，气机不畅，即腹痛即泻。湿热蕴聚肠中，熏腐肠中滞留糟粕，故泻下粪便黄褐秽臭。湿热下迫肛门，肛门受湿热熏灼，故便时肛门灼热疼痛。湿热内盛，熏蒸膀胱，故小便短赤。湿热熏蒸于胃，故心烦口渴，舌红苔黄腻。湿热内盛，促使血流运行加快，故发热，脉滑数。宜清热利湿、调中止泻治之。可选葛根芩连汤（《伤寒论》）：葛根、黄芩、黄连、甘草。

方中葛根清热解肌，黄芩、黄连苦寒清热燥湿止泻，甘草和中。诸药合济，共奏清热燥湿止泻之功也。

加减：发热甚，酌加金银花，以增清热解毒之功；腹痛甚，酌加白芍、木香等，以增理气止痛之功；泄泻甚，酌加滑石、车前子、木通等，以增利湿止泻之功；大便秽臭，夹食滞，酌加焦山楂、炒神曲、陈皮等，以增消食化积之功。

结语

湿热泄泻，一般发病急，易于康复，多发生在夏季。多因饮不洁食物，或感暑湿之邪所发病。部分患者伴发热，多有腹痛和水样黄秽大便。临床宜清热解毒、燥湿止泻治之。取芳香化湿，解表散寒，消食导滞之法。热毒清，水湿化，脾胃不受湿热邪毒之困，运化有序，泄泻可止也。

三、食滞泄泻

患者腹痛肠鸣泄泻，泻下物臭秽如败卵，泻后腹痛减轻。伴脘腹胀满食欲不振，嗳腐酸臭，舌苔垢浊厚腻，脉滑。此乃脾胃虚弱，运化失常，食积胃肠也。宜消食导滞、和中止泻治之。

《黄帝内经》云:"饮食不节,起居不时,阴受之……入五脏则胀满闭塞,下为飧泄,久为肠澼。"

《古今医鉴》云:"夫泄泻者,注下之症也,盖大肠为传导之官,脾胃为水谷之海。或为饮食生冷所伤……脾胃停滞,以致阑门清浊不分,发注于下,而为泄泻也。"

《中医内科学》谓:"饮食不洁,使脾胃受伤;或饮食不节,暴饮暴食;或恣食生冷肥甘,使脾失运化,脾不升清,小肠清浊不分,大肠传导失司,发生泄泻。"

辨证施治

患者腹痛肠鸣泄泻,泻下物臭秽如败卵,泻后腹胀腹痛减轻。食欲不振,嗳腐酸臭,舌苔垢浊厚腻,脉滑。乃患者嗜食肥甘生冷,饮食不节,或食不洁食物,致食物积滞肠胃,脾失其运化,小肠失其化物,大肠失其传导,致腹胀腹痛,肠鸣泄泻。糟粕之物在胃肠积滞过久,故嗳气不欲食。食物不能熟腐,故泻下物臭秽难闻如败卵。肠道积滞排出,故泻后腹胀腹痛均减轻。积滞物腐而化热,湿热熏蒸,故舌苔垢浊厚腻,脉滑。宜消食导滞、和中止泻治之。可选保和丸(《丹溪心法》):半夏、白茯苓、陈皮、山楂、神曲、莱菔子、连翘。

方中山楂、神曲、莱菔子消食导滞、宽中消胀,陈皮、半夏、白茯苓祛湿健脾和胃,连翘消食滞之郁热。诸药合济,共奏消食导滞、健脾和胃之功也。

加减:泄泻较甚,酌加车前子、薏苡仁、泽泻等,以增利尿止泻之功;胀满食滞甚,大便泻而不畅,酌加木香、枳实、槟榔等,以增荡涤导滞之功;纳差不思饮食,酌加炒白术、鸡内金等,以增健脾和胃之功。

结语

伤食泄泻,乃残食垢物稽留肠胃,致肠胃传导失常,脾运化失司也。健脾和胃以增脾胃运化之功能，消食导滞以逐肠胃稽留之糟粕，推陈致新，脾胃健，运化有序，糟粕除，肠胃洁净，泻止身安矣。

第十节　痢疾（虚证）

痢疾是一种以腹痛，下痢赤白脓血，伴里急后重为临床表现的病症。其病因是外感时邪疫毒，内伤饮食，或饮食不洁。其病机为湿热疫毒，寒湿结于肠腑，气血壅滞，肠之脂膜受损，化为脓血，发为痢疾。暴痢多为实证，久痢多为虚证。本节所论述的虚证慢性痢疾，为虚寒痢疾和寒湿痢疾。现分而述之。

虚寒痢疾，患者腹痛，痢下清稀，常夹黏液和白冻，肛门下坠，甚者滑泄不止，脱肛。食欲不振，腹痛喜温喜按，伴腰膝酸冷，手足不温，面色萎黄，形体消瘦，神疲乏力，舌淡苔白，脉沉细无力。此乃脾胃虚弱，失其运化也。宜温补脾胃、收涩固脱止痢治之。

寒湿痢疾，患者泻下赤白黏冻，白多赤少或纯为白冻，伴胃脘疼痛，里急后重，脘腹胀满，饮食乏味，头身困重，舌淡苔白，脉濡缓，此乃寒湿伤中，阻遏脾阳也。宜温阳健脾、散寒化湿治之。

《济生方》云："今之所谓痢疾者，即古方所谓'滞下'是也。盖尝推原其故矣，胃者脾之腑也，为水谷之海，荣卫充焉……夫人饮食起居失其宜，运动劳役过其度，则脾胃不充，大肠虚弱，而风冷暑湿之邪，得以乘间而入，故发痢疾也。"

《中医内科学》谓："平素恣食生冷瓜果，伤及脾胃，中阳不振，湿从寒化，寒湿内蕴，再贪凉饮冷，或食不洁食物。寒湿积壅肠中，气机不畅，气滞血瘀，气血与肠中腐浊之气，搏结于肠之脂膜，化为脓血，而成寒湿痢。"

又云："脾胃素弱之人屡伤寒湿，或湿热痢，过服寒凉之品，克伐中阳，成虚寒痢。"

辨证施治

饮食不节，食寒凉生冷，脾胃受损，脾虚不运，水湿停滞，易伐中阳，中阳受损，湿从寒化，寒湿内蕴，气机受阻，阳气更虚，故大便清稀溏薄，并夹黏液白冻，肛门坠胀，甚者滑泄不止脱肛。腹痛喜温喜按，食欲不振，腰酸膝软，手足不温，面色萎黄，形体消瘦，神疲乏力，舌淡苔白，脉沉细无力。乃脾虚不运，纳谷欠佳，水谷精微不能化生气血，机体乏气血之温煦，故腰膝酸软，手足不温，面色萎黄，形体消瘦，神疲乏力也。久痢不止，脾虚下陷，固摄无权，故滑泄不止，肛门下坠，甚者脱肛也。脾气虚弱，脾阳不振，故舌淡苔白，脉沉细无力也。宜温补脾胃、收涩固脱治之。可选桃花汤（《伤寒论》）：赤石脂、干姜、粳米。合真人养脏汤（《太平惠民和剂局方》）：人参、当归、白术、肉豆蔻、肉桂、炙甘草、白芍、木香、诃子肉、罂粟壳。

桃花汤温中补脾、收涩固脱，真人养脏汤益气温胃、调补气血、补虚固脱。二方合济，共奏温中补气、收涩固脱止痢之功也。

加减：久痢气虚下陷，酌加黄芪、升麻等，以增升举益气之功；畏寒怕冷，四肢不温，酌加制附子、补骨脂等，以增温补肾阳之功。

寒湿痢疾患者，泻下赤白黏冻，白多赤少，或纯为白冻，伴胃脘疼痛，里急后重，脘腹胀痛，饮食乏味，头身困重，舌淡苔白，脉濡缓。此乃寒湿伤中，阻遏脾阳，脾阳不升，气机壅滞，故脘腹痞满疼痛，里急后重也。寒湿之邪，伤及肠道，肠黏膜受损，故泻下赤白黏冻，或纯白黏冻也。寒湿滞塞中焦，脾阳受损，故饮食乏味，头身困重也。舌淡苔白，脉濡缓，乃脾胃虚弱，寒湿相袭之征也。宜温阳健脾、散寒化湿治之。可选胃苓汤（《丹溪心法》）：白茯苓、猪苓、泽泻、白术、桂枝、苍术、陈皮、厚朴、甘草。

方中苍术、白术、厚朴燥湿健脾，桂枝、白茯苓、泽泻、猪苓温化寒湿，陈皮理气消胀。诸药合济，共奏温阳燥湿、健脾之功也。

加减：胀满，酌加木香、枳壳、焦山楂等，以增健脾消胀之功；寒湿盛，便痢纯白黏冻，酌加制附子、炮姜等，以增温中散寒之功。

结语

虚寒痢、寒湿痢，均属寒湿偏盛，脾阳亏虚之证也。脾阳虚，运化功能低下，致肠道传化功能减退，寒湿之邪滞留肠道，遂成腹痛痢下也。久痢不愈，脾阳愈虚，健运无力，故纳差食欲不振也。肠胃积滞不化，故下痢赤白也。久之肾阳亦虚，肾阳虚不能温煦，故腰酸腿软，四肢不温也。脾肾阳虚，脾失运化，肾失温煦，气化无力，致寒湿之邪蕴于肠道而腹痛下痢赤白也。温补脾肾之阳，健脾利湿化滞止痢，痢止身安矣。

第十一节　痢疾（实证）

痢疾以腹痛，下痢赤白脓血，伴里急后重为主要临床表现，是一种具有传染性的疾病。其病因是外感时邪疫毒，内伤不洁饮食。其病机为湿热疫毒，寒湿之邪结于肠腑，气血壅滞，之脂膜损伤，化为脓血，大肠传导失司，发为痢疾。暴痢多为实证；久痢多为虚证。虚证上节已论述。本节主要论述实证（急性痢疾）即湿热痢、疫毒痢。现分而述之。

一、湿热痢

患者腹痛，痢下脓血相杂，日十余行，伴里急后重，肛门灼痛，小便短赤，或恶寒发热，舌红苔黄腻，脉滑数。此乃湿热邪毒，蕴结肠府，致肠传导失常也。宜清热化湿、调气和血、清肠止痢治之。

《类证治裁》云："痢疾古名滞下，以气滞成积，积之成痢。治法当以顺气为先，须当开胃，故无饱死痢病也。"

《医宗必读》云："夫痢起夏秋，湿蒸热郁，本乎天也。因热求凉，过吞生冷，由于人也。气壮而伤于天者，郁热居多，气弱而伤于人者，阴寒为甚。"

《景岳全书》云："痢疾之病，多病于夏秋之交，古法相传，皆谓炎暑大行，相火司令，酷热之毒，蓄积为痢。"

《中医内科学》谓："夏秋季节，暑湿秽浊，疫毒易于滋生，若起居不慎，劳作不休，湿热或暑热之邪内侵肠道，湿热郁蒸，气血与之搏结于肠之脂膜，化为脓血，而成湿热痢。"

又云："痢疾的主要病机是邪蕴肠腑，气血壅滞，传导失司，脂膜血络受伤而成痢。湿热疫毒，寒湿食积等内蕴肠腑，与肠中气血相搏结，大肠传导功能失司，通降不利，气血瘀滞，肠络受损，腐败化为脓血而痢下赤白。气机阻滞，腑气不通，故见腹痛，里急后重。"

辨证施治

痢疾以腹痛，下痢脓血，伴里急后重为特征。其病因主要是外感时邪，或内伤饮食，或食不洁食物而发病。病位在肠，但与脾胃有密切关系。其病机为湿热邪毒，寒湿结于肠腑，致肠道气血壅滞，脂膜血络受损，化为脓血，大肠传导失司，发为痢疾。初痢多实，久痢多虚。实痢以湿热痢多见。临床表现为腹痛，下痢脓血，赤白相杂，伴里急后重，日十余行，肛门灼热疼痛，小便短赤涩痛，或恶寒发热，舌红苔白腻，脉滑数。乃湿热蕴结肠中，肠道气血阻滞，气机不畅，传化失常，故腹痛下痢频繁，里急后重。湿热过盛，熏灼肠道，气血两伤，化为脓血，故下痢赤白相杂。湿热下注，熏灼肛门，故肛门灼热疼痛。湿热下注，热灼膀胱，故小便短涩赤痛。若兼外邪相客，邪正相争，故恶寒发热。湿热盛，故舌红苔黄腻，脉滑数。宜清热化湿、调气和血、清肠止痢治之。可选芍药汤（《素问病机气宜保命集》）：芍药、槟榔、大黄、黄芩、黄连、当归、肉桂、木香、甘草。

方中当归、芍药、甘草理气和营、缓急止痛，木香、槟榔理气行滞、缓解里急后重，黄芩、黄连清热燥湿、解毒止痢，大黄清湿热、荡涤积滞，肉桂配在苦寒药中是为反佐。诸药合济，共奏清热燥湿、理气止痛止痢之功也。

加减：发热甚，酌加金银花、葛根等，以增清热解肌退热之功；热毒炽盛，可酌加黄柏、白头翁等，以增清热解毒之功；痢下赤多白少，可去肉桂，酌加秦皮、牡丹皮等，以增清热凉血之功。

结语

痢疾多发生在夏秋之交，多因食物不洁，湿热疫毒所致。食物不洁，伤及肠胃，湿热蕴结于肠，交蒸不解，与气血相搏，化为脓血，迫出肛门为痢。因湿热积滞于肠，故临床常见腹痛，便痢脓血，里急后重。一般湿热痢，病程较短，治之得当，多一药而愈。但早期切忌固涩，宜清热化湿，调气导滞为主。赤痢重用血药，白痢重用气药。湿热痢多里急后重，古人云"行血则便脓血后自愈，调气则后重自除"，此乃治痢之法，此之谓也。

二、疫毒痢

疫毒痢又谓中毒性痢疾，发病急骤，变化迅速，病情危重。痢下鲜紫脓血，日十余行，甚至数十行，腹痛较剧，肛门灼热坠痛，高热寒战，头痛，口渴烦躁，恶心呕吐，舌红苔黄腻，脉数，此乃感受时行疫毒也。宜清热解毒、凉血止痢治之。

《肘后备急方》云："天行毒气，夹热腹痛下痢。"

《丹溪心法》云："时疫作痢，一方一家之内，上下传染相似。"

《中医内科学》谓："疫毒之邪，侵及阳明气分进而内窜营血，甚则进迫下焦厥阴、少阴，而致急重之疫毒痢。"

又云："清热解毒是治痢的主要方法，尤其湿热痢、疫毒痢更为重要。对热毒炽盛的疫毒痢，宜重用清热解毒药……在清热化湿解毒的同时，还可加调气和血药。"

辨证施治

疫毒痢疾，乃感受时行疫毒，发病急骤，变化迅速，病情险恶，具有较强的传染性。临床常见腹痛剧烈，下痢鲜紫脓血便，次数极频，肛门灼热坠痛，伴高热头痛口渴，烦躁不安，舌红苔黄腻，脉数。此乃疫毒壅滞肠道，与气血相搏，故腹痛剧烈，下痢鲜紫脓血，日数行。热毒熏蒸，故肛门灼热坠胀疼痛。邪毒炽盛，正气未衰，邪正相争较剧，故高热寒战头痛。热盛伤津，故口渴烦躁不安。邪毒搏于肠胃，故恶心呕吐。邪毒炽盛，故舌红苔黄腻，脉数。宜清热解毒、凉血止痢治之。可选白头翁汤（《伤寒论》）：白头翁、秦皮、黄连、黄柏。

方中白头翁清热解毒，黄连、黄柏、秦皮清热化湿、解毒止痢。诸药合济，共奏清热解毒止痢之功也。

加减：热毒盛，酌加金银花、黄芩、牡丹皮等，以增清热解毒凉血之功；血痢较甚，酌加地榆、槐花、牡丹皮等，以增凉血止痢之功。

结语

疫毒痢，不同于一般湿热、寒湿等痢疾，来势凶危，变化迅速，应及早中西医同治，慎之。

第十二节　便秘

便秘是以大便排出困难，排便周期延长，或周期不长，但粪质干结、排出困难，或粪质不坚硬，频有便意，但排便不畅为主要症状的病症。证虽复杂，但不外虚实两类，实证多热结气滞，虚证多气虚、血虚、脾虚。本节所述便秘，兹分为火热便秘、气虚便秘、血虚便秘、脾虚便秘。火热便秘乃属实秘，气虚便秘、血虚便秘、脾虚便秘乃属虚秘。现分而述之。

一、火热便秘

患者大便干结难解，三四日一行，伴腹胀腹痛，口干口臭，心烦，或身热面红，小便短赤，舌红苔黄糙，脉滑数。此乃脾胃炽热，津伤液损也，宜清热润燥通便治之。

《伤寒论》云："其脉浮而数，能食不大便者，此为实，名曰阳结也。"

《景岳全书》云："阳结者，必因邪火有余，以致津液干燥，此或以饮食之火，起于脾；或以酒色之火，炽于肾；或以时令之火，蓄于脏……或以年壮气实之人，方有此证。然必有火证，火脉，内外相符者，方是阳结。"

《医学心悟》云："热闭者，口燥唇焦，舌苔黄，小便赤，喜冷恶热，此名阳结，宜用清热攻下之法，三黄枳术丸主之。"

《万病回春》云："身热烦渴，大便不通者，是热闭也……多食辛热之物，大便不通者，实热也。"

《中医内科学》谓："素体阳盛，或热病之后，余热留恋，或肺热肺燥，下移大肠，或过食醇酒厚味，或过食辛辣，或过服热药，均可致肠胃积热，耗伤津液，肠道干涩失润，粪质干燥难于排出，形成所谓'热秘'。"

辨证施治

便秘即大肠传导失常，粪便在肠道稽留过久，导致排便困难的一种病证。形成便秘的原因，多由肠胃积热，气机阻滞，使大肠传导功能失常。虽病位在肠，但与肺、脾、胃有密切关系。肺与大肠相表里，肺热壅遏，致大肠传导失司；脾主运化，为气血生化之源，脾虚则津液不行，大肠艰涩；胃热蕴结，肠道热结津亏；或过食辛辣厚味，恣欲酒酱；或热病伤津，种种原因，导致燥热内结，肠津不布，形成热闭。糟粕不下，数日一行，腹胀腹痛，口干口臭，心烦，身热面红，小便短赤，舌红苔黄糙，脉滑数。糟粕久稽肠道，故大便干结，数日一行，腹胀腹痛也。热邪熏蒸于上，故口干少津，口臭心烦也。热盛于内，则身热面赤。热下移膀胱，故小便短赤。热盛伤津，故舌红苔黄糙，脉滑数。宜清热润燥通便治之。可选麻子仁丸（《伤寒论》）：火麻仁、芍药、枳实、大黄、厚朴、杏仁。

方中枳实、大黄、厚朴泻热通腑，火麻仁、杏仁润肠通便，芍药养阴和营。诸药合济，共奏泄热、润燥通便之功也。

加减：大便干结，津亏液竭，酌加生地黄、麦冬、玄参等，以强增液生津润肠之功；若咳喘大便干结，酌加瓜蒌仁、紫苏子等，以增降气通便之功；若痔疮便血，可酌加地榆、槐花等，以增清热止泻、止血消痔之功。

结语

六腑以通为用。火热之邪，郁于肠道，邪与食结，滞留不下，阻滞气机，故腹胀腹痛，大便干结难解，三四日一行也。宜泻热通腑，润肠导滞治之。热结肠道，燥便不下，积久化热，互为因果，便秘加重也。泄热通便，肠道热清，燥粪不受热邪之熏蒸，便通，燥粪不久稽肠道，火热之便秘可愈也。故泄热通便，乃治热秘之法也。

二、气虚便秘

患者大便干结，数日一行，或大便不干，然排便困难，虽有便意，但排而不畅，用力努挣，仍难排下。并伴汗出短气，肢倦乏力，面色萎黄，神疲懒言，舌淡苔白，脉虚弱。此乃气虚便秘也，宜益气养阴、润肠通便治之。

《伤寒论》云："脉沉而迟，不能食，身体重，大便反秘，名曰阴结也。"

《医学心悟》云："若老弱人精血不足，新产妇人气血干枯，以致肠胃不润，此虚闭也。"

《景岳全书》云："秘结证，凡属老人、虚人、阴脏人，及产后、病后、多汗后，或小水过多，或亡血、失血、大吐、大泻之后，多有病为燥结者。"

《中医内科学》谓："便秘主要由外感寒热之邪，内伤饮食情志，病后体虚，阴阳气血不足等……致使邪滞胃肠、壅塞不通；肠失温润，推动无力，糟粕内停，大便排出困难，发为便秘。"

辨证施治

便秘是以排便困难为主要特征的一种病证。气虚便秘主要是大便坚硬，数日一行；或并不坚硬，虽有便意，但排便不畅。一般多见年老体弱，或产后久病之人。气虚，推动无力，邪滞大肠，肠失濡润，导致肠之传导失司。粪质不干结，但欲便不出，排下无力，伴汗出短气，肢倦乏力，面色萎黄，神疲懒言，舌淡苔白，脉虚弱。气虚，推动无力，故排便不畅也；气虚用力排便，故汗出短气也；气虚血少，故面色萎黄，肢倦乏力，神疲懒言也。舌淡苔白，脉虚弱无力，乃气虚之征也。宜益气养阴、润肠通便治之。可选黄芪汤（《金匮翼》）：黄芪、陈皮、火麻仁、白蜜。

方中黄芪培补脾肺之气，陈皮理气，火麻仁、白蜜润肠通便。诸药合济，共奏益气润肠通便之功也。

加减：气虚明显，酌加党参、白术等，以增健脾益气之功；乏力汗出，排便困难，小腹坠胀，合补中益气汤。

结语

便秘，病位在大肠，但与脾、胃、肾、气血均有密切关系。气虚无力，传导失常，不能正常推动肠道糟粕下行排出，致大便排而不畅，或不能排下也。补虚益气以治本，润肠通便以治标。气盛传导推动有力，阴津充足，肠道得阴津之濡润，粪便糟粕不干结，排便自正常矣，气虚便秘可愈也。

三、血虚便秘

患者大便干结，数日一行，或大便虽不干结，然排便不畅。伴面色无华，皮肤干燥，头晕目眩，心悸短气，健忘少寐，口唇色淡，舌淡苔少，脉细弱无力。此乃血虚便秘也，宜益气补血、滋阴通便治之。

《医学心悟》云："若老弱人精血不足，新产妇人气血干枯，以致肠胃不润，此虚闭也。四物汤加松子仁……之类以润之……若气血两虚，则用八珍汤。"

《医宗必读》云："老年津液干枯，妇人产后亡血，及发汗利小便，病后血气未复，皆能秘结。"

《景岳全书》云："老人大便不通者，是气血枯燥而闭也。虚弱并产后及失血，大便不通者，血虚而闭也。"

《中医内科学》谓："素体虚弱，或病后、产后及年老体弱之人，阴阳气血亏虚……阴血虚而润泽荣养不足，皆可导致大便不畅。"

又云："因气虚而秘者，宜益气润肠，因血虚而秘者，宜养血润燥。"

辨证施治

血虚便秘，多因劳倦内伤，或大病后，或女子产后伤血伤津，或年老体弱之人，血虚津亏，不能濡润大肠，出现大便干结，数日一行，或大便虽不干结，然排便不畅，并有面色无华，皮肤干燥，头晕目眩，健忘少寐，心悸短气，口唇色淡，舌淡苔少，脉细弱无力也。血虚不能上荣，故头晕目眩，健忘失眠，口唇色淡，面色无华也。血虚心失所养，故心悸短气也。血虚津亏，皮肤失其濡润，故皮肤干燥也。舌淡苔少，脉细弱，亦血虚之征也。宜益气养血、滋阴通便治之。可选润肠丸（《沈氏尊生书》）：当归、生地黄、火麻仁、桃仁、枳壳。

方中当归、生地黄滋阴养血，火麻仁、桃仁润肠通便，枳壳理气以引气下行。诸药合济，共奏滋阴养血、润肠通便之功也。

加减：阴虚血亏，致阴虚发热，酌加玄参、麦冬、知母等，以增滋阴清热养阴之功；气虚乏力，酌加党参、白术等，以增健脾益气之功；阴血已复，仍大便干结难解，可改用五仁丸以润肠通便。

结语

血虚，血津同源，血虚津亦虚，津虚机体乏润，故皮肤干燥，口干少津也。肠乏津液濡润，传导失常，糟粕粪便过久稽留肠道，故大便干结难下也。其病因多因大病后、体虚未复，或年老体弱、气血不足，或产后失血伤津等原因所致。宜补血养血生津以治本，润肠通便以治标，血津充足，肠得濡润，因血虚而便秘者可愈也。

四、脾虚便秘

患者大便干结，数日一行，或粪便不干，但排便不畅，伴饮食减少，纳差胀满，胸胁痞胀，噫气不休，面色㿠白，四肢乏力，舌淡苔白，脉缓无力，此乃脾虚也。宜健脾和胃、润肠通便治之。

《万病回春》云："久病人虚，大便不通者，是虚闭也。"

《医学心悟》云："冷闭者，唇淡口和，舌苔白，小便清，喜热恶寒，此名阴结。"

《临证要方》云："脾胃虚弱，纳谷欠佳，运化失常，大肠燥化传导失司，肥甘精食渣滓甚少，失血汗出津伤液亏，水精失于四布，导致大便干结。"

辨证施治

脾虚便秘，一般年高体弱之人，或产后体虚之人易发。因年高体弱，阳气虚衰，脾胃功能减退，运化功能失常；新产之妇，体虚，脾失运化，津亏液损，致大便干结。临床常见，大便干结，数日一行，纳差，饮食减少，胸胁胀满，噫气不休，面色㿠白，四肢不温，舌淡苔白，脉沉缓。脾主运化，脾阳虚，推动无力，水谷在肠运行迟缓，燥化过度，故大便干结，或排便困难。脾虚，运化无力，故纳呆胀满，食欲不振。脾失运化，食气积滞肠胃，故嗳气不休也。脾虚，精微来源不足，精微失于四布，故面色㿠白，肢乏无力也。舌淡苔白，脉缓无力，乃脾虚之征也。宜健脾和胃、润肠通便治之。可选健脾通便汤（《临证要方》）：白术、白茯苓、甘草、当归、生地黄、代赭石、肉苁蓉。

方中重用白术、白茯苓、甘草健脾以增脾胃运化之功，以促大肠传导之能；当归、肉苁蓉濡润养血，以增润肠之功；生地黄清热养阴；代赭石通大便而不伤脾胃。诸药合济，共奏健脾润燥、清热通便之功也。

加减：气虚，酌加黄芪、党参等，以增健脾益气之功；纳差胀满，酌加鸡内金、枳壳、陈皮等，以增健脾和胃消胀之功。

结语

诸书载有冷秘、气秘、阴虚秘、阳虚秘等，临床见之甚少，故本书未做论述。诸书未见脾虚便秘，本书特论之。不知脾虚乃是便秘形成的一个主要原因。脾虚运化无力，即饮食物积于肠胃，脾虚无力推动渣滓下行，稽留肠道过久，而大便干结不畅。同时，脾运化精微，脾虚精微来源不足，机体乏精微之敷布，水精不能濡润肠道，致肠道干涩，肠道之糟粕滞而难下，亦是便秘之因也。脾的运化功能主要是脾之气，脾阳盛，熟腐力强，运化有力，推动饮食物有序下行，肠道阴津充足，糟粕无滞留之机，大肠传导功能正常，何有便秘之理乎。

第十三节　腹胀

腹胀，又谓胀满，即自觉腹中胀满。临床有因肝气郁结，气机不畅而胀满。患者两胁胀满时缓时急，胀而不坚，不思饮食，每因恼怒，情志不舒而加重。善太息。胀满因嗳气或矢气而缓解。舌质淡，脉弦。此乃肝气郁结，肝脾不和也，宜疏肝理气、和胃行滞治之。

亦有寒湿阻滞中焦，致脾胃气机升降失常而胀满者，胀满不减，攻冲痞痛，喜热恶冷，食欲不振，胸闷泛恶，肢体酸软，舌淡苔白腻，脉沉缓。乃寒湿之邪阻滞脾胃也。宜温中散寒、燥湿健脾治之。

《济生方》云："将理失宜，风寒暑湿得以外袭，喜怒忧思得以内伤。食啖生冷，过饮寒浆，扰动冲和，如是阴气当升而不升，阳气当降而不降，中焦痞结，必成胀满。"

《七松岩集》云："中满形证，无非中宫虚满，不思饮食，食而不甘，强食则多少可进，肢体虚萎，嗜卧懒言，意兴不扬……善于调治，则无恙。"

《张氏医通》云："腹胀诸证，虽属寒者多，属热者少，然世治胀，喜用辛温散气之药，即使湿热作胀，亦必赖辛温之品以散气，气散则胀满亦宽，但须以去湿热之药为主。"

辨证施治

肝郁脾虚之胀满，连及两胁，胀而不坚，不思饮食，每因恼怒情志不舒而腹胀加重。胀满可因嗳气或矢气而缓解，舌淡，脉弦。乃肝气郁结，气机不畅，故腹中胀满连及两胁也；肝气横逆，影响脾胃受纳运化功能，故纳差不思饮食也。愤怒，情志不舒，影响肝疏泄条达之机，故腹胀加重。嗳气或矢气，肠胃胀气顿减，故嗳气或矢气后胀满而缓解也。舌淡，脉弦，乃肝郁脾虚之征也。宜疏肝理气、和胃行滞治之。可选柴胡疏肝散（《景岳全书》）：柴胡、枳壳、白芍、香附、川芎、陈皮、甘草。

方中柴胡、白芍、香附、川芎疏肝理气，枳壳、陈皮宽中消胀，甘草和中。诸药合济，共奏疏肝理气、宽中和胃消胀之功也。

加减：纳差不思饮食，酌加白术、鸡内金等，以增健脾消食之功；脘腹胀满，酌加萝卜子、神曲、麦芽等，以增理气消胀之功。

寒湿阻滞中焦之胀满，腹胀攻冲痞痛，喜热恶冷，食欲不振，胸闷泛恶，肢体酸软，舌淡苔白腻，脉沉缓。乃寒湿之邪阻滞脾胃。寒湿阴邪，阻遏脾阳，故脘腹胀满，时攻冲痞痛。脾阳受损，运化无力，故喜热恶冷，食欲不振，胸闷泛恶，肢体酸软无力也。舌淡苔白腻，脉沉缓，乃寒湿阻滞中焦之征也。宜温中散寒、燥湿健脾治之。可选厚朴温中汤（《内外伤辨惑论》）：厚朴、陈皮、干姜、白茯苓、木香、草豆蔻、炙甘草。

方中干姜温中散寒，厚朴、草豆蔻温胃化湿、消胀，陈皮、白茯苓、炙甘草健脾和中，木香理气消胀。诸药合济，共奏温中散寒、健脾燥湿消胀之功也。

加减：腹胀甚，酌加焦山楂、炒神曲等，以增健脾消胀之功；纳差甚，酌加炒白术、枳壳等，以增健脾消食理气之功。

结语

腹中胀满属寒及气滞者多，属热者少，其病变主要在脾、胃、肝、胆。肝气郁结横逆，致脾胃升降失和，气机阻滞而胀满。或脾阳虚弱，恣食生冷，中阳受损，脾温运失职，寒湿内凝中焦，气机升降不利而胀满。其治疗主要在于疏肝理气，温中散寒，令气机升降有序，能行能散，和调通畅，中焦温煖，运化正常，其腹胀满自除也。

亦有湿热蕴结，致腹胀满者，患者喜冷恶热，临床少见，本节不做论述。亦有脾虚，运化无力，致腹胀满者，其病机及临床治则，可参本节腹胀论治。

第十四节　肠癌

患者大便中带血，或有黏液脓血便，伴里急后重，肛门灼热，或大便溏薄日数行，而不见腹痛之症，或小腹部触及包块，推之可移，身体进行性消瘦。现代医学检查，确诊为肠道肿瘤者，宜清热解毒、活血散瘀、止泻消肿治之。

《黄帝内经》云："黄帝曰：人之善病肠中积聚者，何以候之。少俞答曰：皮肤薄而不泽，肉不坚而淖泽，如此则肠胃恶，恶则邪气留止，积聚乃伤。"

《圣济总录》云："瘤之为义，留滞不去也。"

患者大便不调，或脓血大便，伴纳差，食欲不振，身体消瘦，神疲乏力，时有寒热。若肠道有肿结者，应及早手术治疗，可佐中药治之。大便溏薄，日数行者，可选参苓白术散加减，以增饮食，止泻治其标也。务使体质增强，以增抗邪之力也。腹部触及包块者，可酌选桂枝茯苓丸、大黄䗪虫丸治之，以促肿结之消散也；但确诊为肠道肿瘤者，应及早手术治疗，不可置疑也。

第三章　肺病门

肺居胸腔，左右各一，覆盖在其余脏腑之上，其位最高，故有"华盖"之称。肺的生理功能是主气，司呼吸，主行水，朝百脉，主治节，主宣发肃降。肺的主要病理变化是宣发肃降失常。痰浊郁肺，邪壅肺窍使肺发生多种病变。现分而述之。

第一节　咳嗽

咳嗽是以发出声音或伴有咳痰为主症的一种肺系病理表现，其既是肺系疾病的一个症状，又是独立的病证。有声无痰为咳，有痰无声为嗽，临床上多表现痰声并见，故以咳嗽并称。

咳嗽病因有外感、内伤之分。其病机为邪犯肺脏，肺失宣发肃降，肺气上逆发为咳嗽。外感咳嗽为六淫之邪犯肺，内伤咳嗽为脏腑功能失调。外感咳嗽多属邪实，治疗应以祛邪利肺为主；内伤咳嗽多为本虚标实，或虚实夹杂，治疗以祛邪扶正补虚为主。临床辨证施治，以斟酌之。

一、外感咳嗽

外感六淫之邪，即邪经口鼻或皮毛侵入肺系，肺失宣发肃降之机，肺气上逆致咳嗽。外感咳嗽，一般有风寒咳嗽、风热咳嗽、燥热咳嗽。现分而述之。

风寒咳嗽，即外感风寒，症见咳声重浊，咳痰清稀色白，伴恶寒发热、身痛头痛、无汗，舌苔薄白，脉浮紧。此乃风寒束肺，宜疏散风寒、宣肺止咳化痰治之。

风热咳嗽，乃风热之邪犯肺，热邪壅肺，症见咳嗽气粗，咳痰黄稠而黏，咯痰不爽，口渴咽痛，或发热头痛，汗出恶风，舌红苔薄黄，脉浮数。此乃风热束肺，宜疏风清热、宣肺化痰止咳治之。

燥热咳嗽，症见咳嗽痰少，或痰中夹血丝，或干咳无痰，或痰稠黏难于咯出，鼻燥咽干，舌红苔黄糙，脉细数。此乃燥热之邪伤肺，宜清热润燥、宣肺止咳治之。

《临证指南医案》云："咳为气逆，嗽为有痰，内伤外感之因甚多，确不离乎肺脏为患也。若因于风者，辛平解之，因于寒者，辛温散之。"

《医学从众录》云："肺如华盖，司呼吸，以覆脏腑，凡五脏六腑外受之邪气，必上干于肺，而为咳嗽。"

《景岳全书》云："六气皆令人咳，风寒为主。"

《医学入门》云："新咳有痰者，外感，随时解散；无痰者，便是火热，只宜清之。"

《中医内科学》谓："外感咳嗽，属邪实，多是新病，常在不慎受凉突然发生。伴随有鼻塞流涕，恶寒发热，全身酸痛等症状，属于实证……多表现为风寒，风热，风燥相合为病。"

辨证施治

风寒咳嗽，即风寒之邪犯肺，郁于肺系，肺气失于宣降，而发咳嗽。咳声重浊，咳痰清稀色白，伴恶寒发热、身痛头痛、无汗，舌苔薄白，脉浮紧，乃风寒束肺，肺失宣发肃降，故咳声重浊，咳痰清稀色白。风寒束表，卫阳郁遏，故恶寒发热、头痛身痛、无汗。风寒客肺，正气御邪于表，故脉浮。寒为阴邪，邪盛，故舌苔薄白，脉浮紧。宜疏散风寒、宣肺止咳化痰治之。可选杏苏散（《温病条辨》）：杏仁、紫苏叶、陈皮、半夏、枳壳、桔梗、前胡、白茯苓、甘草、生姜、大枣。

方中紫苏叶、前胡、生姜疏散风寒；杏仁、桔梗、甘草宣肺化痰利气；

陈皮、半夏、枳壳、白茯苓化痰燥湿。诸药合济，共奏疏风散寒、宣肺化痰止咳之功也。

加减：痰多，加重陈皮、半夏以增止咳化痰之功；风寒重者，酌加麻黄以增宣肺止咳之功；发热头痛身痛，酌加防风、羌活、白芷、荆芥穗等，以增疏风散寒解表之功。

风热咳嗽，乃因肺受风热之邪，肺失宣发肃降之机，热邪壅肺，故咳嗽气粗，咳痰黄稠而黏，咯痰不爽，口渴咽痛，汗出恶风，发热头痛，舌红苔薄黄，脉浮数。乃肺热盛，炼津成痰，故痰黄稠而黏，不易咯出也，热邪壅肺，故咳嗽气粗而重。热盛伤津，故口渴咽痛也。风热犯肺，卫表受邪，故发热头痛，恶风汗出也。舌红苔薄黄，脉浮数，乃热盛之征也。宜疏风清热、宣肺化痰止咳治之。可选桑菊饮（《温病条辨》）：桑叶、菊花、桔梗、连翘、杏仁、薄荷、芦根、甘草。

方中桑叶、菊花、连翘、薄荷辛凉解表，可清风热；杏仁、桔梗、甘草化痰止咳；芦根清热生津。诸药合济，共奏解表清热、止咳化痰之功也。

加减：咳嗽重，酌加川贝母、枇杷叶等，以增止咳化痰之功；发热甚，酌加石膏、知母、黄芩等，以增清热之功；咽喉肿痛，酌加板蓝根、玄参等，以增清热利咽之功；咳嗽夹血丝，酌加白茅根、南沙参、栀子等，以增清热养阴凉血之功。

燥热咳嗽，燥邪伤肺，肺津受灼，发为咳嗽。咳嗽痰少，或干咳无痰，咯痰不爽，或痰中夹血丝，鼻燥咽干，舌红苔黄糙，脉细数。此乃燥热伤肺，肺失清润肃降，故咳嗽痰少，或咯痰不爽，或痰中夹血丝也。燥盛则干，故鼻咽干也。燥热阳邪伤津，故舌红苔黄糙，脉细数。宜清热润燥、宣肺止咳治之。可选桑杏汤（《温病条辨》）：桑叶、杏仁、沙参、浙贝母、淡豆豉、栀子、梨皮。

方中桑叶质轻，上清燥热；杏仁润肺止咳；沙参、梨皮、栀子清热生津润燥；浙贝母、淡豆豉疏风宣肺化痰。诸药合济，共奏清热润燥、宣肺止咳之功也。

加减：热盛伤津，咽喉干痛，酌加麦冬、玄参、桔梗等，以增清热润燥利咽之功；热盛口干口渴，酌加石膏、知母、黄芩等，以增清热凉血之功。

另有一种秋末冬初，感受寒凉咳嗽者，医学上谓之凉燥咳嗽。临床表现为干咳少痰，恶寒发热，宜疏散风寒、润肺止咳治之，可选止嗽散加减。

结语

外感咳嗽，为六淫邪气犯肺，有风寒、风热、风燥之不同。其主要病机为邪犯于肺，肺失宣发肃降，肺气上逆发为咳嗽。外感咳嗽多为实邪，治疗应当祛邪利肺，宜及时治疗，以防咳嗽迁延不愈，转为内伤咳嗽。肺位居高，用药宜清轻之剂以宣畅肺气，以清肺润肺宣肺、止咳化痰为要务。风寒袭肺，宜宣肺散寒止咳治之。风热犯肺，宜清热疏风宣肺、止咳化痰治之。燥邪伤肺，宜清肺润燥止咳治之。邪去正安也。

二、内伤咳嗽

内伤咳嗽，肺内伤虚损生痰，致肺脏宣发肃降不利，而发咳嗽；或其他脏腑功能失调，累及于肺，导致肺气不利，而发咳嗽。诸如脾虚湿浊生痰，痰浊犯肺，致肃降失常，而发咳嗽（古人云：脾为生痰之源，肺为贮痰之器）；肝郁化火，肝火灼肺，清肃失司，亦发咳嗽；或久病伤肺；或肾虚气化功能失调等，均可导致肺气虚损而发咳嗽。

内伤咳嗽，最常见的有肺阴亏虚咳嗽、痰湿犯肺咳嗽、肝火犯肺咳嗽。现分而述之。

肺阴亏虚咳嗽，多有久病伤津，致肺阴亏虚，肺失津液濡润，而发咳嗽。临床常见干咳少痰，咯痰不爽，或痰中夹血丝，或五心烦热，口干颧红，咽干喉痒，声音嘶哑，舌红少津，脉细数。乃肺阴亏虚也，宜养阴清热、润肺止咳治之。

痰湿犯肺咳嗽，脾虚生痰，痰湿犯肺，咳嗽痰多，痰白稠黏，伴纳呆，脘腹胀满，神疲乏力，大便溏薄，舌淡苔白腻，脉濡滑。此乃脾虚生痰，痰湿犯肺也，宜健脾燥湿、止咳化痰治之。

肝火犯肺咳嗽，临床常见气逆咳嗽，干咳少痰，咳引两胁疼痛，伴烦热口苦，咽喉干燥，舌红苔薄黄，脉弦数。此乃肝火犯肺也，宜泻肝清肺、止咳化痰治之。

《医学从众录》云："凡五脏六腑损伤之病气，亦上熏于肺，而为咳嗽，此咳嗽之虚证也。"

《医学三字经》云："肺为气之主，诸气上逆于肺，则呛而咳，是咳嗽不止于肺，而亦不离于肺也。"

《素问病机气宜保命集》云："咳谓无痰而有声，肺气伤而不清也。嗽是无声而有痰。脾湿动而为痰也。咳嗽谓有痰而有声，盖因伤于肺气，动于脾湿，咳而为嗽也。"

《中医内科学》谓："内伤咳嗽属邪实与正虚并见，多是宿疾，起病较为缓慢，咳嗽病史较长，伴有其他脏腑病证。属邪实正虚，标实为主者，病理因素以痰火为主。痰有寒热之别，火有虚实之分。痰火可互为因果，痰可郁久而化火，火能炼液灼津为痰。本虚为主者，有肺虚、脾虚等区分。"

辨证施治

肺阴亏虚咳嗽，一般由慢性病发展而来，久病伤津灼阴，肺阴亏虚，津液匮乏，肺窍失润，而发咳嗽。出现干咳少痰，咯痰不爽，或痰中夹血丝；或五心烦热，口干颧红，咽干喉痒，声音嘶哑，舌红少津，脉细数。乃肺阴亏虚，津液不足，故干咳少痰，或无痰，或痰黏稠，不易咯出也。虚生内热，虚火内生，故五心烦热，口干颧红。虚火灼肺，故喉痒，声音嘶哑。虚火灼肺伤络，故痰中夹血丝。阴虚津亏，虚热内生，故舌红少津，脉细数。宜清热养阴、润肺止咳治之。可选沙参麦冬汤（《温病条辨》）：沙参、麦冬、玉竹、桑叶、甘草、天花粉、生白扁豆。

方中沙参、麦冬清热益气、滋阴润肺，玉竹养阴，桑叶、甘草润肺止咳，天花粉清热生津、止烦渴，生白扁豆益肺胃之阴。诸药合济，共奏清热益气、养阴润肺止咳之功也。

加减：咳嗽甚，可酌加川贝母、阿胶、杏仁、知母等，以增润肺止咳化痰之功；咯痰夹血丝，酌加白茅根、侧柏叶等，以增清热凉血止血之功；咯痰黄稠，不易咯出，酌加黄芩、金银花、知母等，以增清热之功；咳久兼喘，肾不纳气，酌加人参、蛤蚧、五味子等，以增补气益肾纳气之功。

痰湿犯肺咳嗽，一般由脾虚失其运化，湿邪停滞生痰，上阻肺窍而发咳嗽。临床常见咳痰白稠量多，伴纳差，脘腹胀闷，神疲乏力，大便溏薄，舌淡苔白腻，脉濡滑。乃脾阳不振湿聚生痰。脾为生痰之源，湿痰尚未化热，故痰白稠而量多；脾虚失其运化，痰湿阻滞中上二焦，故脘腹胀满，神疲乏力，大便溏薄。舌淡苔白腻，脉濡滑，乃痰湿内盛之征也。宜健脾燥湿、止咳化痰治之。可选二陈汤（《太平惠民和剂局方》）：半夏、橘红、白茯苓、炙甘草、生姜、乌梅。

方中橘红、半夏、炙甘草健脾止咳化痰，白茯苓、生姜温中利湿化痰，乌梅收敛肺气。诸药合济，共奏温中健脾、止咳化痰之功也。

加减：痰多胸闷，酌加厚朴、炒苍术、杏仁等，以增利湿化痰、开胸理气之功；咳嗽甚，酌加苏子、杏仁、麻黄等，以增润肺止咳之功；有热，酌加桑白皮、黄芩等，以增清热之功；寒湿盛，酌加干姜、款冬花、紫菀等，以增温肺化痰止咳之功。

肝火犯肺咳嗽，肝郁不伸，化火生热，燥热灼肺，肺失肃降，而发咳嗽。常见气逆咳嗽，干咳少痰，咳引两胁疼痛，伴烦热口苦，咽喉干燥，舌红苔薄黄，脉弦数。肝火犯肺，肺失肃降，故气逆而咳也。肝脉布两胁，故咳时牵引两胁疼痛。肝火灼肺，耗伤肺津，故干咳少痰，咽喉干燥也。肝火旺盛，故烦热口苦，舌红苔薄黄，脉弦数。宜清肺泻肝、止咳化痰治之。可选黛蛤散（《中华人民共和国药典》）：青黛、海蛤壳；合清金化痰汤（《医学统旨》）：黄芩、栀子、桔梗、麦冬、桑白皮、贝母、知母、瓜蒌仁、陈皮、白茯苓、甘草。

黛蛤散清肝泻热、泻火化痰，清金化痰汤清肝肺之热、化痰止咳。二方相济，共奏清肝泻热、清肺化痰止咳之功也。

加减：咳嗽胁痛明显，酌加郁金、柴胡、丝瓜络等，以增疏肝解郁、理气疏络之功；咯痰夹血丝，酌加白茅根、三七参等，以增清热凉血之功；心烦少寐，舌红口干，酌加黄连、连翘、淡竹叶等，以增清心除烦之功。

结语

内伤咳嗽，一般多为慢性咳嗽，其病较深，因脏腑功能失调，内邪犯肺所致。临床有肺阴亏虚咳嗽、痰湿犯肺咳嗽、肝火犯肺咳嗽之不同。然多虚实夹杂，本虚标实，应权衡标本缓急，扶正补虚，祛邪止咳，斟酌施治。肺阴亏虚咳嗽，应滋阴养肺、清热止咳治之。痰湿犯肺咳嗽，应健脾化湿、化痰止咳治之，痰湿化热者酌加清化热痰之剂。肝火犯肺咳嗽，应清肝泻火、润肺止咳治之。临床斟酌，此之谓也。

第二节　哮证

哮证是由于宿痰伏肺，遇诱因或感邪引触，致气机阻滞，呼吸受阻的一种发作性痰鸣气喘疾病。其临床表现主要呼吸急促，喉间有痰鸣声响。发作时多表现为实证。发作之后，大多形气俱虚，即一派虚弱之象。临床上有冷哮、热哮之分，寒痰上逆形成哮证，谓之冷哮；热痰郁肺形成的哮证，谓之热哮。现分而述之。

冷哮者，呼吸急促，喉中痰鸣，咳痰清稀，胸膈满闷，面色晦暗，口淡不渴，或渴喜热饮，或有发热恶寒、无汗等表证，舌淡苔白腻，脉浮紧。此乃外邪引动内饮也，宜宣肺散寒、化痰平喘治之。

热哮者，亦呼吸急促，喉中哮鸣，胸高气粗，咳痰黄稠而黏，不易咯出，伴烦躁不安，汗出，口渴喜饮，或兼有发热头痛，舌红苔黄腻，脉滑数。此乃肺素有宿疾，复感风热外邪，宜清热宣肺、化痰降逆治之。

《证治汇补》云："哮即痰喘之久而常发者，因内有壅塞之气，外有非时之感，膈有胶固之痰，三者相合，闭拒气道，搏击有声，发为哮病。"

《医学正传》云："哮以声响名，喘以气息言。"

《症因脉治》云："哮病之因，痰饮留伏，结成窠臼，潜伏于内，遇有七情之犯，饮食之伤，或外有时令之风寒，束其肌表，则哮喘之症作矣。"

《类证治裁》云："哮者，气为痰阻，呼吸有声，喉若拽锯，甚则喘咳，不能卧息。症由痰热内郁，风寒外束，初失表散，邪留肺络，宿根积久，随感辄发，或贪凉露卧，专嗜甜咸，胶痰与阳气并于膈中，不得泄越，热壅气逆，故声粗为哮。"

《中医内科学》谓："哮病是一种发作性的痰鸣气喘疾患。病因系宿疾伏肺，复因外邪侵袭，饮食不当，情志刺激，体虚病后等触动诱发。病机为痰阻气逆，肺失宣降。病位在肺，与脾肾密切相关。哮病为本虚标实之证。哮与喘常并见，喘不必俱哮，但哮常兼见喘，故哮而谓哮喘。"

辨证施治

哮病是一种以发作性的气喘痰鸣声响为主要特征的病证，临床有冷哮、热哮之分。冷哮一般由冬季寒邪触动肺中寒痰而诱发。热哮一般由夏季热风之邪触动肺中宿痰而诱发，或因身接触较敏感的物质异味气息而诱发。上述所论，皆哮喘发作时辨证施治之法也。哮喘不发作时，似若平人，但形气俱虚，后而论之。

冷哮，又谓寒哮，一般天气寒冷，或受寒易发。外感风寒，或寒饮内停，凝聚成痰，储伏于肺，天气寒冷，或感外邪，触动肺中宿痰而发哮喘。冷哮以寒为甚。临床常见呼吸急促，喉中哮鸣，咳痰清稀，胸膈满闷，面色晦暗无华，口淡不渴，或渴喜热饮，发热恶寒无汗，舌淡苔白滑，脉浮紧。乃寒痰留饮，伏稽于肺，复感外邪，痰气相搏，气逆受阻，肺气升降不利，故喘促，喉中哮鸣，咳痰清稀；肺气不利，胸中阳气不宣，故胸膈满闷，面色晦暗；内有寒痰，痰饮之邪尚未化热，故口淡不渴，或渴喜热饮；内有宿痰，复感风寒，故恶寒发热无汗，脉浮紧；寒痰壅盛于内，故舌淡苔白滑。宜宣肺散寒、化痰平喘治之。可选射干麻黄汤（《金匮要略》）：射干、麻黄、细辛、紫菀、款冬花、半夏、五味子、生姜、大枣。

方中麻黄宣肺平喘，细辛、半夏、生姜温肺化寒，五味子收敛肺气，射干、紫菀、款冬花化痰利咽，大枣和胃。诸药合济，共奏温肺化痰、止咳平喘之功也。

加减：喘逆倚息，不得平卧，可酌加葶苈子、白芥子、杏仁等，以增泻肺豁痰之功；咳逆上气，汗多，可酌加白芍，以增降逆收敛之功；表寒里饮，寒象较甚，可改用小青龙汤治疗。

热哮，乃肺素有热痰宿疾伏积，复感风热外邪，外邪触肺，痰热交阻，阻塞气道，气机不利，喘促不宁，发为哮喘。临床常见呼吸急促，喉中哮鸣，胸高气粗，咳痰黄稠胶黏不易咯出，烦躁不安，汗出，口渴喜饮，或兼发热头痛，舌红苔黄腻，脉滑数。痰热互结，阻滞气机，气机不利，故呼吸急促，胸高气粗；痰气相击，而发喉中哮鸣；痰热内伏于肺，故痰黄稠胶黏不易咯出；痰火内郁，故烦躁不安；热盛伤津，故口渴喜饮；热盛迫津外泄，故汗出；风邪触发，故发热头痛；舌红苔黄腻，脉滑数，皆痰热内盛之征也。宜清热宣肺、化痰降逆治之。可选定喘汤（《摄生众妙方》）：白果、麻黄、桑白皮、款冬花、半夏、杏仁、苏子、黄芩、甘草。

方中麻黄宣肺平喘，黄芩、桑白皮、甘草清肺平喘，半夏、款冬花、杏仁、白果、苏子降逆化痰、止咳平喘。诸药合济，共奏清肺化痰、止咳平喘之功也。

加减：表寒外束，肺热内郁，酌加生石膏，以增清里解表之功；痰鸣息涌肺气壅实，倚息不能平卧，酌加葶苈子、地龙等，以增降肺解痉平喘之功；肺热壅盛，咳痰黄稠，可酌加海蛤壳、知母、鱼腥草等，以增清热止咳平喘之功。

哮喘缓解期，即哮喘未发作时。治疗哮喘病，平时慢慢调治，方可根治也。哮喘发作时，邪气盛，治疗以泻实为主。平时治以补虚扶正为主。朱丹溪说："未发以扶正气为主，既发以攻邪气为急。"哮病病位在肺，但与脾肾关系密切。故哮喘之病，医学上责之肺、脾、肾三脏，即肺虚、脾虚、肾虚也。

肺虚，即肺气虚弱，卫外之气不能充实腠理，故自汗恶风，易于感冒，气息短促，声音低微，面色㿠白，一派肺虚之征。宜补肺益气治之。可选玉屏风散加减。

脾虚，乃中气虚弱，失其运化，痰浊内生，纳差胀满，大便溏薄，面色㿠白，神疲乏力，一派虚弱之征。宜健脾益气治之。可选六君子汤加减。

肾虚，哮喘反复发作，肾阳不足，下元亏虚，摄纳失常，畏寒肢冷，腰酸腿软，气短不续，动则喘息，一派肾虚之征。宜补肾纳气治之。可选金匮肾气丸加减。

结语

哮病，哮必兼喘，故临床上常称哮喘。是一种因外邪而诱发痰鸣气喘，喉中发出声响的疾病。临床有冷哮、热哮之分。冷哮常因触发寒邪而诱发，常以喉中痰鸣有声，咳痰清稀色白，脘腹塞闷，面色晦黯，口渴喜热饮，形寒肢冷为主症。宜宣肺散寒、化痰止咳平喘治之。热哮常因触发风热之邪而诱发。以喉中痰鸣有声，胸高胁胀，面红耳赤，口苦口渴，喜冷饮，吐痰黄稠，喜冷恶热为主症，宜清热宣肺、化痰止咳定喘治之。哮喘发作之时，乃邪实之候，宜攻邪为法。宜清热止咳化痰，或温肺散寒平喘治之。哮喘缓解期，形体虚极，宜调补肺、脾、肾三脏。哮之病，位在肺，与脾肾关系密切。肺气虚弱，故平素宜补肺益气治之。导致肺气虚之因，亦与脾肾相关，故调补正气，宜应健脾补肾也。故朱丹溪说："哮喘未发，以扶正气为主。"此之谓也。

第三节　喘证

喘证是以呼吸困难，气促喘急，张口抬肩，甚者不能平卧为主要表现的一种疾患。它是一种疾病，亦是某些疾病中的一个主要症状，临床有实喘、虚喘之分。现分而述之。

一、实喘

实喘多由外邪所致，一般为风寒、风热、痰浊等邪壅阻于肺，肺气郁闭不宣，肃降失常所引起。

风寒咳喘者，乃风寒犯肺咳喘也。证见喘息气促，胸闷咳嗽，咳痰清稀色白，鼻流清涕。伴恶寒发热，头痛无汗，口淡不渴，舌淡苔薄白，脉浮紧。此乃风寒犯肺，肺失宣发肃降也，宜疏风散寒、宣肺平喘治之。

风热咳喘者，乃热邪犯肺咳喘也。证见喘促气粗，甚者鼻翼扇动。咳痰黄稠而黏。身热烦躁，口干口渴，小便短赤，大便干结，舌红苔黄腻，脉数。此乃热邪壅肺，肺失宣发肃降也，宜清热解表、宣肺平喘治之。

痰浊阻肺咳喘者，咳喘痰多，痰稠黏不易咯出，甚者喉中有哮鸣声。伴纳差呕恶，大便干结，舌苔白腻，脉滑。此乃痰浊阻肺，肺失宣发肃降也，宜化痰降逆、宣肺平喘治之。

《景岳全书》云："实喘者，气长而有余……实喘者，胸胀气粗，声高息涌，膨膨然者不能容，唯呼出为快。"

又云："实喘之证，以邪实在肺也，非风寒则火邪耳。"

《诸病源候论》云："肺主于气，邪乘于肺则肺胀，胀则肺管不利，不利则气道涩，故上气喘逆，鸣息不通。"

《医宗必读》云："治实者，攻之即效，无所难也。"

《中医内科学》谓："风寒袭表犯肺，肺卫为邪所伤，肺气不得宣畅；或因风热犯肺，肺为热壅，清肃失司，以致肺气上逆为喘。"

又云："实喘治肺，以祛邪利气为主，区别寒热痰气的不同，分别采用温化宣肺，清化肃肺，化痰理气的方法。"

辨证施治

风寒咳喘，即外感风寒之邪，侵袭于肺，外则束表，内则肺气郁闭，卫表失于疏散，邪实肺壅，肺失宣降而发喘息。证见胸闷咳嗽，咳痰清稀色白，鼻流清涕，伴恶寒发热，头痛无汗，口淡不渴，舌淡苔薄白，脉浮紧。邪实肺气郁闭，故喘息气促，胸闷咳嗽。寒邪袭肺，尚未化热，故鼻流清涕，咳吐痰涎清稀。风寒袭表，皮毛闭塞，故发热头痛无汗。风寒初袭，内无郁热，故口淡不渴，舌淡苔薄，脉浮紧。宜疏风散寒、宣肺平喘治之。可选麻黄汤（《伤寒论》）：麻黄、桂枝、杏仁、甘草。

方中麻黄、桂枝辛温发散，散寒平喘；杏仁、甘草顺气止咳化痰。诸药合济，共奏散寒化痰平喘之功也。

加减：咳喘重，酌加苏子、葶苈子等，以增降气止喘之功；热盛，酌加石膏、黄芩等，以增清热之功；素有宿饮之邪，复感风寒，可选用小青龙汤，以温肺化饮平喘。

风热咳喘，乃外感风热之邪，邪热犯肺，入里化热，熏灼肺窍，或肺素有蕴热伏邪，复感风热之邪，致肺失宣降，痰热壅阻，发为咳喘。临床常见喘促气粗，鼻翼扇动，咳痰黄稠而黏，身热烦躁，口干口渴，大便干结，小便短赤，舌红苔黄腻，脉数。乃肺热壅盛，气逆不利，故喘促气粗，鼻翼扇动，烦躁不安也。热盛伤津，故口干口渴，咳痰黄稠而黏，大便干结，小便短赤也。舌红苔黄腻，脉数，乃内热炽盛之征也。宜清肺解表、宣肺平喘治之。可选麻杏石甘汤（《伤寒论》）：麻黄、杏仁、石膏、甘草。

方中麻黄宣肺平喘，石膏清泻肺热，杏仁、甘草降气化痰止咳。诸药合济，共奏清肺宣肺平喘之功也。

加减：痰涎涌盛，喘甚，可酌加葶苈子、苏子、桑白皮等，以增泻肺平喘、降气化痰之功；痰热盛，吐痰黄稠，酌加瓜蒌仁、川贝母等，以增清热化痰之功；热毒盛，加重石膏，酌加金银花、黄芩、鱼腥草等，以增清热解毒、宣肺平喘之功；肺与大肠相表里，肺气不降，故大便干结，酌加大黄泻下，以增肃降肺气之功。

痰浊阻肺咳喘，乃脾气素虚，失其健运，积湿生痰，痰浊阻肺，肺气壅滞，失其宣发肃降，痰湿郁久化热，炼液成痰，痰涎壅肺，肺窍不利，致喘咳不已。临床常见咳喘痰多，痰涎稠黏，甚者喉中痰鸣有声，伴纳呆呕恶。肺与大肠相表里，肺气不降，大肠失润，故大便干结。脉滑，舌苔白腻，皆痰湿壅盛之征也。宜化痰降逆、宣肺平喘治之。可选三子养亲汤（《韩氏医通》）：紫苏子、白芥子、莱菔子；合二陈汤（《太平惠民和剂局方》）：半夏、陈皮、白茯苓、甘草、生姜、乌梅。

三子养亲汤顺气降逆、化痰平喘，二陈汤健脾燥湿化痰。二方合济，共奏健脾燥湿、降逆化痰平喘之功也。

痰热壅肺，热邪壅盛，酌加全瓜蒌、黄芩、知母等，以增清热泻肺、化痰平喘之功；若痰量特多，咳喘倚息不能平卧，酌加葶苈子、桑白皮等，以增泻肺降气、化痰平喘之功。

结语

喘病是一个单独的疾病，也是多种疾病中的一个症状。临床表现为呼吸困难，甚则张口抬肩，倚息不能平卧。一般由肺内痰涎宿疾，复感外邪，触动宿痰而发喘息。实喘之邪，其治在肺，乃邪气壅盛，肺失宣发肃降之机，乃发喘逆。临床上，风寒袭肺，宜温化宣肺平喘治之；风热犯肺，宜清热解表、宣肺平喘治之；痰浊阻肺，宜化痰降逆、宣肺平喘治之。临床斟酌，此之谓也。

二、虚喘

喘证有虚实之分，实喘者，应以攻邪为治，前已论述。虚喘者，应以培补、摄纳为治，或补肺，或健脾，或补肾。虚喘最常见的乃肺虚咳喘和肾虚咳喘。现分而述之。

肺虚咳喘，临床常见喘促气急，咳声低微，语言声弱，畏风自汗，咽干口燥，面红颧赤，舌淡，脉细弱。此乃肺气虚也，宜补肺益气定喘治之。

肾虚咳喘，乃肾不纳气喘息也。患者咳喘日久，气息短促，呼多吸少，气不得续，吸气不能满腹，动则自汗，喘息更甚，伴畏寒肢冷，神疲乏力，形体消瘦，舌质淡，脉沉细。此乃肾虚也，宜补肾治之。

《景岳全书》云："虚喘者，慌张气怯，声低息短，惶惶然，若气欲断，提之若不能升，吞之若不相及，劳动则甚，而惟急促似喘，但得引长一息为快也。"

又云："虚喘者无邪，元气虚也……虚喘者气短而不续。"

《医宗必读》云："治虚者，补之未必即效，须悠久成功。其间转折进退，良非易也。故辨证不可不急，而辨喘证为尤急也。"

《医贯》云："真元损耗，喘出于肾气之上奔……乃气不归元也。"

《中医内科学》谓："久咳伤肺，或病久肺虚，气失所主，气阴亏耗，因而短气，喘促……若劳伤于肾，精气内夺，真元耗损，根本不固，则气失摄纳，上出于肺，出多入少，气逆喘促……或肾阳衰弱，肾不主水，水气凌心，心阳不振，肺气上逆，以可致喘。此外，如中气虚弱，肺气失于充养，亦可气虚而喘。"

辨证施治

肺虚咳喘者，久病肺虚，或久咳伤肺，或平素过于劳累，耗气伤阴，致气阴两亏。气无所主，出现喘促气粗，声音低微，言语声弱，畏风自汗，咽干口燥，面红颧赤，舌淡，脉细弱。肺气虚，故喘促短气，声音低微，言语声弱。肺虚，卫外不固，故畏风自汗。肺虚喘咳，久之伤阴，阴津亏虚，故咽干口燥，面红颧赤。气虚血亦虚，气血双虚，故舌淡，脉细弱。宜补肺益气定喘治之。可选生脉散（《内外伤辨惑论》）：人参、麦冬、五味子。

方中人参补肺益气生津，麦冬清热养阴，五味子敛肺止汗，诸药合济，共奏益气敛汗、养阴生津之功也。

加减：气虚甚，声音低微，酌加黄芪、沙参等，以增补虚益气之功；咽干口燥，肺阴虚甚，酌加玉竹、百合等，以增滋肺养阴之功。

肾虚咳喘者，肾主纳气，大病、久病伤肾或劳欲伤肾，精气内伤，下元不固，肾失摄纳或肺阴亏耗，不能下荫于肾，肺金不能生肾水而发咳喘。临床常见气息短促，呼多吸少，气不得续，吸气不能满腹，动则自汗喘息加重。伴畏寒肢冷，神疲乏力，形体消瘦，舌淡，脉沉细。肾虚失其摄纳，故见气息短促，呼多吸少，气不得续，吸气不能满腹归根。动则耗气腠理开泄，故动则汗出，喘息加重。肾阳亏虚，根本不固，脾失健运，故畏寒肢冷，神疲乏力，形体消瘦。舌淡，脉沉细，乃阳气衰微之征也。宜补肾纳气治之，可选金匮肾气丸（《金匮要略》）：桂枝、熟地黄、炮附子、山茱萸、山药、白茯苓、牡丹皮、泽泻；合参蛤散（《济生方》）：人参、蛤蚧；佐肉桂。

方中肉桂、炮附子、桂枝温补肾阳；熟地黄、山茱萸、山药补肝益脾，化生精血；牡丹皮清泄肝火；白茯苓、泽泻健脾利湿，以防地黄之腻。参蛤散益气纳气。二方相济，共奏温阳补肾、益气纳气之功也。

加减：肾虚，吸气不能满腹，气不归根，肾失摄纳，酌加补骨脂、胡桃肉等，以增补肾纳气之功；阳虚水泛，水气凌心，面浮，喘悸，可改服真武汤，以温肾行水。

结语

虚喘之疾，乃慢性之病，起病缓，病程长，正气渐虚，常虚实夹杂。症见呼吸短促难续，吸气不能达满腹，即吸气不能归根，呼多吸少，有气无力，声音低微，稍活动，喘息加重，吸气加快，胸憋闷，时有气息将断之感。其病机主要在肺肾。肾之精气不足，肾失封蛰摄纳之权，气乃上逆。肺失肃降之功，喘息乃作。《证治准绳》谓："肺虚则少气而喘，真元耗损，喘生于肾气之上奔。"

故治疗虚喘，主要在肺、肾。喘息不久，肺气虚，以补肺气为主，佐以补肾治之。虚喘日久，身体虚弱，倚息不能平卧，动则气息将断，面色晦暗，小便清长，根本不固，肾脏虚极，肾失封蛰摄纳之权，以填补肾精，佐大补元气治之。慢性喘证，治非一日之功，故宜徐徐调治，方可收功。

第四节　肺痈

肺痈是指肺部形成脓疡，以咳则胸痛，发热，咳痰量多而腥臭，甚则咳吐脓血为主要表现的一种疾病。多因热毒瘀血，壅结于肺所致。本病一般分为初期、成痈期、溃脓期、恢复期。临床治疗应以清热解毒、散瘀排脓为主，恢复期应以健脾益气养阴为主。

肺痈初期，邪客肺卫，外束肌表，内犯于肺，恶寒发热，咳嗽痰少而稠黏，伴胸痛，咳时胸痛加重，呼吸不利，口干鼻燥，舌红苔薄黄，脉浮数。乃风热之邪犯肺，肺失清肃宣发也，宜疏散风热、清肺化痰治之。

肺痈成痈期，乃风热邪毒不解，熏蒸于肺，瘀热内结不散成痈。身体壮热寒战，胸闷胸痛加重，咳嗽气急，转侧不利，吐脓痰腥臭，口干咽燥，烦躁不安，舌红苔黄腻，脉滑数。此时肺痈已成，宜清热解毒、肃肺化瘀治之。

肺痈溃脓期，热毒炽盛，热灼肺脏，痈肿溃破，咳吐大量腥臭脓痰，状如米粥。瘀热互结，肺气不利，烦闷胸痛，不能转侧，面赤身热，烦渴引饮，舌红苔黄腻，脉滑数有力。此时盛痈已溃，宜清热解毒、排脓化瘀治之。

肺痈溃破，脓液咯出，进入恢复期。热毒熏蒸日减，身热渐退，咳嗽减轻，咳吐脓痰渐少，病趋好转。临床常见纳呆，神疲乏力，少气懒言，面色无华，午后潮热盗汗，舌红，脉细数无力。此乃邪毒渐退，正气渐复，宜润肺化痰、健脾益气养阴治之。

《金匮要略》云："若口中辟辟燥，咳即胸中隐隐痛，脉反滑数，此为肺痈。"

又云："咳而胸满，振寒，脉数，咽干不渴，时出浊唾腥臭，久久吐脓如米粥者，为肺痈，桔梗汤主之。"

《医门法律》云："留恋固结于肺叶之间，乃致血为凝滞，以渐结为痈脓，是则有形之败浊。"

《类证治裁》云："肺痈者，咽干吐脓，因风热客肺，蕴毒成痈。"

《中医内科学》谓："肺痈是肺叶生疮，发生脓疡的一种病证。以咳嗽，胸痛，发热，咳吐腥臭浊痰，甚则脓血相兼为临床主要表现，属内痈之一。"

辨证施治

肺痈初期，外邪客于肺卫，外束肌表，邪内犯肺，肺失清肃宣发，出现恶寒发热，咳嗽痰少而黏稠，胸痛，呼吸不利，咳时胸痛加重，口干鼻燥，舌红苔薄黄，脉浮数。乃风热所伤，邪犯肺卫，卫表失疏，故恶寒发热。风热阳邪，故咳嗽痰少而黏稠。胸为肺之外廓，肺热盛，故咳嗽胸痛。肺热盛，热阻气道，故呼吸不利，口干鼻燥。肺热壅盛，卫表被束，故脉浮数，舌苔薄黄，宜疏散风热、清肺化痰治之。可选银翘散（《温病条辨》）：金银花、连翘、竹叶、芦根、桔梗、甘草、牛蒡子、荆芥、淡豆豉、薄荷。

方中金银花、连翘、芦根、竹叶疏风清热，荆芥、薄荷、淡豆豉、牛蒡子、桔梗疏风宣肺。诸药合济，共奏清热疏风之功也。

加减：咳嗽甚，酌加杏仁、冬瓜子、川贝母等，以增利肺止咳之功；热甚，酌加石膏、知母、黄芩、栀子等，以增清肺泄热之功；胸痛甚，酌加瓜蒌，以增宽胸利气之功。

肺痈成痈期，乃风热邪毒不解，熏蒸于肺，痰热郁结，热伤血脉，瘀热内结，遂成肺痈。出现壮热寒战，胸闷胸痛加重，咳嗽气急，转侧不利，咳吐脓痰腥臭，口干咽燥，烦躁不安，舌红苔黄腻，脉滑数。热毒蕴肺，邪热至盛，肺已成痈，邪正相争之剧，故壮热寒战，胸闷胸痛加重。肺痈已成，故吐脓痰而腥臭。胸为肺之外廓，肺已成痈，热毒熏蒸，故咳嗽气急，胸痛转侧不利。热盛伤津，津亏液损，故口干舌燥，烦躁不安，舌红苔黄腻，脉滑数。宜清热解毒、肃肺化瘀治之。可选苇茎汤（《备急千金要方》）：芦根、薏苡仁、桃仁、冬瓜仁。

方中苇茎清热宣肺；桃仁、薏苡仁、冬瓜仁化浊行瘀散结。诸药合济，共奏清热宣肺、化浊散结之功也。

加减：热毒炽盛，酌加金银花、连翘、黄芩、鱼腥草等，以增清热解毒之功；浊痰量多腥臭，酌加葶苈子、桑白皮等，以增泄肺化浊之功。

肺痈溃脓期，乃热毒炽盛，热毒不解，瘀结不散，终致血败肉腐成痈。内溃外泄，咳吐脓血，状如米粥，量多而腥臭，胸痛加重，转侧不利，身热面赤，口渴喜饮，舌红苔黄腻。毒热炽盛，肺痈已破，脓液外泄，故吐大量腥臭脓痰，状如米粥。瘀热互结，肺气不利，故胸痛加重，不能转侧。热毒炽盛，灼伤津液，故身热面赤，口渴喜饮。热毒炽盛，故舌红苔黄腻，脉滑数有力。宜清热解毒、排脓化瘀治之。可选桔梗汤（《金匮要略》）：桔梗、甘草。

加减：热毒盛，酌加金银花、连翘、蒲公英、败酱草、鱼腥草、薏苡仁等，以增清热解毒排脓之功；口渴烦热，酌加石膏、知母等，以增清热泻肺之功；口干津伤，可酌加沙参、麦冬、玉竹等，以增养阴生津润肺之功；气虚乏力汗出，可酌加黄芪、太子参等，以增补气排脓之功。

肺痈恢复期，即肺痈后期，痈已溃破，脓液已排，邪气渐退，正气虚

97

弱，咳嗽减轻，咯吐脓痰减少。临床见低热，或午后潮热，阴津亏耗之极，故见阴虚盗汗，纳呆，身体虚极，神疲乏力，倦怠懒言，面色无华，形体消瘦，舌红少津，脉细数。肺痈乃热毒炽盛，邪正相搏多日，虽邪退正复，但身体已虚极，余邪未尽，乃咳嗽，时有低热，或午后潮热。阴津亏耗之极，故见阴虚盗汗。身体虚极，故纳呆，神疲乏力，少气懒言，面色无华。舌红少津，脉细数，皆阴津亏竭之征。宜健脾益气、润肺化痰、养阴治之。可选清燥救肺汤（《医门法律》）：桑叶、石膏、杏仁、甘草、麦冬、人参、阿胶、胡麻仁、枇杷叶。

方中人参、麦冬、甘草健脾益气、生津润肺，阿胶、胡麻仁补肺养阴润燥，石膏、杏仁、桑叶、枇杷叶清肺化痰。诸药合济，共奏健脾益气、清热养阴之功也。

加减：气虚甚，酌加黄芪，以增补肺益气之功；脾虚纳差，酌加炒白术、陈皮等，以增健脾益气之功；阴虚咳嗽，酌加川贝母、南沙参等，以增润肺止咳之功。

结语

肺痈一证，乃肺感受风热之邪，痰热壅盛，瘀热互结于肺，瘀久化热成痈，是热毒炽盛的实热证。临床上分初期、成痈期、溃脓期、恢复期。前三期热毒炽盛，以清热解毒、化瘀排脓等法治之。初期见发热咳嗽，胸痛，呼吸不利，宜清热化痰、疏散风热治之。成痈期见壮热寒战，胸痛，咳吐脓痰，乃瘀热互结成痈，应以清热解毒、化瘀散结治之。溃脓期见发热，咳吐大量米粥样脓痰，胸烦闷胀痛，口渴喜饮，宜清热解毒、活血排脓治之。肺与大肠相表里，肺痈乃实热证，故应注意大便通畅，使热毒之邪从大便去，以利肺脏的宣肃通降之功。

肺痈恢复期，即正气渐复，邪毒已衰，然邪正相争日久，耗津伤阴，正气虚极，应以健脾益气、养阴生津治之。

第五节　肺痨

肺痨，又谓"痨病"，古谓"痨瘵"。是一种传染性慢性虚弱性疾病，以身体逐渐消瘦，咳嗽，咳血，潮热盗汗为特征。即现代医学"肺结核病"。中医治疗可分肺阴亏虚、肺肾阴亏、气阴两亏等证型。现分而述之。

肺痨肺阴亏虚，临床常见干咳少痰，痰黏色白，或痰中夹血丝，口燥咽干，手足心热，午后潮热，两颧潮红盗汗，胸闷胸痛，纳差，神疲乏力，舌红少苔，脉细数。此乃肺阴亏虚，痨虫伤肺也，宜清热养阴、润肺止咳杀虫治之。

肺痨肺肾阴虚，患者反复咳嗽，咳血，声音嘶哑，骨蒸潮热盗汗，两颧潮红，胸痛，腰腿酸软，头晕耳鸣。男子梦遗滑精，女子月经不调，甚或闭经，舌红绛少苔，脉细数。此乃肺肾阴亏，痨虫袭肺也。宜清火养阴、滋肺益肾、解毒杀虫治之。

肺痨气阴两亏，乃因久病或大病耗伤肺气，脾虚运化失常，肺脾两虚，损及肺阴，肺虚痨虫乘虚袭肺，痨虫蚀肺，肺气阴愈虚，故证见干咳少痰，痰中夹血丝，午后潮热盗汗，颧红面赤，气短声怯，神疲乏力，食欲不振，舌淡红，脉细数。此乃气阴两虚，痨虫袭肺也。宜健脾益气、养阴补肺杀虫治之。

《普济本事方》云："肺虫居肺叶之内，蚀人肺系，故人瘵疾，咯血声嘶。"

《肘后备急方》云："死后复传之旁人，乃至灭门。"

《医学正传》云："其侍奉亲密之人，或同气连枝之属，熏陶日久，受其恶气，多遭传染。"

《明医杂著》云："男子二十前后，色欲过度，损伤精血，必生阴虚火动之病，睡中盗汗，午后发热，哈哈咳嗽，倦怠无力，饮食少进，甚则痰涎带血，咯吐出血，或咳血，吐血，衄血，身热脉沉数，肌肉消瘦，此名痨瘵……必须病人爱命，坚心定志，绝房室，息妄想，戒恼怒，节饮食，以自培其根。"

《中医内科学》谓："肺痨是由于正气不足，感染痨虫，侵蚀肺脏所致的具有传染性的一种慢性虚弱性疾患。临床以咳嗽、咯血、潮热、盗汗及身体逐渐消瘦为其主要特征。"

辨证施治

肺阴亏虚，痨虫蚀肺，肺阴受损，肺失阴津滋养，上逆而咳。痨虫蚀肺，虚火炽盛，煎灼津液，津液不足，故干咳少痰，痰黏色白，或痰中夹血丝，口燥咽干，手足心热，两颧潮红盗汗，午后潮热，胸闷胸痛，纳差，神疲乏力，舌红少苔，脉细数。痨虫蚀肺，肺失清肃，故干咳少痰，或痰稠黏色白，或痰中夹血丝。痨虫蚀肺，肺脏受损，胸为肺之外廓，故胸闷胸痛。阴虚不能敛阳，虚火亢盛上浮，故五心烦热，颧红面赤，口燥咽干。阴虚不能敛津，虚火逼津外泄，故盗汗。舌红少苔，脉细数，乃热盛阴虚津亏之征也。宜清热养阴，润肺止咳杀虫治之。可选月华丸（《医学心悟》）：天冬、麦冬、生地黄、熟地黄、山药、百部、沙参、川贝母、白茯苓、阿胶、三七参、獭肝。

方中沙参、二冬、二地清热滋阴润肺，百部止咳杀虫，阿胶润肺止血，川贝母、獭肝止咳化痰，三七参止血，山药、白茯苓健脾胃，以滋生化之源。诸药合济，共奏清热滋阴、润肺止咳杀虫之功也。

加减：肺气虚，动则汗出，少气懒言，酌加人参、黄芪等，以增补气固表止汗之功；咳痰黄稠而黏，酌加瓜蒌皮、海蛤壳、桑白皮等，以增清热化痰之功；咳痰夹血丝，可酌加白及、藕节等，以增凉血止血之功；干咳，咳中无血丝，可去三七参。

肺肾阴虚，多因色欲过度，房事不节，损伤精血，致肾阴耗损，虚火内生，肺金生水，子盗母气，致肺阴亏虚。肺阴亏虚以生内热，内火煎熬，肺阴益亏，虚易受邪，痨虫乘虚袭肺，肺之阴津愈加亏虚。故反复咳嗽，或干咳少痰，或咳血，声音嘶哑，骨蒸潮热盗汗，两颧潮红，胸痛，腰酸腿软，头晕耳鸣，夜梦纷纭。男子梦遗滑精，女子月经不调，或经闭不行，舌红绛少苔，脉细数。痨虫蚀肺，内热炽盛，阴亏液损，故反复咳嗽，或干咳少痰，咯血不止，胸痛也。肺主声音，肺阴亏虚，津液不能上乘，肺乏阴津濡润，故声音嘶哑也。肺阴亏虚，肺金不能生肾水，肾阴亦必亏虚，肾阴虚不能潜阳，虚阳上浮，故骨蒸潮热盗汗，两颧潮红也。肾阴虚，肾主骨生髓，骨髓失充，故腰酸腿软，头晕耳鸣，夜梦纷纭也。肾阴亏虚，相火亢盛，扰动精室，故男子梦遗滑精也。肾水不足，冲任失养，故女子月经不调，甚或闭经也。阴虚内热炽盛，故舌质红绛少苔，脉细数也。宜清热养阴、滋肺益肾、解毒杀虫治之。可选百合固金汤（《医方解》）：生地黄、熟地黄、麦冬、川贝母、百合、当归、山药、生甘草、玄参、桔梗。

方中熟地黄、山药、玄参滋肾养阴；百合、麦冬、川贝母、桔梗养阴润肺、止咳化痰；当归养血；生地黄、甘草滋阴凉血，除蒸解毒杀虫。诸药合用，共奏清热养阴、滋肺益肾、解毒杀虫之功也。

加减：临床酌加百部以增润肺杀虫之功；盗汗，酌加五味子、龙骨、牡蛎、浮小麦等，以增益阴敛汗之功；夜梦纷纭，男子梦遗滑精，酌加芡实、金樱子、龙骨、牡蛎等，以增益肾涩精止遗之功；女子月经不调，或闭经不行，酌加赤白芍、丹参、桃仁等，以增养血调经之功。

气阴两亏，多因大病久病耗伤肺阴，肺虚，邪毒（痨虫）乘虚袭之，痨虫蚀肺，肺气阴愈虚，证见干咳少痰，或痰中夹血丝，五心烦热，午后潮热盗汗，颧红面赤，气短声怯，神疲乏力，纳差，食欲不振，舌淡红，脉细数。痨虫蚀肺，损伤肺之阴津，阴津不足，不能濡肺，故干咳少痰，或痰中夹血丝。阴虚火旺，故五心烦热，午后潮热盗汗，颧红面赤。肺虚，子盗母气，致脾土虚弱，脾土虚弱，运化失常，肺脾两虚，故纳呆，食欲不振，气短声怯，神疲乏力。舌淡红，脉细数，乃气阴两虚之征也。宜益气养阴、补肺杀虫治之。可选保真汤（《十药神书》）：黄芪、白术、甘草、当归、白茯苓、五味子、生地黄、熟地黄、天冬、麦冬、白芍、柴胡、地骨皮、黄柏、知母、莲子心、陈皮、生姜、大枣。

方中黄芪、白术、白茯苓、陈皮、甘草健脾益气，二冬、二地、当归、白芍滋阴填补精血，地骨皮、知母、黄柏、莲子心滋阴泻火退热，五味子滋肺益肾，柴胡退午后潮热，姜、枣调和营卫。诸药合济，共奏滋阴润肺、健脾益气之功也。

加减：肺痨系痨虫蚀肺所发，宜加百部、夏枯草等，以增杀虫之功；畏寒怕冷，大便溏薄，去知母、黄柏，酌加肉桂、附子、吴茱萸等，以增温补脾肾之功；咳甚，酌加川贝母、百部、紫菀等，以增润肺止咳之功；咳痰夹血丝，酌加阿胶、白及、藕节、三七参等，以增润肺凉血止血之功。

结语

肺痨之疾，即今之肺结核病。结核之病有骨结核、肠结核、脑结核等多种，本节未做论述。然肺结核（肺痨）发病之机理，乃身体虚弱失其御邪之力（正气存内，邪不可干），邪毒（痨虫）乘虚袭之而发病。肺痨是一种具有传染性的慢性疾病，临床有身体消瘦，咳嗽、咳血、午后潮热、盗汗等主要特征。故杀虫治其本、补虚复其元是治疗肺痨的两大原则。补虚即补肺气、养肺阴、补肾精、滋肾水，佐健脾胃以滋生化之源；驱邪毒、杀痨虫以消病魔，健脾补肾益肺以增抗邪之力，正盛邪去，身乃安矣。

第六节　肺痿

肺痿是指因肺阴亏耗，肺叶枯萎而引起的以咳唾涎沫为主症的一种疾病。临床分虚热、虚寒两大类。其治疗原则以益气生津润肺为主。

虚热肺痿，临床常见咳吐浊唾涎沫，其质较黏稠，或短气气喘，咳声不扬，口干咽燥不渴，形体消瘦，皮毛干枯，舌红苔少，脉虚数。此乃肺阴亏虚也，宜滋阴润肺、清热养阴治之。

虚寒肺痿，临床常见咳而不甚，咳吐痰涎清稀量多，口吐涎沫，形寒无力，不渴，伴头晕短气，神疲乏力，纳谷欠佳，小便清长或遗尿，舌淡脉虚弱。此乃肺气虚寒，气不化津也，宜温肺润肺益气治之。

《金匮要略》云："肺痿之病……或从汗出，或从呕吐，或从消渴，小便利数，或从便难，又被快药下利，重亡津液，故得之。"

《临证指南医案》云："夫痿者，萎也，如草木之萎而不荣，为津亡而气竭也。"

《医门法律》云："肺痿者，其积渐已非一日，其寒热不止一端，总由胃中津液不输于肺，肺失所养，转枯转燥，然后成之……大要缓而图之。生胃津，润肺燥，下逆气，开积痰，止浊唾，补真气以通肺之小管，散火热以复肺之清肃。"

《证治汇补》云："久嗽肺虚，寒热往来，皮毛枯燥，声音不清，或嗽血线，口中有浊唾涎沫，脉数而虚，为肺痿之病。因津液重亡，火炎金燥，如草木亢旱而枝叶萎落也。治宜养血润燥养气清金，初用二地二冬汤以滋阴，后用门冬清肺饮以收功。"

辨证施治

虚热肺痿，肺有燥热，或大病、久病，或热病，久后伤阴，导致津液亏乏，阴虚生热，肺热气燥，肺失濡润，清肃失职，热灼津液，煎熬成涎沫，其质稠黏，气喘短气，咳声不扬，咽干口燥，形体消瘦，皮毛干枯，舌红少苔，脉虚数。肺阴不足，虚火内炽，肺失清肃，故气喘短气，咳声不扬。虚火灼金成痰，故咳吐涎沫稠黏。阴津亏虚，不能上荣，故口干咽燥。阴血枯竭内不能洒陈于脏腑，外不能充身泽毛，故形体日渐消瘦，皮毛干枯。热灼津枯，故舌红少苔，脉虚数。宜滋阴润肺、清热养阴治之。可选麦门冬汤（《金匮要略》）：麦冬、半夏、人参、甘草、粳米、大枣。

方中麦冬清热润肺生津，人参、粳米、甘草、大枣益气补中、培土生津，半夏降逆、止咳化痰。诸药合济，共奏清热益气、润肺生津之功也。

加减：燥热甚，可酌加沙参、玉竹等，以增养阴生津之功；潮热，酌加银柴胡、地骨皮等，以增清虚热之功；咳甚，酌加川贝母、阿胶等，以增滋阴润肺止咳之功。

虚寒肺痿，病后伤气，或虚热久之，阴损及阳，肺有虚寒，气不化津，口吐涎沫，清稀量少，咳而不甚，不渴，形寒乏力，伴头晕短气，神疲乏力，纳谷欠佳，小便清长频数，或遗尿，舌淡，脉虚弱。宜温肺润肺、益气治之。可选甘草干姜汤（《伤寒论》）：炙甘草、炮姜。合四君子汤（《太平惠民和剂局方》）：人参、白术、白茯苓、甘草。

方中炙甘草用量倍于炮干姜，为主药，甘能入脾益肺。姜用炮姜，炮姜守而不走。二药合用，温肺脾，使气能化津，水液归于正化，则吐涎自止。四君子汤益气，培土生金，健脾补肺。亦可改用炙甘草汤，以益气养血、滋阴温阳。

结语

肺痿乃阴津亏耗，肺叶枯萎之病，以咳吐浊唾涎沫为特征。临床有虚热、虚寒之分，然虚热者多见，虚寒者较少。虚热者多见肺津干枯，阴虚火旺的证候，以滋阴清热润肺治之。虚寒者，乃肺中虚冷，阳衰气弱之象，当温脾益气治之。肺痿乃肺病之恶候，医当慎之。

第七节　急性支气管炎

气管炎，乃由外感风热、风寒之邪，侵袭肺卫，出现以咳嗽为主症的一种疾病。本病分急性和慢性两类。一般急性起病急，咯出多量稠白黏痰，伴发热身痛，病程短，属于祖国医学外感咳嗽范畴。若秋冬季节，咳嗽两个月以上，连续发作三年以上者，谓之慢性支气管炎，属于祖国医学内伤咳嗽范畴。临床上，急性支气管炎一般分痰热咳嗽和痰饮咳嗽。

痰热咳嗽，临床表现为咳嗽气急，咯吐黄稠黏痰，伴发热口干口渴，大便干结，小便黄赤，舌红苔黄腻，脉滑数。此乃痰热伏肺，复感风热之邪也。宜清热化痰、泻肺止咳治之。

寒痰咳嗽，亦称痰饮咳嗽。乃脾肺虚弱，脾虚生痰，痰饮上渍于肺，而发咳嗽，咳嗽气急，痰多色白而清稀，伴胸闷痞满胀痛，或恶寒发热，舌淡苔白滑，脉沉弱或濡滑。此乃寒痰伏肺，遇风寒而诱发咳嗽，宜宣肺逐饮、止咳化痰治之。

《景岳全书》云："夫人之多痰，悉由中虚而然，盖痰即水也，其本在肾，其标在脾。在肾者，以水不归源，水泛为痰也；在脾者，以饮食不化，土不制水也。"

《诸病源候论》云："肺主于气，邪乘于肺，则肺胀，胀则肺管不利，不利则气道涩，故上气喘逆，鸣息不通。"

又云："肺虚为微寒所伤，则咳嗽，嗽则气还于肺间则肺胀，肺胀则气逆，而肺本虚，气为不足，复为邪所乘，壅痞不能宣畅，故咳逆短气也。"

《医学入门》云："久咳有痰者，燥脾化痰，无痰者，清金降火……内伤久则火炎，俱宜开郁润燥。"

《中医临证经验方》云："慢支一证，乃寒痰壅肺，阻塞轻清玲珑之窍，每遇寒气，两寒相得，其病乃作。"

辨证施治

痰热咳嗽，乃肺热素盛，肺宿热疾，复感风热之邪，两热相得，煎熬成痰，痰热阻隔肺窍，肺气不宣，肃降失司，气机不利，而发咳嗽。咳嗽气急，咯吐黄稠黏痰，伴发热，口干口渴，大便干结，小便黄赤，舌红苔黄腻，脉滑数。乃痰热阻滞，肺失宣降之机，气机不利，故咳嗽气急。热邪煎熬，故咯痰黄稠而黏，口干口渴。风热相袭，邪正相争，故发热。肺与大肠相表里，肺热盛，大肠燥热耗津，故大便干结。邪热下移膀胱，故小便黄赤。痰热内盛，故舌红苔黄腻，脉滑数。宜清热化痰、泻肺止咳治之。可选麻杏石甘汤（《伤寒论》）：麻黄、杏仁、石膏、甘草。

方中麻黄宣肺平喘，石膏清热泻肺，杏仁、甘草止咳宣泄肺气。诸药合济，共奏清热宣肺、止咳平喘之功也。

加减：发热咳嗽甚，酌加桑白皮、地骨皮、黄芩等，以增清热泻肺之功；咳嗽甚，酌加川贝母、桔梗、前胡等，以增止咳化痰之功。

寒痰咳嗽，多发生于秋冬之季。乃脾肺虚弱，脾为生痰之源，肺为贮痰之器，脾虚，脾阳不振，聚湿生痰，痰饮上渍于肺，遇风寒之邪而诱发。咳嗽气急痰多，色白而清稀，胸闷痞满胀痛，恶寒发热，舌淡苔白滑，脉沉弱或濡滑。肺宿寒痰，秋冬寒冷，寒邪袭肺，两寒相得，故秋冬之季易发。寒湿盛，故咳嗽气急，咳吐痰涎，色白量多清稀。脾虚，运化无权，故咳喘，纳呆，胸闷痞满胀痛。肺气虚，复感风寒之邪，邪正相争，故恶寒发热。寒湿痰邪内盛，故舌淡苔白滑，脉沉弱或濡滑。宜宣肺逐饮、止咳化痰治之。可选小青龙汤（《伤寒论》）：麻黄、桂枝、白芍、半夏、干姜、五味子、细辛、甘草。

方中麻黄、桂枝发汗解表，宣肺平喘；白芍、桂枝相伍，调和营卫；半夏、干姜温中蠲饮，散寒降逆；细辛、五味子收敛肺气；甘草调和诸药。诸药共济，共奏宣肺平喘、止咳化痰之功也。

加减：发热，酌加荆芥、防风等，以增解表发汗之功；咳嗽甚，酌加桑白皮、杏仁、川贝母等，以增止咳化痰之功；纳差胀满，酌加陈皮、白茯苓等，以增健脾调胃之功。

结语

肺主皮毛，外卫肌肤，易受外邪，邪郁于肺，易生痰涎。肺乃轻清之脏，寒热之邪，均能损及轻清玲珑之窍。寒盛易生痰涎，壅塞肺窍，咳嗽不已，遇寒而甚。热盛，煎熬肺津，亦发咳喘。慢支之疾，痰热壅肺，新感外邪，即发咳喘。取麻杏石甘汤清肺化痰，清热祛邪，止咳平喘，即可涤肺中宿疾，又可解新感外邪，邪祛正安矣。寒痰宿肺，秋冬季节，外感风寒，即发咳嗽。取小青龙汤宣肺逐饮、止咳化痰治之，寒湿之邪蠲除，痰饮温化，肺亦安矣。

第八节　慢性支气管炎

慢性支气管炎，简称慢支，症见咳嗽，久不获愈，秋冬季节加重，易感冒，咯吐白稠黏痰，动则喘息，伴纳差胀满，腰酸腿软，头晕耳鸣，有肺肾阴虚、脾肾阳虚之分。现分而述之。

肺肾阴虚者，咳嗽，呼吸短促难续，声音低怯，动则喘息，张口抬肩，倚息不能平卧，心烦不安，咳痰量少，甚者痰中夹血丝，舌红苔少，脉细数无力。此乃肺肾阴虚也，宜补益肺肾、祛痰平喘治之。

脾肾阳虚者，胸中憋闷，呼多吸少，动则喘甚，腰膝酸冷，脘腹胀满，面色㿠白，神疲乏力，咳痰清稀量多，舌淡胖，苔白滑，脉沉细无力。此乃脾肾阳虚也，宜健脾益气温肾、纳气定喘治之。

《丹溪心法》云："肺以清阳上升之气，居五脏之上……亦有脾肾俱虚，体弱之人，皆能发喘……治疗之法……脾肾虚者，温理之。"

《临证要方》云："慢支，肺虚肾亦虚也……标本并治、扶正驱邪相得益彰，肺中宿疾可得缓解或解除也。"

辨证施治

肺肾虚弱者，肺主气，肺虚，宣发肃降失常，吸气无力也；肾虚，失其摄纳，故吸气不能满腹归根而上逆也。常见呼吸短促难续，声音低怯，动则喘甚，张口抬肩，倚息不能平卧，咳痰量少，甚者痰中夹血丝，心烦不安，五心烦热，舌红苔少，脉细数无力。肾虚失其摄纳，故呼吸短促难续，肺气虚，故声音低怯，动则喘息，张口抬肩，倚息不能平卧。肺阴虚，肺失阴津濡润，故干咳少痰，甚者痰中夹血丝。肺阴虚，心阴亦虚，故心烦不安，五心烦热也。舌红苔少，脉细数无力，乃肺肾阴虚之征也。宜补肺益肾、祛痰止咳平喘治之。可选人参蛤蚧散（《卫生宝鉴》）：人参、蛤蚧、杏仁、炙甘草、知母、桑白皮、白茯苓、贝母。

方中人参、白茯苓、甘草健脾益气，蛤蚧补肾纳气，知母、桑白皮清热润肺，贝母、杏仁润肺止咳。诸药合济，共奏补气益肾、润肺止咳之功也。

加减：干咳少痰，五心烦热，酌加百合、百部、阿胶等，以增润肺止咳之功；腰酸腿软，肾亏肾不纳气，酌加核桃仁、山药等，以增补肾纳气之功。

脾肾阳虚者，咳嗽，胸中憋闷，呼多吸少，动则喘息，腰酸膝冷，脘腹胀满，面色㿠白，神疲乏力，咳痰清稀量多，舌淡胖，苔白滑，脉沉细无力，乃脾肾阳虚也。宜益气温肾、纳气定喘治之。可选金匮肾气丸（《金匮要略》）：熟地黄、山药、山茱萸、泽泻、白茯苓、牡丹皮、桂枝、炮附子。

方中六味地黄丸滋补肾之阴精，桂枝、附子温补肾阳。诸药合济，共奏补肾温阳之功也。

加减：脾虚纳差，酌加干姜、白术等，以增健脾温阳之功；气虚，吸气不能满腹，酌加人参、蛤蚧等，以增补肺纳气之功；咳嗽，酌加五味子、款冬花等，以增敛肺止咳之功。

结语

慢支，肺气虚也，肺虚易受外邪，外邪屡客于肺，肺益亏虚，互为因果。痰邪壅塞于肺，无力排出，故咳嗽喘促，动则加剧，久久不能获愈也。慢支，肾亦虚也，肾虚失其摄纳，气上逆而咳喘，故补肾镇冲敛冲，大补元气以治本，化痰止咳以治标。此乃金水同治之法也。

第九节　肺肿瘤

患者咳嗽无痰，或干咳少痰，或痰中夹血丝，伴短气乏力，胸痛气急，盗汗或动则汗出，纳呆食少，五心烦热，或午后潮热，神疲乏力，大便干结，身体进行性消瘦，舌红苔少，脉细数。出现上述症状，应及早做进一步检查，一旦确诊为肺肿瘤者，应及时求西医诊治，或手术治疗，中医中药可作辅助治疗。

《黄帝内经》云："大骨枯槁，大肉陷下，胸中气满，喘息不便，内痛引肩项，身热，脱肉破䐃，真藏见，十月之内死。"

《肘后备急方》云："凡癥坚之起，多以渐生，如有卒觉，便牢大自难治也。腹中癥有结积，便害饮食，转羸瘦。"

《备急千金方》云："凡肉瘤勿治，治则杀人，慎之。"

《丹溪心法》云："凡人身上中下有块者，多是痰，痰夹瘀血，遂成窠囊。"

《医宗必读》云："积之成也，正气不足，而后邪气踞之。"

《杂病源流犀烛》云："邪积胸中，阻塞气道，气不宣通，为痰为食为血，皆得与正相搏，邪即胜，正不得制之，遂结成形而有块。"

辨证施治

肺肿瘤，是一种极其险恶的疾病。在医学发达的今天，已不太可怕，虽早期发现，多能调治，但仍是不可乐观的病证。本节所论肺肿瘤（肺癌）是运用中医辨证论治略述之，可供中医在临床治疗肿瘤时参阅之。

肺肿瘤，临床常见干咳少痰，或痰中带血，伴短气乏力，胸痛气急，盗汗或动则汗出，食少纳差，五心烦热，或午后潮热，大便干结，身体进行性消瘦，舌红少苔，脉细数。此乃癌肿邪毒熏蒸肺脏，肺津匮乏，肺失濡润，故干咳无痰，或痰中夹血丝。肺有恶性肿结，胸腔受损，故胸痛气急。肺有恶疾，失其主气和宣发肃降之职，故出现短气乏力，动则喘息汗出，五心烦热，或午后潮热，大便干结等。恶疾在肺，脾和其他脏器均受其损，故食少纳呆，身体消瘦，神疲乏力。舌红少苔，脉细数，乃热毒炽盛，正气虚衰之征。宜健脾益气、活血化瘀、散结抗癌治之。临床宜选人参、黄芪、当归大补元气，益气养血；佐白术、茯苓等健脾以增生化之源，以增抗邪之力以治本；选桃仁、红花、土鳖虫、三七参等活血化瘀散结以治标；配白花蛇舌草、泽漆、苦杏仁、半枝莲等，抗癌消肿瘤。

加减：咳嗽甚，酌加川贝母、桑白皮等，以增润肺止咳之功；纳差，酌加焦山楂、神曲、鸡内金等，以增健脾之功；发热，酌加金银花、连翘等，以增清热解毒之功。慢慢调治，症可缓解也。

结语

肺肿瘤，一般由正气虚衰，外感邪毒，脏腑功能紊乱失调，痰瘀互结化热，形成肿块。肿结阻滞肺窍，宣发肃降功能失常，故干咳少痰，或痰中夹血丝，伴胸胁疼痛。癌肿一旦形成，迅速生长，耗损正气，身体急骤消瘦，饮食减少，神疲乏力，面色晦暗，肌肤甲错，累及五脏功能，脏腑、气血、阴阳俱衰，病则危矣。

第四章　心病门

《黄帝内经》云："心者，五脏六腑之大主也，精神之所舍也。其脏坚固，邪弗能容也，容之则心伤，心伤则神去，神去则死矣。"又云："心者，君主之官也，神明出焉。"故心是人体生命活动的主宰。在五脏六腑中，居首要地位，统摄协调全身各脏腑的生理活动，主血脉，主神志，藏神明。

心气、心阳推动着全身血液的运行。血液运行障碍，实者，痰瘀阻滞；虚者，心气虚，血液运行无力，均能导致痰瘀阻滞，血液运行不畅，致心脉痹阻，出现胸中憋闷、胸痛短气等症。

心阴、心血是全身阴精之根本，濡养心神，主宰着人体阴阳气血的协调活动，维持着人体生命的正常活动。心血虚，出现心神不宁、心慌心悸、怔忡健忘、心烦不寐等症。

本章主要论述心气、心阳虚实导致血液运行不畅，血脉阻滞，以及心血、心阴亏虚导致心神不宁而发生的几种病证。现分而述之。

第一节　胸痹

胸痹，是以胸中憋闷疼痛，甚者胸痛彻背，短气喘息，不得安卧为主要特征的一种病证。其病因多与寒邪内侵、情志不遂、劳倦内伤、年迈体弱有关。其病机总属本虚标实。发作期以标实为主，缓解期以本虚为主。本虚乃阴阳气血亏虚，标实乃心血瘀阻，痰浊闭阻，胸阳痹阻。权衡标本虚实，辨证施治，补虚泻实，临床斟酌。本病属现代医学冠状动脉粥样硬化、心绞痛、心肌梗死之范畴。本节证型概括为心血瘀阻、痰浊闭阻、胸阳痹阻三类，现分而述之。

一、心血瘀阻

患者胸部刺痛，固定不移，如刺如绞，入夜尤甚，心痛彻背，背痛彻心，或痛引肩背，伴胸中憋闷，短气乏力，心悸不宁。常因劳累后心情郁闷而加重。舌质紫黯，脉沉涩。此乃气滞血瘀，瘀阻脉络也。宜益气养血、行气散瘀通痹治之。

《黄帝内经》云："心病者，胸中痛，胁支满，胁下痛，膺背肩胛间痛，两臂内痛。"

《圣济总录》云："胸痛者，胸痹痛之类也……胸膺两乳间刺痛，甚则引背胛或彻背膂。"

《中医内科学》谓："瘀阻脉络，血行滞涩，瘀血不去，新血不生，留瘀日久，心气痹阻，心阳不振……心气不足，鼓动无力，易致气滞血瘀。"

辨证施治

气机阻滞，血行瘀滞，痹阻心络，脉络凝滞，血行不畅，胸部刺痛，固定不移，如刺如绞，入夜尤甚，甚者心痛彻背，背痛彻心，或引肩背疼痛，伴胸中憋闷，短气乏力，心悸不宁，常因劳累或郁闷而加重，舌紫黯，脉沉涩。乃血行不畅，瘀阻脉络，故胸部刺痛，固定不移，痛引肩背。气机时通时闭，故胸背痛时痛时止。夜晚阴盛，阴损心阳，心阳受损，心脉本阻滞不畅，夜晚心脉阻滞相对加重，故入夜疼痛尤甚。气滞血瘀，心胸闭阻，故胸憋闷而短气。瘀血阻滞，心失所养，心气虚推动无力，故心悸不宁。劳累耗气，郁闷加重气滞，故劳累郁闷后，胸闷胸痛加重。气滞血瘀，血脉运行不畅，瘀血停滞，故舌质紫黯，脉沉涩。宜益气养血、行气散瘀通痹治之。可选大胸痹丸（《临证要方》）：大红参、丹参、黄芪、当归、山楂、檀香、三七参、朱砂、冰片。

方中大红参、黄芪益气，推动血脉运行；三七参、丹参散瘀通血脉；山楂、檀香理气滞以散胸结；归、芪并用，益气养血；朱砂镇心安神；冰片理气开窍。诸药共济，共奏益气养血、散瘀通络、理气化滞之功也。

加减：胸痛甚，酌加乳香、没药等，以增散瘀止痛之功；两胁胀痛，酌加川楝子、郁金等，以增理气止痛之功；血瘀甚，酌加桃仁、红花等，以增活血化瘀之功；气虚倦怠乏力，加重黄芪、大红参等，以增益气之功。

结语

患者胸中憋闷刺痛，时痛时止，痛时冷汗淋漓，伴短气乏力，现代医学谓之"冠心病"或"心肌梗死"。乃气血瘀阻于心，或心气虚，无力推动血脉运行也。临床治疗应以益气养血，增强心脉搏动之力为主，以治本；活血散瘀，理气通络透窍为辅，以治标。气血旺盛，心搏动有力，瘀散结开，血脉运行通畅，胸憋闷刺痛，短气乏力可止也。

二、痰浊闭阻

患者心胸痞满胀痛，时轻时重，或刺痛难忍，甚者痛引肩背，伴心悸短气，头昏乏力，呕恶，身体丰满肥胖，舌胖嫩，苔白滑，脉滑。此乃脾虚生痰，痰浊上阻胸阳也。宜健脾豁痰、理气散结、宣阳通痹治之。

《金匮要略》云："胸痹不得卧，心痛彻背者，瓜蒌薤白半夏汤主之。"

《类证治裁》云："胸痹，胸中阳微不运，久则阴乘阳位，而为痹结也。其症胸满喘息，短气不利，痛引心背，由胸中阳气不舒，浊阴得以上逆，而阻其升降，甚则气结咳唾，胸痛彻背。"

《中医内科学》谓："过食肥甘，贪杯好饮，伤及脾胃，健运失司，湿阻痰滞，留踞心胸，从而引发胸痹心痛。治疗应着重健运脾胃，在祛痰的同时，适当应用健脾益气法，以消生痰之源。"

辨证施治

痰浊胸痹胸痛者，乃脾虚不运，聚湿生痰，痰浊上干，阻遏胸阳，胸阳不运，心阳不振，阻滞心脏脉络运行，而发心胸憋闷胀痛，胸刺痛难忍，时轻时重，痛引肩背，伴心悸短气，头昏乏力，呕恶，舌胖嫩苔白，脉滑。乃血运不畅，瘀阻于心，而心胸痞满胀痛，痛引背肩，痰浊闭阻不通，故胸刺痛难忍。痰气时通时畅，故疼痛时痛时止。痰湿阻遏心阳，心阳不足，气血推动无力，清阳不升，故心悸短气，头昏乏力。肥人多痰湿，脾虚生痰，痰浊中阻，故痞满呕恶。痰浊阻遏阳气，故舌胖嫩苔白，脉滑。宜健脾豁痰、理气散结、宣阳通痹治之，可选瓜蒌薤白半夏汤（《金匮要略》）：瓜蒌、薤白、半夏、白酒。

方中瓜蒌宽胸利膈，薤白通阳开胸通痹，半夏降逆化痰，白酒通血脉之滞。诸药合济，共奏宽胸利膈、化浊散瘀通痹之功也。

加减：痰阻胸阳，气逆不下，酌加桂枝，以增通阳散结之功；胸中刺痛，固定不移，舌有瘀点，酌加丹参、当归、三七参、红花等，以增活血化瘀通络之功。

结语

胸痹以胸痛，胸中憋闷，胸中刺痛，短气乏力为主症。痰浊胸痹亦然，然痰浊胸痹，多因饮食不节，过食肥甘，烟酒成癖，致脾胃受损，脾虚运化失司，聚湿生痰，痰上犯心胸清旷之区，阻遏心阳，胸阳失展，气机不畅，痰阻血瘀，心脉闭阻，而成胸痹。治宜辛温散寒、泄浊豁痰、宣通心阳之法。瘀散痰化，心阳司展，痰浊闭阻之胸痹可愈也。

三、胸阳痹阻

患者胸阳痹阻之胸痛，胸中憋闷，时刺痛难忍，胸痛彻背，背痛彻心，感寒痛甚，伴四肢厥冷，心悸短气，面色苍白，甚者喘息不能平卧，自汗或大汗淋漓，舌淡苔白，脉沉细无力。此乃心阳不展，血脉闭阻也，宜宣痹通阳、散寒化浊治之。

《黄帝内经》云："经脉流行不止，环周不休，寒气入经而稽迟，泣而不行……寒气客于脉外，则脉寒，脉寒则缩蜷，缩蜷则脉细急，则外引小络，故卒然而痛，得炅则痛立止。"

《河间六书》云："诸心痛者，皆少阴厥气上冲也……有寒厥心痛者，手足逆而通身冷汗出，便利溺清，或大便利而不渴，气微力弱……寒厥暴痛，非久病也，朝发暮死，当急救之。"

《中医内科学》谓："寒主收引，既可抑遏阳气，即所谓暴寒折阳，又可使血行瘀滞，发为本病。"

又云："痰踞心胸，胸阳痹阻，病延日久，每可耗气伤阳，向心气不足或阴阳并损转化。阴寒凝结，气失温煦，日久寒邪伤人阳气，亦可向心阳虚衰转化。"

辨证施治

胸阳痹阻之胸痛，因素体肾亏，或年老肾衰，肾阳亏虚，不能温煦诸脏腑之阳气，致心阳衰微，而发胸痛，胸中憋闷，时刺痛难忍，胸痛彻背，背痛彻心，感寒痛甚，四肢厥冷，心悸短气，面色苍白，甚者喘息，不能平卧，自汗，或大汗淋漓，舌淡苔白，脉沉细无力。乃胸阳不振，阳气不展，痰浊上犯，痰瘀交接，阻滞不通，瘀阻脉络，故胸中憋闷疼痛，时刺痛难忍，胸痛彻背，背痛彻心。阳气虚衰，寒者收引，故感寒痛甚。血脉阻滞，心阳虚弱，心气力微，故四肢厥冷，心悸短气，面色苍白，动者喘息，不能平卧。阳气虚，不能卫外固表，故自汗或大汗淋漓。阳气虚而不振，故舌淡苔白，脉沉细无力也。宜宣痹通阳、散寒化浊、化瘀通痹治之。可选枳实薤白桂枝汤（《金匮要略》）：枳实、薤白、桂枝、厚朴、瓜蒌。

方中枳实开胸下气，薤白开胸通痹，瓜蒌宽胸利膈，桂枝温通心阳，厚朴温阳理气化浊。诸药共济，共奏宽胸通痹、温阳化浊之功也。

加减：胸痛甚，酌加丹参、桃仁、当归、三七参、檀香等，以增活血散瘀、通络止痛之功；短气乏力，酌加人参、黄芪等，以增益气之功；胁痛，酌加延胡索、川楝子、赤芍等，以增理气止痛之功。

结语

胸阳痹阻之胸痛，即心气不足不能鼓动心搏，致搏动无力，瘀血停滞，乃发胸闷胸痛也。故治疗宜补心气，温通心阳，以增心搏之力。阳虚，阴寒易盛，寒盛易生痰浊，故宜益气温通心阳，兼温化痰浊也。正气虚推动无力，易留瘀，痰瘀互结，乃胸痹胸痛之根源也。故治胸阳不振之胸痹、胸痛，应大补气血以鼓动血脉之运行，活血化瘀以散瘀阻，清浊化痰以消胸中之痰浊。诸法联治，可蠲胸阳不振之胸痹也。

本节论治胸痹之胸痛（冠心病）：心血瘀阻者，益气活血散瘀治之；痰浊闭阻者，豁痰通痹治之；胸阳痹阻者，宣痹温通心阳治之。但不论何种胸痹胸痛，总宜大补气血，以增心搏之力，此乃治本之术也。散瘀通血络，消瘀化痰浊，乃治其标也，标本兼治，不可偏倚，此之谓也。

第二节　心悸（怔忡）

心悸是人自觉心跳心慌，惊悸不安，可见于多种心脏疾病的一种病证。常与精神因素、心血不足、阴虚火旺、心阳衰弱、瘀血阻滞、水饮内停等有关。一般惊而致心动不安者，称惊悸；无惊而亦自觉心动不安者，称怔忡。惊悸较轻，怔忡较重，皆属心悸之范畴。中医认为有心神不宁、心血不足、心虚胆怯、阴虚火旺、心阳不足、水饮凌心、瘀血阻络等多种类型，然而这只是对惊悸、怔忡的临床诊断分型而已。余根据心悸临床发作情况，将之分为心动过速、心动过缓、心律不齐三种类型，现分而述之。

一、心动过速

成年人一分钟心脏搏动超过 90 次，甚或 100 次以上者，医学上谓之心动过速，属心悸、怔忡之范畴。有阴虚火旺，耗损心阴致心动过速者，亦有心血虚弱，阴血亏虚致心动过速者。

阴虚火旺，心动过速者，患者口干少津，心烦少寐，心悸心跳，头晕耳鸣，动则心慌气急，大便干结，小便短赤，舌红少苔，脉细数。此乃阴虚火旺也，宜滋阴降火、养心安神治之。

亦有心血不足，心失血之濡养，而心动过速者，患者心悸怔忡，头晕，面色无华，倦怠乏力，动则心慌气急，舌淡苔白，脉细弱。此乃心血不足也，宜健脾益气、补血养心治之。

《济生方》云："夫怔忡者，此心血不足也。"

《丹溪心法》云："怔忡者，血虚，怔忡无时，血少者多。"

《素问玄机原病式》云："水衰火旺，而犹火之动也。故心胸躁动，谓之怔忡。"

《临证要方》云："心悸心跳心神不宁，心动过速者，阴血不足，心失荣养也，血旺，阴精充盈，心神守舍其宫，神明昭著全身，何有心悸心跳乎。"

《中医内科学》谓："功能性心律失常，多由自主神经功能失常所致。临床以快速型多见，辨证多为气阴两虚，心神不安，肝气郁结。治疗以益气养阴，重镇安神，疏肝解郁为法。"

辨证施治

阴虚火旺，心动过速者，多因肾阴亏虚，或久病及肾，耗损肾阴。在正常情况下，肾阴上济心火，心火下交于肾，维持着人体心肾的正常功能，谓之"心肾相交，水火既济"。今肾阴亏虚，不能上济于心，致心火内动，耗伤心阴，扰乱神明，而发心悸心跳，心动过速，口干少津，心烦少寐，头晕耳鸣，动则心慌心急，大便干结，小便短赤，舌红苔少，脉细数。火旺，心阴即伤，心失阴液滋养，故心慌心悸心动过速也。阴虚不能制阳，虚火妄动，扰乱心神，故心烦少寐，动则心慌心悸也。舌为心之苗，心阴虚不能上荣，故口干少津也。肾阴亏虚于下，阳浮于上，故头晕耳鸣也。阴虚火旺，耗伤阴津，故大便干结，小便短赤，舌红少苔，脉细数也。宜滋阴降火、养血安神治之。可选定志安神汤（《临证要方》）：生白芍、麦冬、百合、龙眼肉、生地黄、山茱萸、酸枣仁、当归、炙龟甲、甘草。

方中百合、麦冬、龙眼肉、生地黄清心滋补心阴，填补阴精；山茱萸、白芍酸敛宁心安神，以制心动过速；枣仁宁志安神；炙龟甲为补阴之圣品；甘草和诸药而缓急（缓急可遏制心率）。诸药相济，共奏滋阴清热、养血安神之功也。

加减：心悸多汗，酌加龙骨、牡蛎等，以增收敛止汗之功；热盛，酌加石膏、知母等，以增清热、凉润之功。

心血不足，致心动过速者，多因思虑过度，耗伤心脾，运化功能减退，生化之源匮乏，阴血不足，不能奉养于心。或失血，或久病，均能致心血匮乏不足，心失所养，心悸不安，心动过速。心悸怔忡，头晕，面色无华，倦怠乏力，动则心慌气急，舌淡苔白，脉细数。心血亏虚，血不荣心，故心悸心跳怔忡也。心主血脉，其华在面，心血不足，故面色无华也。心血虚，不能上荣于脑，故头晕。气血同源，血亏气亦亏，气血双亏，故倦怠乏力，动则心慌气急也。心血亏虚，故舌淡，脉细弱无力也。宜健脾益气、补血养心治之。可选归脾汤（《济生方》）：白术、白茯苓、黄芪、人参、甘草、木香、当归、远志、龙眼肉、酸枣仁。

方中人参、黄芪、白术、白茯苓、甘草健脾益气，以资生化之源；当归、龙眼肉补心养血；酸枣仁、远志养心安神；木香理气和胃，以佐诸药之塞补。诸药合济，共奏健脾益气、补心养血安神之功也。

加减：阴虚，阴津亏甚，酌加麦冬、五味子等，以增养阴敛阴之功；心慌心悸，动则喘息汗出，酌加龙骨、牡蛎等，以增安神敛阴之功。

结语

心动过速，乃心悸怔忡之类也。乃阴虚火旺，心血不足所致也。心血不足者，心悸，心动过速，俱面色少华，倦怠无力，心悸不安，动则心慌心悸，心率加快。宜补养心血、健脾益气治之。心阴不足，阴虚火旺者，常见心烦口燥，口干少津，五心烦热，心悸心跳，动则心慌气急，心率加快，舌红少苔，脉细数。宜滋阴养心、降火安神治之。心血旺，心阴充足，心有所养，心神有所舍，心动自复常矣。

二、心动过缓

成年人心脏搏动每分钟不足 60 次，甚或更少，医学上谓之心动过缓。属心悸、怔忡之范畴。心动过缓，一般有心气虚，心搏无力致心动过缓，心阳虚，不能鼓动血脉运行致心动过缓。

心气虚，心搏无力，致心动过缓，心悸心慌气急，胸闷不舒，面色㿠白，少气乏力，困倦懒言，动则喘息，自汗，纳差便溏，舌淡脉沉缓。此乃心气虚，心搏无力也，宜益气养心、补血安神治之。

亦有心阳虚衰，阳虚阴盛，心脏鼓动血脉运行无力，致心动过缓者。常见心悸心跳，短气乏力，动则喘息，四肢厥冷，自汗，伴胸闷不舒，唇白舌淡，脉沉迟无力。此乃心阳虚，心脏无力鼓动血脉运行也。宜温通心阳、补气安神治之。

《伤寒明理论》云："其气虚者，由阳气虚弱，心下空虚，内动而为悸也。"

《中医临证经验方》云："寒邪内凝，阻滞心阳，血脉受阻，心脏受损，出现心悸心跳怔忡，非大补心气，佐祛寒温通心阳之法不能图治。心气旺，搏动有力，阳气盛，转运迅速，心悸心跳自除也。"

《中医内科学》谓："缓慢型心率失常，病机主要为心气虚弱，推动气血运行无力；肾阳不足，不能助心阳搏动。治疗应以补心气、温肾阳为法。"

辨证施治

心气虚，心动过缓者，心悸心跳，心神不安，短气乏力，动则喘息，心动过缓者，乃心气不足也。临床常见心悸心慌气急，胸闷不舒，面色㿠白，少气乏力，困倦懒言，动则喘息，自汗，纳差便溏，舌淡，脉沉缓。心气虚，血随气行，气虚血亦虚，气血双虚，故心悸心跳，心慌气急也。心气虚，推动血脉运行无力，故心动过缓也。心气虚，心搏无力，机体失气血之荣养，故面色㿠白，少气懒言，困倦乏力也。心气虚，不能鼓动血脉运行，血滞运行不畅，故胸闷不舒也。气虚不能固表，故动则汗出也。心气虚致脾气亦虚，脾虚失其运化，故纳差便溏也。心气虚气血运行迟缓，故心悸短气，动则喘息，舌淡脉沉缓也。宜益气养血、补血安神治之。可选人参养荣汤（《太平惠民和剂局方》）：人参、黄芪、白术、白茯苓、当归、白芍、熟地黄、陈皮、五味子、炙甘草、远志、肉桂。

方中人参、黄芪补气；白术、白茯苓、甘草健脾益气，以培补气血生化之源；当归、白芍、熟地黄生血补血；五味子补肾、敛肺气；远志宁志安神；肉桂温阳，助气血运行；陈皮理气和胃。全方共济，共奏益气补血、健脾和胃之功也。

心阳虚，心动过缓者，心阳虚亦含心气虚，即有心气虚证。阳气虚弱，阴寒内盛，心受阴寒之渍，心搏无力迟缓，心悸心跳，短气乏力，动则喘息，四肢厥冷自汗，动则大汗淋漓，胸闷不舒，唇白舌淡，脉沉迟无力。心阳虚心动过缓者，乃久病心气虚弱，心阳不振，或因风寒湿邪，乘虚侵犯心脏，致心阳受损，血液运行障碍，故心悸心跳怔忡，心动过缓也。心阳不振，血运无力，气血来源不足，故短气乏力动则喘息也。心阳不振，阳虚不能温煦肢体，四肢厥冷也。阳虚不能固表，气虚不能卫外，故汗出，动则大汗淋漓也。心阳虚，胸乏阳气之温煦，故胸闷不舒也。唇白舌淡，脉沉迟无力，乃心阳虚衰之征也。宜温通心阳、补气安神治之。可选桂枝甘草龙骨牡蛎汤（《伤寒论》）：桂枝、甘草、龙骨、牡蛎。

方中桂枝、甘草温补心阳，以促血脉之运行；龙骨、牡蛎安神定惊。诸药共济，共奏温补心阳、安神定志之功也。

加减：气虚甚，酌加人参、黄芪等补心气，以促血脉运行；形寒肢冷，唇白舌淡，脉沉迟无力，阳虚之极也，酌加附子、干姜等温阳，以鼓动血脉之流畅。气盛血旺，阳气鼓动血脉运行有力，心率可复常矣。

结语

心动过缓，乃心气虚，血随气行，气虚推动无力，血行缓慢，心跳过缓也。心阳虚，亦能致心动过缓，阳虚则阴盛，阴盛，心中阳气运行缓慢，血流亦缓慢，故心动过缓也。故心动过缓乃心气虚不能帅血运行；阳气虚，不能鼓动血脉流动。故治疗以大补心气、温补心阳为法。阳气盛，鼓动血行有力；心气盛，帅血行动通畅，心率可复常矣。

三、心律不齐

心律不齐，属心悸、怔忡之范畴。即心脏跳动数下停顿一下，或数时一止，或缓时一止，没有规律。现代医学谓之"早搏"或"房颤"。导致心律不齐的原因有气滞血瘀，致血脉运行不畅，出现心跳时有停顿；或心气虚弱，推动血脉运行无力，而心跳时有停顿。

气滞血瘀，心悸心跳，心律不齐者，常见心悸怔忡，胸闷不舒，阵发性胸痛，严重时唇甲青紫，舌紫黯，脉结代。此乃气滞血行不畅也。宜活血化瘀、理气通络治之。

心气虚弱，无力推动血脉运行，致血行缓慢，心跳时有停顿，乃心之气血亏虚也。心气血亏虚，常见心悸心跳，心率缓慢，时有停顿，伴面色㿠白，动则喘息，汗出，畏寒肢冷，舌淡，脉结代。此乃气虚，无力推动血脉运行也，宜温阳补气治之。

《景岳全书》云："怔忡之病，心胸筑筑振动，惶惶惕惕无时得宁者是也。"

《临证要方》云："心悸心跳，心律不齐者，乃气血虚弱，心失所养也。气盛血旺，脉道畅，心动有节，自无停顿之患也。"

《秦氏医案医话》云："气滞血行不畅，亦可导致心律不齐也。气为血帅，血随气行，气滞则血脉阻滞矣。"

辨证施治

气滞血瘀，致心悸心跳，心律不齐者，心脉阻滞心失所养，心神失其所舍也。临床常见心悸怔忡，心律不齐，胸闷不舒，阵发性疼痛，严重时唇甲青紫，舌紫黯，脉结代。乃气滞血瘀，血行不畅，心阳被遏，故心悸怔忡，胸闷不舒，心律不齐也。心脉阻滞，心脉挛急，故时发胸痛。气滞血瘀，脉络阻滞，血行不畅，故严重时唇甲青紫也。心阳郁阻，血行不畅，瘀血蓄积，故舌紫黯，脉结代也。宜活血化瘀、理气通络治之。可选桃仁红花煎（《陈素庵妇科补解》）：红花、桃仁、香附、延胡索、赤芍、川芎、当归、乳香、丹参、青皮、生地黄。

方中桃仁、红花、丹参、川芎、赤芍活血化瘀，延胡索、香附、青皮、乳香理气通络止痛，当归、生地黄养血活血。全方共济，共奏活血化瘀、理气通络之功也。

加减：形寒肢冷，酌加桂枝、炙甘草等，以增散寒通阳之功；惶惶心悸不安，酌加龙骨、牡蛎等，以增镇心安神之功。

心气虚弱，无力推动血脉运行，致心动时有停顿，心律不齐者，乃心气虚，帅血运行无力也。临床常见心悸心跳，心跳缓慢，心动时有停顿，伴面色㿠白，动则喘息汗出，畏寒怕冷，舌淡，脉结代。心气虚，气虚阳亦虚，气虚血亦虚，气血双虚，血虚不能充实脉道，故心悸心跳，心动过缓也。气虚无力帅血奔腾，故心跳时有停顿也。心阳虚，机体失阳气之温煦，故形寒肢冷，面色㿠白，动则喘息汗出也。舌淡，脉结代，气虚之征也，宜温阳补气治之。可选参附汤（《世医得效方》）：人参、附子。

药味虽少，但俱有温阳补气之功也。

加减：心动过缓，脉结代，心阳虚甚，酌加桂枝、炙甘草等，以增温通心阳之功；气血虚，面色㿠白，脉结代，酌加黄芪、当归等，以增补气养血之功；心悸心跳，心神不宁，酌加酸枣仁、龙骨等，以增镇心安神之功。

结语

心悸心跳，怔忡不安，心律不齐者，一般由气血虚弱，气滞血瘀，血脉阻滞，运行不畅所致。血旺气盛，脉道通畅，心动有节，自无停顿之患也。气血旺盛，心神有所舍，自无心悸怔忡之理也。临床宜理气行滞，活血散瘀以通血脉，益气温补心血治之。气血旺盛，心血充足，心搏有力，气散瘀消，脉道无阻滞之患，何有心悸怔忡，心动时止，心律不齐之理乎。

第三节　心悸（心肌炎）

心肌炎，中医典籍未见记载，属中医心悸虚劳之范畴。外感邪毒侵袭机体，耽误治机，正气渐虚，邪毒内扰，侵犯心脏，致心悸心跳，心慌气急，动则喘息。邪毒久稽，心肌受损，出现神疲乏力，面色㿠白，肢体懒动，舌淡苔薄，脉细数沉弱无力。虚劳已成，宜益气养阴、宁心安神，佐清热祛邪治之。

《景岳全书》云："阴虚者，宜补而兼清，门冬、芍药、生地之属是也。"

《中医内科学》谓："罹患大病重病，邪气偏盛，耗伤脏气，气血阴阳亏损；或久病迁延不愈，精气耗伤；或病后失于调养，正气难复，均可演变成虚劳。久病而成虚劳者，可因病性差异造成不同损伤，如热病日久，耗伤阴血……"

又云："虚者，为气、血、阴、阳亏损，使心失滋养，而致心悸……心悸初起，以心气虚为常见。可表现为心气不足，心血不足，心脾两虚，心虚胆怯，气阴两虚等证。"

《临证要方》云："心肌炎一证，属中医虚劳，心悸之范畴……心肌炎初，乃为外感邪毒侵袭，治之失误，或耽误治机，正气渐虚，邪毒内扰，邪犯心包，致心悸心跳，心慌气急，低热不退……待热退，仍心慌气急，动则喘息者，心肌受损，虚劳已成，非短期治疗所能为也。应以益气养阴扶正，佐以清热解毒驱邪为治则。"

辨证施治

心肌炎，初为外感邪毒侵袭，耽误治机，邪毒内侵，邪犯心包，损伤心肌，形成虚劳，出现心悸心跳，心慌气急，倦怠懒言，神疲乏力，动则喘息，纳差，形寒肢冷，面色㿠白，舌淡，脉细数沉弱无力，或潮热盗汗，五心烦热，舌红，脉细数等阴虚之证。

《黄帝内经》云："心者，五脏六腑之大主也，精神之所舍也，其脏坚固，邪弗能容也，容之则心伤，心伤则神去。"今邪犯心包，损伤心肌，心之气血受损，故心悸心跳，心慌气急也。心者五脏六腑之大主，心即受伤，气虚受损，心神失养，故倦怠乏力，神疲懒言，动则喘息也。心气虚，气血运行无力，故纳差，形寒肢冷，面色㿠白，舌淡脉沉弱无力也。心阴虚损，阴虚生内热，故潮热盗汗，五心烦热；阴虚，故舌红，脉细数也。宜益气养血，清心养阴治之。可选清心益气汤（《临证要方》）：西洋参、黄芪、当归、麦冬、五味子、生地黄、焦山楂、玉竹、黄精、甘草。

方中西洋参、黄芪、当归益气养血，扶正固本；生地黄、麦冬凉血，清心养阴；西洋参、玉竹、黄精、五味子敛心阴，补肺气；焦山楂通血脉、助消化，以增生化之源；甘草清热解毒，调和诸药。诸药共济，共奏益气补血、清心养阴之功也。

加减：困倦乏力，神疲懒言，面色㿠白，舌淡，脉沉弱无力者，以大红参易西洋参（西洋参性平淡补，红参性温峻补），以增补心益气之功也；心悸心跳甚，酌加柏子仁、酸枣仁、茯神等，以增宁志安神之功。

结语

心肌炎，中医典籍未见记载，属中医心悸怔忡、虚劳之范畴。心肌炎初发，乃外感邪毒侵袭机体，日久不愈，邪毒内侵，袭其心脏，证见心悸心跳，短气，神疲乏力等虚劳之候。既成虚劳，非短期所能为也。故需休养，以减轻心脏之负荷；增加营养，以增扶正祛邪之力。更重要的是，益气补血以养心脏，滋阴养阴，清心润肺，以增心脏搏动之力。慢慢休养调治，心血充足，心气旺盛，阴精充沛，心脏得其荣养，正复邪消，心悸心跳可解，虚劳之体可复也。若不注意休养和治疗，心肌炎一疾难愈矣。

第五章　肾病门

肾藏精，主骨生髓，主水液代谢，主人体生长、生殖发育。医学上谓之为"先天之本"。故肾气盛，机体健壮，精力充沛；肾精亏虚，精气不足，可导致阳痿、遗精、遗尿、早泄等男科疾病，女子月经不调等多种妇科疾病。肾主水液代谢，肾精亏虚，肾之蒸腾气化失司，导致水液运化障碍，水道不利，出现水肿及小便异常等病证。肾精亏虚，可导致腰痛、头晕耳鸣等病证。肾主生殖，肾精亏虚，可导致男女生殖障碍，造成男女不育等多种疾病。本类病证，在余编著的《中医妇科实践录》和《临证要方》中已有论述，本章不做赘述。

第一节　水　肿

水肿，即水液在体内潴留过量，泛滥于肌肤，引起头面、眼睑、四肢、全身浮肿。水肿一般根据病情的轻重缓急、病程长短、水肿部位等，分为"阳水"和"阴水"，现分而述之。

一、阳水

阳水即水肿，发热伴有表实证，临床可分为风邪外袭、水湿浸渍等类型。

风邪外袭，初起眼睑、面部浮肿，继之四肢，甚者全身浮肿。病势急骤，小便不利，伴恶风恶寒，发热头痛，肢节酸痛，咽喉肿痛，咳喘，舌红苔薄白，脉浮数。此乃风邪外袭犯肺也，宜清热发汗、宣肺利水治之。

水湿浸渍，患者身体浮肿，晨起面部为甚，午后下肢肿甚，按之没指，身体困重，小便短少，脘腹胀满，或恶寒发热口渴，舌苔白腻，脉缓。此乃水湿之邪侵袭肌肤也，宜健脾利湿、通阳利水治之。

《黄帝内经》云："平治于权衡，去宛陈莝……开鬼门，洁净府。"

《金匮要略》云："诸有水者，腰以下肿，当利小便；腰以上肿，当发汗乃愈。"

又云："风水其脉自浮。外证骨节疼痛恶风。皮水，其脉亦浮，外证跗肿，按之没指，不恶风。"

《刘元素六书》云："开鬼门，洁净府者，发汗利小便也。"

《医学入门》云："阳水多外因，涉水冒雨或兼风寒暑气，而见阳证。"

《中医内科学》谓："阳水多由外感风邪、疮毒而来，发病较急，每成于数日之间，浮肿由面目开始，自上而下，继及全身，肿处皮肤绷紧光亮，按之凹陷即起，身热烦渴，小便短赤，大便秘结，脉滑有力。"

辨证施治

风邪外袭，即风水，首先犯肺，邪壅塞肺窍，肺失宣发之机，失其通调水道之功。津液不能敷布，水气外溢发为头面继全身水肿。发病急骤，发热恶寒恶风，身痛头痛，小便不利，咽喉肿痛，舌红苔白，脉浮。风为阳邪，其性向上，风水相搏，故首见面目浮肿。风为阳邪，善行，故病势急骤，迅速全身浮肿。风邪外袭，外表受邪，邪正相搏，故恶寒恶风发热身痛头痛。水湿停滞，影响肺清肃宣发之机，故咳嗽气喘。风为阳邪，风热外袭，故咽喉肿痛。风邪袭表，邪居肺卫，故舌红苔薄白，脉浮数。宜清热发汗、宣肺利水治之。可选越婢加术汤（《金匮要略》）：麻黄、石膏、炙甘草、白术、生姜、大枣。

方中麻黄发汗宣肺，石膏清热宣肺解肌，生姜、大枣、甘草调和营卫，白术健脾。诸药合济，共奏清热发汗、宣肺利水之功也。

加减：发热表邪甚，酌加防风、羌活等，以增发汗解表之功；咳嗽甚，酌加杏仁、桑白皮、葶苈子等，以增泻肺止咳平喘之功；咽喉肿痛，酌加玄参、射干、牛蒡子等，以增清热解毒利咽之功。

水湿浸渍，致全身浮肿者。患者浮肿，晨起面目肿甚，午后下肢肿甚，按之凹陷，身体困重乏力，小便短少，纳差胀满，或恶寒口渴，舌苔白腻，脉缓。此乃外感水湿，或淋雨，或久卧湿地，水湿内浸。或平素饮食不节，湿蕴中焦，脾失健运，复感外邪浸渍肌肤，两湿相得，致身体浮肿，困重乏力。水湿阴邪，阻遏阳气，脾阳被遏，阳气不得舒展，脾失运化之机，故纳差脘腹胀满。湿乃阴邪，易伤阳气，晨起阳不能通达于上，故晨起面目肿甚。湿乃阴邪重浊，故午后下肢肿甚，按之没指。水湿停聚，下焦决渎失司，阻滞膀胱气化之机，故小便短少。水湿在表，卫阳被遏，故恶寒发热。湿阻中焦，津不上乘，故口干口渴。水湿内停，阳气不运，故舌苔白腻，脉缓无力。宜健脾利湿、通阳利水治之。可选五苓散（《金匮要略》）：桂枝、茯苓、白术、泽泻、猪苓；合五皮饮（《中藏经》）：桑白皮、陈皮、生姜皮、大腹皮、茯苓皮。

方中白术健脾燥湿，桂枝通阳化气，猪苓、茯苓、泽泻利水渗湿，生姜皮、桑白皮、茯苓皮、大腹皮利水消肿，陈皮理气化湿。二方合济，共奏健脾利湿、通阳利水之功也。

加减：上半身肿甚，咳喘，酌加黄麻、杏仁等，以增宣肺止咳平喘之功；下肢肿甚，酌加厚朴、防己等，以增行气化湿之功；畏寒肢冷，脉沉迟无力，酌加附子、干姜等，以增温阳化气、行水利湿之功。

结语

阳水水肿，多由感受外邪（风邪、湿邪）而发，病位主要在肺脾，多属实证。治疗以解表发汗、利水化湿为法。即风邪引起肺气不宣，水肿兼有表证，当治以驱邪发汗。脾失运化，水湿停滞引起水肿，治以健脾利水（腰以上肿，当发其汗；腰以下肿，当利小便）。风邪相袭，壅塞肺窍，肺失宣发通调水道之职，水湿外溢，发为水肿，宜清热发汗、宣肺利水治之。水湿停滞，脾失健运，内蕴湿邪，复外邪相袭，两湿相得，湿不下行，外溢肌肤，形成水肿，宜温阳化湿利水治之。阳水发病急骤，属实，及时治之，多能在短期内康复。若治疗不彻底，迁延日久，多转为阴水，故阴水大多由阳水未能根治，迁延日久转化而来。

二、阴水

水肿乃水液代谢失常的病证。发病急，病程短，发热者为实证，属阳水，前已论述。然水肿病情缠绵，迁延日久不愈，属里虚寒证，或虚实夹杂证，属阴水。阴水多由脾肾阳虚，机体功能失调，或阳水治疗不彻底，转化而来。阴水临床上一般有脾阳不运或肾阳虚衰之分，现分而述之。

脾阳不运之阴水，临床常见身体浮肿，下肢尤甚，按之凹陷不起，食欲不振，脘腹胀闷，神疲懒言，倦怠乏力，肢冷，面色萎黄，小便短少，舌淡苔白腻，脉沉缓。此乃脾阳虚弱，不能运化水湿也，宜温阳健脾、消肿利水治之。

肾阳虚衰之阴水，临床常见全身浮肿，早晨肿甚，下肢肿甚，伴下肢酸重疼痛，神疲乏力，面色晦暗，纳呆，脘腹胀满，心慌短气，四肢厥冷，小便短少。舌淡胖苔白，脉沉细无力。此乃肾阳虚衰，气化失司也，宜温肾助阳、化气行水治之。

《丹溪心法》云："遍身肿，不烦渴，大便溏，小便少，不涩赤，此属阴水。"

《景岳全书》云："水肿证，以精血皆化为水，多属虚败，治宜温脾补肾，此正法也。"

朱丹溪说："水肿因脾虚不能制水，宜补中行湿利小便，切不可下。"

《中医内科学》谓："阴水多因饮食劳倦、先后天脏腑亏损，或阳水失治误治，转化所致。发病缓慢，浮肿由足踝开始，自下而上，继及全身，肿处皮肤松弛，按之凹陷不易恢复，甚则按之如泥，身冷不热，不渴，小便或短但不赤涩，大便溏薄，脉沉细无力。"

辨证施治

脾阳不运之阴水，脾虚运化无力，水湿停聚，或阳水治不彻底，水湿逗留

127

不化，迁延日久，耗伤脾阳，脾阳虚衰，运化无力，水湿积聚肌肤，发为水肿，下肢尤甚，按之凹陷不起，食欲不振，脘腹胀闷，神疲懒言，倦怠乏力，肢冷面色萎黄，小便短少，舌淡苔白滑，脉沉缓。此乃脾阳虚衰，水湿不运，潴留体内，外溢肌肤，而发水肿。水湿阴邪，其性重浊，故腰以下肿甚，按之凹陷不起。脾阳虚弱，运化失司，故食欲不振，脘腹胀闷。脾阳虚弱，运化力微，精微不足，故面色萎黄，神疲懒言，倦怠乏力也。脾阳虚，肾阳亦虚，肾阳虚，气化无力，故肢冷小便短少。脾阳虚，水湿盛，故舌淡苔白腻，脉沉缓也。宜温阳健脾、消肿利水治之。可选实脾饮（《济生方》）：炮附子、干姜、甘草、厚朴、木香、草果仁、白术、大腹皮、木瓜、茯苓、生姜、大枣。

方中炮附子、干姜温阳化气，茯苓、木瓜、大腹皮渗湿利水，木香、草果仁、厚朴健脾利气消满，甘草、生姜、大枣和中。诸药合济，共奏温阳化气、健脾消水之功也。

加减：水湿盛，酌加猪苓、泽泻、桂枝等，以增温阳化气行水之功；脾虚便溏，酌加白术、党参等，以增健脾补中益气之功。

肾阳虚衰之阴水，多因劳倦内伤，女子生育不节等原因，或阳水迁延日久不愈，正气日虚，致肾阳衰微，气化无力，水湿凝聚不化而发水肿，早晨肿甚，下肢肿甚，按之凹陷不起，腰酸疼痛，神疲乏力，面色晦暗，纳差便溏，脘腹胀满，心慌短气，四肢厥冷，小便短少，舌淡胖苔白，脉沉细无力。此乃阴盛于下，肾阳虚衰，失其化气行水之功，水湿泛滥，外溢肌肤，故发水肿。腰以下为肾所主，故腰以下肿甚。早晨阳气未复，故晨起肿甚。腰为肾之府，肾虚，水湿内停，水湿重浊，故腰酸疼痛，水肿按之凹陷不起。肾阳虚衰，水湿上泛，影响心阳，心阳不振，故心慌短气。肾阳虚惫，命门火衰，阴虚不能温煦肢体，故四肢厥冷，神疲乏力，面色晦暗。肾阳虚，损及脾阳，脾肾阳虚，故纳呆便溏，脘腹胀满。肾与膀胱相表里，肾阳不振，失其气化，膀胱气化不利，故小便短少。肾阳虚衰，水湿内盛，故舌淡胖苔白，脉沉细无力也。宜温肾助阳、化气行水治之。可选真武汤（《伤寒论》）：白茯苓、白芍、白术、炮附子、生姜。

方中附子温补肾阳，化气行水；白术补脾益气，白茯苓、白芍、生姜利水消肿。诸药合济，共奏温肾助阳、化气利水消肿之功也。

加减：心阳虚，酌加桂枝、炙甘草等，以增振奋心阳之功；气喘甚，酌加五味子、胡桃仁、龙骨、牡蛎等，以增补肾纳气之功；水肿甚，酌加车前子、泽泻等，以增行水利尿之功；气虚甚，酌加党参、黄芪等，以增扶正补气之功。

结语

阴水者，里虚寒证，肾、脾、心阳气虚衰，不能温化水湿也。脾失运化，水湿停聚，肾失温煦，气化失司，致水湿潴留也。心阳虚，无力辅助脾肾之阳行气利水，致水湿潴留，外溢肌肤，形成水肿也。或阳水虽肿势已消，但正气未复，机体尚未正常运转，迁延日久，水肿复发，治法皆一也。温阳健脾，化湿利水，以增健脾运化水湿之功。温阳补肾，化气行水利尿，以促水湿速去。温补心阳，以促血脉运行，阳气盛，阴邪水湿易散易消也。

第二节　淋证

淋证，是小便频数，短涩，滴沥刺痛欲出未尽，小腹拘急，或尿如膏脂，甚或尿血，或尿有砂石，痛引小腹的一种病证。根据临床症状的不同表现，分为热淋、血淋、砂石淋、膏淋、气淋、劳淋六类，现分而述之。

一、热淋

患者小便频数，尿急，热涩刺痛，淋沥不畅，小便黄赤，大便干结，小腹拘急，或恶寒发热，身痛头痛，口干口渴，舌红苔黄腻，脉滑数。此乃湿热之邪，蕴结下焦，宜清热泻火、解毒通淋治之。

《诸病源候论》云："诸淋者，由肾虚，膀胱热故也……肾虚则小便数，膀胱热则水下涩。数而且涩，则淋沥不宣，故谓之淋。热淋者，三焦有热，气搏于肾，流入于胞，而成淋也。"

《景岳全书》云："淋之初病，则无不由乎热剧，无容辨矣。"

《临证要方》云："尿急，尿频，尿痛，中医谓之'热淋'，现代医学谓之'尿路感染'。乃临床常见之病。此乃湿热下注膀胱，蕴结不解，故小便不利、涩痛；湿热蕴结，郁而不散，故发热。"

《中医内科学》谓："热淋起病多急骤，小便赤热，溲时灼痛，或伴有发热，腰痛拒按。"

又云："热淋多由湿热所致。治疗上以清热通淋为主，但热结血分，动血伤络，多见尿血，应加入凉血之品，凉血有助于泄热。"

辨证施治

热淋乃湿热之邪蕴结下焦，复感湿热邪毒，与体内湿热之邪互结，蕴积膀胱，致小便异常，出现尿频，尿急，热涩刺痛，淋漓不畅，小腹拘急，小便黄赤，大便干结，恶寒发热，身痛头痛，口干口渴，舌淡红，苔黄腻，脉滑数。湿热之邪，蕴稽膀胱，阻滞膀胱气化之机，故小便异常，尿频，尿急，小便黄赤，淋漓不畅热涩刺痛。湿热壅滞，气机不利，故小腹拘急疼痛。热盛伤津，故口干口渴，大便干结。外邪相袭，故恶寒发热，头痛身痛。热毒炽盛，故舌红苔黄腻，脉滑数。宜清热泻火、解毒通淋治之。可选加减八正散（《临证要方》）：金银花、板蓝根、蒲公英、木通、石韦、瞿麦、连翘、滑石、车前子、萹蓄、甘草。

方中金银花、板蓝根、蒲公英、连翘清热解毒，石韦、瞿麦、萹蓄降火通淋，滑石、木通、车前子清热利尿，甘草和诸药而缓急止痛。诸药共济，共奏清热解毒、利尿通淋之功也。

加减：腰痛甚，酌加山药以增补肾之功；小便黄赤有血，酌加白茅根、生地黄、栀子等，以增清热凉血止血利尿之功；纳差乏力者，酌加白术、黄芪、鸡内金等，以增健脾益气之功。

结语

热淋乃现代医学尿路感染。膀胱素有湿热，复感湿热邪毒，邪毒由尿道上行播散，互结于膀胱，扰乱膀胱气化之机，出现小便异常，小腹窘迫，尿频，尿道涩痛。热毒炽盛，灼伤膀胱脉络，故小便红赤而涩痛。邪正相搏，故恶寒发热，身痛头痛。宜清热解毒利尿治之。热毒清，小便有节，诸证可愈也。

二、血淋

患者小便热涩刺痛，小腹满急，尿色红赤带血，伴腰酸沉痛，舌红苔薄黄，脉细数。乃湿热蕴结下焦也，宜清热凉血、止血利尿治之。

血淋久不获愈，耗损阴精，虚火内动，小便不痛，尿色淡红，腰酸腿软，神疲乏力，舌红苔少，脉细数。此乃湿热久居下焦，损伤肾阴，宜滋阴补肾、清热止血治之。

《金匮要略》云："热在下焦者，则尿血，亦令淋泌不通。"

《千金方》云："热结中焦则为坚；下焦则为溺血，令人淋闭不通……热淋之为病，热即发，甚则尿血。"

《证治汇补》云："初为热淋，重为血淋……"

《丹溪心法》云："血淋一证，须看血色分冷热，色鲜者，心、小肠实热；色瘀者，肾、膀胱虚冷。"

《中医内科学》谓："膀胱湿热，灼伤血络，迫血妄行，血随尿出，乃成血淋。"

又云："热结血分，动血伤络，多见尿血。"

辨证施治

血淋一般多由湿热发展而来，湿热蕴结下焦，蓄积膀胱，热邪伤络，迫血妄行，出现尿血，小便热涩刺痛，小腹满急，腰酸沉疼痛，舌红苔薄黄，脉细数。乃热郁下焦，迫血妄行，血溢脉外，与尿同下，故尿色红赤，甚者夹血块。脉络损伤，故小腹满急，小便热涩刺痛。肾与膀胱同居下焦，湿热蕴聚膀胱或肾，故腰酸沉疼痛。湿热蕴内，热盛，故舌红苔薄黄，脉细数。

中医典籍多载五淋，血淋、热淋大多不分。故血淋乃热淋之极，热之极动血，血外溢成血淋。宜清热凉血、止血利尿治之。可选小蓟饮子（《济生方》）：小蓟、炒蒲黄、藕节、滑石、木通、生地黄、当归、甘草、栀子、竹叶。

方中生地黄、小蓟、藕节凉血止血，木通、滑石、栀子、竹叶清热利湿利尿，当归养血，甘草缓急止痛。诸药合济，共奏清热凉血、止血利尿之功也。

加减：尿道灼热疼痛，酌加金银花、蒲公英、连翘、紫花地丁等，以增清热解毒之功；热盛尿血，酌加白茅根、茜草等，以增凉血止血之功。

血淋久不获愈，损伤阴精，肾阴受损，热灼脉络，小便涩痛而不甚，尿色淡红，神疲乏力，腰酸腿软，舌红苔少，脉细数。此乃湿热久居下焦，耗损肾阴，故腰酸腿软，神疲乏力。虚热动血，热不炽盛，故小便尿道不痛，而尿色淡红。舌红少苔，脉细数，阴虚火热之征也。宜补肾滋阴、清热止血治之。可选知柏地黄汤（《医宗金鉴》）：生地黄、牡丹皮、泽泻、山药、白茯苓、山茱萸、知母、黄柏。

方中六味地黄汤滋阴补肾，知母、黄柏清热降火。全方合济，共奏补肾养阴、清热降火之功也。

加减：尿血，酌加白茅根、墨旱莲、茜草等，以增滋阴凉血止血之功；腰酸腿软，肾阴亏虚，酌加女贞子、阿胶等，以增补肾滋阴之功；神疲乏力，气虚，酌加黄芪、党参等，以增补虚益气之功。

结语

血淋、热淋，古之不分。热淋久不获愈，热盛动血，脉络受损，血溢脉外，与尿同下，即为血淋。故血淋仍以清热解毒、凉血止血治之。热清，血不妄行，血自止也。热清血止，小便无血，血淋自愈也。故治血淋、热淋基本一法也。

三、砂石淋

砂石淋，即小便时尿道涩痛，尿中时有砂石排出，尿色黄赤混浊，时有尿中断，时有腰酸剧痛难忍，顿时缓解如常人。伴小腹窘迫，甚或尿中带血。脉舌一般正常，症状严重时，舌红苔薄黄，脉弦。此乃湿热蕴结下焦，久之尿煎炼成砂石也，宜清热通淋、溶石排石治之。

《金匮要略》云："淋之为病，小便如粟状，小腹弦急，痛引脐中。"

《医林绳墨》云："经曰：热极成淋，气滞不通。或曰：诸淋所发，皆肾虚而膀胱有热也。水火不交，心肾不济，遂使阴阳乖舛，清浊相干，蓄于下焦，故膀胱里急，膏血砂石，从小便出焉。"

《千金方》云："石淋之为病，茎中痛，溺不得卒出。"

《诸病源候论》云："石淋者……肾主水，水结则化为石。故肾客砂石，肾虚为热所乘，热则成淋。"

《秦氏医案医话》云："结石可结于肾、输尿管、膀胱、尿道各部位，肾、输尿管结石可下排至膀胱及尿道。于某部位卡塞不下，即疼痛难忍矣。结石在肾之疼痛者，古谓之'肾绞痛'；结石在输尿管之疼痛者，古谓之'绞肠痧'；结石在膀胱，阻塞小便不下者，古谓之'癃闭'。"

辨证施治

砂石淋，即肾脏、输尿管、膀胱、尿道等部位，有尿液中浊渍沉积如砂石，阻滞气机，致气机不畅，排尿困难，小便涩痛或尿血，时腰酸剧痛难忍，时如常人。多因肾虚，气化无力，水液代谢失常，或嗜食辛辣肥腻，湿热蕴结下焦，煎熬尿液，久之，尿中浊质凝成砂石。砂石随尿液下排，故尿中常见砂石。砂石随尿液移动，梗塞于肾、输尿管、膀胱或尿道，气滞不能宣通，引起排尿突然中断，或腰腹部急迫，涩痛难忍，或尿点滴而下，形成癃闭。若砂石在某位停滞不移，对机体无任何刺激，则如常人。

湿热蕴结膀胱，故尿液黄赤混浊；砂石游移，损伤血络，血溢脉外，随尿液排出，故小便红赤，甚或夹血块。结石稽留体内，积久不排，郁积化热，湿热内盛，故舌红苔薄黄，脉弦。宜清热通淋、溶石排石治之。可选石韦散（《普济方》）：石韦、冬葵子、瞿麦、车前子、滑石、木通、赤茯苓、榆白皮、甘草。

方中石韦、瞿麦、冬葵子、榆白皮利尿通淋，溶石排石；滑石、车前子、木通、赤茯苓清热利尿，以助排石之力；甘草缓急止痛。诸药合济，共奏清热通淋、溶石排石之功也。

加减：砂石阻塞不下，腰腹急迫刺痛难忍，酌加金钱草、海金沙、鸡内金等，以增溶石排石之功；年长腰痛甚，酌加黄芪、山药等，以增补肾益气之功；小便有血，酌加大小蓟、白茅根、栀子等，以增清热凉血之功；腰腹痛甚，酌加延胡索、乳香、没药等，以增理气止痛之功。

结语

石淋一证，乃泌尿系统水液代谢过程中，浊液渣滓稽留沉积过久，形成坚涩之物，阻滞水液代谢气化之机，致排尿艰涩不畅，久之积滞郁湿化热，小便黄赤涩痛，甚者小便红赤夹血。医学上谓之"血淋""石淋"，即泌尿系结石。此乃水液代谢过程中，尿液之浊滓沉积而成也。初者疏松，久之坚硬如石也。须理气散结，久服慢慢溶化，方能得愈也。故治疗砂石淋一证，宜清热化湿利尿以清下焦之湿热，使结石无滋生之地，并助结石之排出，溶石化石以消解已成之结石。临证更应酌辅补肾益气之法，补肾益气扶正可助溶石排石之力。年老体弱之人更应如此也。

中医历来认为，五脏六腑均有虚证、实证之分，唯肾脏皆虚证，无实证。非也，肾脏之结石，非攻利、消导不能为。结石游移，腰剧痛不能忍，甚者小便涩痛，点滴而下或尿血，非清热利尿散结、溶石排石不能止。此等之疾，肾虚乎？故肾脏结石，乃五脏六腑之大实证。无可非议也。

四、膏淋

患者尿液混浊如米泔，或如膏脂，上有浮油漂浮，或夹凝块，溺时不畅，尿道灼热涩痛，舌红苔黄腻，脉细数。此乃湿热蕴结下焦，气化失司，宜清热利湿、分清泌浊治之。

膏淋迁延日久不愈，湿热郁久不化，热邪伤肾，肾脏受损，膏淋加重，身体消瘦，神疲乏力，腰酸腿软，舌红苔白，脉沉细。此乃膏淋日久不愈，肾脏受损，宜补肾固涩治之。

《景岳全书》云："淋久不止，及痛涩皆去，而膏液不已，淋如白浊者，此惟中气下陷及命门不固之证也。"

《诸病源候论》云："膏淋者……此肾虚不能制于肥液。"

《金匮翼》云："初则热淋血淋，久则煎熬水液，稠浊如膏、如砂、如石也。"

《中医内科学》谓："膏淋久不止，脾肾亏虚，反复发作，淋出如脂，涩痛不甚，形体日渐消瘦，头昏无力，腰膝酸软，舌淡苔腻，脉细无力。此乃脾肾两虚，气不固摄，用《医学衷中参西录》膏淋汤。"

辨证施治

湿热蕴结下焦，阻滞膀胱气化流通之机，致小便混浊如米泔，或滑腻浮油如膏脂，甚者凝结成块，尿道热涩刺痛，舌红苔黄腻，脉细数。乃湿热蕴结下焦，气化不行，分清泌浊失司，清浊不分，肾失封固之权，故小便混浊如米泔，甚者浮油如膏脂。湿热郁于膀胱，故小便不畅，灼热涩痛。湿热蕴藏，故舌红苔黄腻，脉细数。宜清热利湿、分清泌浊治之。可选程氏萆薢分清饮（《医学心悟》）：萆薢、黄柏、石菖蒲、白茯苓、白术、莲子心、丹参、车前子。

方中萆薢、车前子清湿热利小便，白茯苓、莲子心、白术健脾利湿敛精，石菖蒲、黄柏清热化湿导浊，丹参活血散瘀。诸药合济，共奏清热利湿、健脾化浊之功也。

加减：尿黏腻凝固成块，酌加海金沙、滑石等，以增利湿化浊之功；小便涩痛者，酌加石韦、瞿麦等，以增清热利尿之功；疲惫乏力，腰痛，酌加山药、芡实等，以增强腰补肾之功；尿血，酌加白茅根、小蓟、藕节等，以增清热利湿止血之功。

膏淋日久不愈，出现神疲乏力，身体消瘦，头晕耳鸣，腰膝酸软，舌红苔白，脉细数无力。乃膏淋日久，湿热之邪损及肾脏，致肾之精气受损，故身体消瘦，神疲乏力，腰酸腿软，头晕耳鸣也。肾阳亏虚，故舌红苔白，脉沉细无力也。宜补肾固摄治之，可选膏淋汤（《医学衷中参西录》）：山药、芡实、龙骨、牡蛎、生地黄、党参、白芍。

方中山药、芡实补肾敛精固遗，龙骨、牡蛎收涩固摄止浊，生地黄、白芍清热利尿止浊，党参健脾益气。诸药合济，共奏补肾固摄、收敛止浊之功也。

加减：小便多而涩痛，酌加车前子、泽泻等，以增养阴利尿之功；小便涩痛有热，酌加白茅根、石韦等，以增清热利尿之功；纳差胀满，酌加白术、白茯苓等，以增健脾益气之功。

结语

膏淋一证，乃湿热邪毒蕴稽下焦，熏蒸膀胱，致膀胱气化不利，清浊不分，尿液混浊。宜清热利湿、分清泌浊治之。膏淋久不获愈，出现纳差，身体消瘦，神疲乏力，头晕耳鸣，腰酸腿软，乃膏淋日久，损伤脾肾，致脾肾俱虚，宜补肾固摄、健脾益气治之。

五、气淋

患者小便涩痛，淋沥不畅，余沥难尽，小腹胀满疼痛，舌淡苔薄白，脉沉弦。此乃气滞不畅也，宜疏肝止痛，理气利水治之。

气淋日久不愈，中气不足，气失摄纳之权，出现少气乏力，小腹坠胀，面色㿠白，尿余沥排而不畅，舌淡，脉虚弱。乃气淋日久，耗气伤阴，中气不足，气虚下陷，宜补中益气治之。

《千金方》云："凡气淋之为病，溺艰涩，常有余沥。"

《医学正传》云："气淋为病，小便涩滞，常有余沥不尽。"

《中医内科学》谓："中气不足，气虚下陷，膀胱气化无权，亦成气淋。"

辨证施治

气淋多因肝气郁结，肝失条达，气机疏泄失常，致膀胱气化失司，小便涩痛不畅，尿余沥不尽，小腹胀满疼痛，舌淡苔薄白，脉沉弦。此乃肝气郁结，气机不畅，阻滞膀胱气化之机，气化失常，故小便涩痛不畅，余沥不尽。气机郁滞，故小腹胀满疼痛，舌淡苔薄白，脉沉弦。宜疏肝止痛，理气利水治之。可选沉香散（《金匮翼》）：沉香、石韦、滑石、当归、陈皮、白芍、冬葵子、王不留行、甘草。

方中沉香、陈皮、王不留行理气行滞，当归、白芍养血柔肝，石韦、滑石、冬葵子清热利尿，甘草清热，调和诸药。诸药共济，共奏疏肝止痛、理气利水之功也。

加减：小腹胀满难忍，酌加青皮、木香、乌药等，以增消胀行气之功；气滞血瘀，酌加红花、赤芍、怀牛膝等，以增活血行滞之功。

气淋日久不愈，尿有余沥，排尿不畅，伴少气乏力，动则喘息，小腹坠胀，面色㿠白，舌淡，脉虚弱。乃气淋日久耗气，中气不足，气虚下陷也。气虚，故少气乏力动则喘息，小腹坠胀也。气虚，推动无力，故排尿不畅也。气虚血亦虚，气血双亏，故面色㿠白，舌淡，脉虚弱也。宜补中益气治之。可选补中益气汤（《脾胃论》）：黄芪、党参、当归、陈皮、升麻、柴胡、白术、甘草。

方中黄芪、党参补中益气，白术、陈皮、甘草健脾益气和中，党参补虚养血，升麻升提益气，柴胡疏肝理气解郁。诸药共济，共奏补中益气、健脾和胃、理气之功也。

加减：气淋日久，腰酸腿软，肾亏，酌加菟丝子、枸杞子、杜仲等，以增强腰补肾之功；气淋日久，阳气损伤，畏寒肢冷，腰膝冷痛，酌加巴戟天、肉桂等，以增温阳补肾之功；小便不利，酌加车前子、茯苓、泽泻等，以增渗湿利尿之功。

结语

气淋者，气滞之淋也。肝气郁结，肝疏泄功能失常，阻滞膀胱气化流通之机，致膀胱行津功能失调，出现小便涩滞不畅等症状，宜疏肝理气、疏导利气治之。气淋久不获愈，中气损伤，出现短气、气息不足，小腹坠胀，尿淋沥点滴而下、涩痛、无力排出，服疏导利气之剂，症状反甚，乃气虚，中气不足，气虚下陷也。少气乏力，面色㿠白，舌淡，脉沉弱无力，皆气虚之征也。宜补中益气、健脾渗湿利尿治之。气盛推动有力，水液代谢正常，气淋可愈也。

六、劳淋

患者小便不利，赤涩淋沥刺痛，时作时止，少气懒言，神疲乏力，腰膝冷痛，遇劳即发，舌淡，脉虚弱，此乃肾阳虚弱，劳淋也，宜温阳补肾治之。

若小便不利，赤涩淋沥疼痛，遇劳即发，伴五心烦热，面色潮红，舌淡，脉细数，乃肾阴虚弱，劳淋也，宜滋阴补肾、清热治之。

《诸病源候论》云："劳淋者，谓劳伤肾气，而生热成淋也。"

《千金方》云："劳淋之为病，劳倦即发，痛引气冲下。"

《医学正传》云："劳淋为病，遇劳即发，痛引气冲。"

《中医内科学》谓："久淋不愈，湿热留恋膀胱，由腑及脏，继则由肾及脾，脾肾受损，正虚邪弱，遂成劳淋。"

又云："劳淋，小便不甚赤涩，溺痛不甚，但淋沥不已，时作时止，遇劳即发。"

辨证施治

劳淋乃淋证日久不愈，湿热邪毒，损伤脾肾，脾虚运化无力。肾虚，肾精衰惫，正气日亏，体渐衰弱，劳累耗气伤精，淋浊反复发作，腰膝冷痛，神疲乏力，少气懒言，小便涩滞，遇劳即发，舌淡，脉虚弱。乃湿热久稽，正气日衰，实证转虚，劳累耗气伤精，故劳累即发。久之，正气虚衰，肾阳虚惫，故腰膝冷痛，少气懒言，神疲乏力，舌淡，脉虚弱。宜补肾温阳治之。可选肾气丸（《金匮要略》）：熟地黄、山药、山茱萸、白茯苓、泽泻、牡丹皮、桂枝、炮附子。

方中熟地黄、山药、山茱萸补肾，牡丹皮、泽泻清热利湿，茯苓渗湿化浊，桂枝、附子温补肾阳。全方共济，共奏补肾温阳之功也。

加减：小便淋涩不利，酌加车前子，以增利尿之功；脾虚纳差，酌加白术、党参、黄芪等，以增健脾益气之功。

劳淋，小便热涩不畅，神疲乏力，少气懒言，腰酸腿软，头晕耳鸣，五心烦热，潮热颧红，舌红少苔，脉细数者，乃淋之湿热未净，灼伤肾之阴精，阴精虚衰，故小便热涩不畅，赤痛，头晕耳鸣，五心烦热，潮热颧红，舌红少苔，脉细数也。宜滋阴清热、补肾治之。可选知柏地黄汤（《医宗金鉴》）：生地黄、山药、山茱萸、白茯苓、泽泻、牡丹皮、知母、黄柏。

方中生地黄、山茱萸、山药滋阴补肾，牡丹皮、泽泻清热利湿，茯苓渗湿化浊，知母、黄柏清热解毒。全方共济，共奏滋阴清热、补肾之功也。

加减：低热，酌加青蒿、鳖甲、银柴胡等，以增清热滋阴之功；阴虚火旺，小便黄赤涩痛不利，酌加栀子、白茅根等，以增清热利尿通淋之功。

结语

淋者，尿时尿道涩痛，淋沥不畅也。热淋、血淋、石淋属实证，气淋亦实证，然气淋久治不愈，迁延日久，致气虚中气不足，亦成虚证也，膏淋、劳淋虚证也。其虚主要在肾与脾，乃肾阴虚，肾阳虚，或脾肾阳虚也。

劳淋乃由淋证久治不愈，发展而来，淋证迁延日久，损伤肾气，致肾精亏损，肾阳亏虚，气化失司，膀胱水液排泄失常，形成小便淋沥不畅也。宜补肾温阳益气、化湿利水治之。肾阳亏虚，产生火热，致阴虚火旺，小便淋涩疼痛，甚者小便黄赤色红，宜补肾清热滋阴治之。

第三节　癃闭

癃闭是指排尿困难，甚者小便闭塞不通的一种疾患。其中小便下而不畅，或点滴而短少，病势较缓者，谓之"癃"；小便闭塞，点滴不通，欲解不能，病势较急者，谓之"闭"。临床上一般将二者合称为"癃闭"。一般由热盛导致小便不利，或点滴不下者，属实证；由脾肾虚弱，气化失司，导致小便不利或点滴而下者属虚证。现分而述之。

一、实证

癃闭实证的病因不同，又分膀胱湿热和肺热壅盛。

膀胱湿热者，小便热赤不利，甚者闭塞不通，点滴不下，小腹拘急胀满，大便干结不畅，舌红苔黄腻，脉滑数，乃湿热蕴结下焦，阻滞膀胱气化之机，宜清热化湿、通利小便治之。

癃闭实证，亦有肺热壅盛，通调水道失司，致小便不畅，甚者点滴不通者。临床常见小便不畅或点滴不通，伴呼吸急促，咽干口燥，烦渴欲冷饮，舌红苔黄，脉数。此乃肺热壅盛，失其清肃通调水道之功能，致小便不畅。宜清肺泄热、通利小便治之。

《黄帝内经》云："膀胱者，州都之官，津液藏焉，气化则能出矣。"

又云："膀胱不利为癃，膀胱病，小便闭。"

《诸病源候论》云："小便不通，由膀胱与肾俱有热，故也。"

《证治汇补》云："有热结下焦，壅塞胞内，而气道涩滞者；有肺中伏热，不能生水，而气化不施者，均可致癃闭。"

《医学心悟》云："癃闭与淋证不同，淋则便数而茎痛。癃闭则小便点滴而难通。"

《中医内科学》谓："下阴不洁，湿热秽浊之邪上犯膀胱，膀胱气化不利，小便不通，则为癃闭。或热毒犯肺，肺热壅滞，肺气闭塞，肃降失司，水道通调失职，津液不能下输膀胱而成癃闭。"

辨证施治

癃闭，湿热蕴结膀胱者，膀胱为湿热邪毒所迫，气化失司，小便涩痛不利，常见小便排而不畅，量少，甚者点滴不下，小腹拘急胀痛，大便干结不畅，舌红苔黄，脉滑数。乃湿热蕴结膀胱，膀胱气化之机失常，故小便涩痛不畅，甚或点滴不下。湿热互结，气滞不畅，故小腹拘急胀满疼痛。湿热互结下焦，故大便干结不畅。舌红苔黄腻，脉滑数，乃湿热炽盛之征也。宜清热化湿、通利小便治之。可选八正散（《太平惠民和剂局方》）：车前子、木通、萹蓄、瞿麦、滑石、甘草、栀子、大黄、灯心草。

方中萹蓄、瞿麦、滑石、车前子、灯心草清热利湿，利小便；大黄、木通、栀子清热泻火；滑石化湿利尿；甘草清热解毒，调和诸药。诸药合济，共奏清热泻火、化湿利尿之功也。

口干咽燥，五心烦热者，酌加生地黄、麦冬、牡丹皮等，以增滋阴泻火之功。心烦，口舌生疮者，酌加生地黄、淡竹叶、海金沙等，以增清热除烦泻火之功。

癃闭有肺热壅盛，阻塞肺窍，致肺失肃降，通调水道失职。湿热郁久，熏蒸膀胱，膀胱气化不利，小便不畅，甚者点滴不通，伴呼吸急促，咽干口燥，烦渴欲冷饮，大便干结，舌红苔黄，脉数。肺为水之上源，肺热壅盛，气逆不降，肃降通调水道失职，小便排而不畅，或点滴不通。肺热壅盛，耗伤津液，津液匮乏，津液不能输布，故口干咽燥，烦渴欲冷饮。肺与大肠相表里，肺热壅盛，故大便干结难解。热邪壅盛，故舌红苔黄，脉数有力。宜清肺泻热，通利小便治之。可选清肺饮（《证治汇补》）：赤茯苓、黄芩、桑白皮、麦冬、车前子、栀子、木通。

方中黄芩、栀子、桑白皮清肺泻火，麦冬清热养阴生津，车前子、木通、赤茯苓清热利尿。诸药合济，共奏清肺泻火、利尿之功也。

加减：热盛，点滴不通，酌加白茅根、芦根等，以增清热利尿之功；心烦，舌红绛，可酌加生地黄、黄连、淡竹叶、灯心草等，以增清心泻火之功；唇干咽燥，热盛伤津，可酌加南沙参、天花粉、知母等，以增清热滋阴生津之功。

结语

癃闭之因，主要为三焦气化失常，膀胱气机不利。其实证者，中焦湿热不解，下注下焦膀胱，湿热互结，损伤膀胱，阻滞膀胱气化流通之机，致排尿不畅，甚者点滴而下也，宜清热化湿、通利小便治之。肺热壅盛，热灼肺脏，肺失肃降通调水道之能，致膀胱气化不利，形成癃闭，宜清肺泻热、通利小便治之。

癃闭实证，方书亦有肝郁气滞致癃闭者、尿道阻塞致癃闭者。肝郁气滞致癃闭者，临床少见，本节不做论述。尿道阻塞癃闭者，多见尿路结石，石淋节已有论述。

二、虚证

癃闭虚证，临床分为肾阳虚和脾虚气陷。

肾阳虚，即肾气亏损，肾阳不足，常见小便淋沥不畅，排尿无力，甚或不通，全身虚怯，神疲乏力，面色㿠白，畏寒肢冷，腰膝酸软，舌淡苔白，脉沉细。此乃肾阳亏虚，膀胱气化无力也，宜温阳补肾、化气行水治之。

脾虚气陷，常见时欲小便，欲解不得解，尿量少，下而不爽，甚或点滴而下，腹胀肛坠，似欲大便，伴纳呆，神疲乏力，短气懒言，舌淡苔白，脉沉弱。此乃脾虚气陷也，宜补中益气、升阳利尿治之。

《黄帝内经》云："中气不足，溲便为之变。"

《证治汇补》云："脾虚气陷者，升提中气，下焦阳虚者，温补命门。"

《医学衷中参西录》云："三焦之气化不升则不降，小便不利者，往往因气化下陷，郁于下焦，滞其升降流行之机也。故用一切利小便之药不效，而投以升提之药恒多奇效。"

《中医内科学》谓："中气下陷，肾阳虚衰，而致膀胱气化无权者，属虚证，宜补脾肾、助气化，使气化水行。"

又云："久病体虚，或年老体弱，致肾阳不足，命门火衰，蒸化无力，气不化水，故尿不得出。"

又云："中焦气虚甚或下陷，清阳不升，浊阴不降，气化无力，而生癃闭。"

辨证施治

癃闭之病位在膀胱，然与肾和脾有密切关系。肾阳不足，气化无力，膀胱无权行使州都之官的正常功能，致小便淋沥不爽，排尿不畅甚或不通，并出现畏寒肢冷，神疲乏力，身体虚怯，腰膝酸软，面色㿠白，舌淡苔白，脉沉细无力等全身虚弱之候。多因久病体虚，或年老体弱，肾阳虚衰，无力温煦膀胱，膀胱气化无力，故小便不利，排尿无力，甚或不通。肾阳不足，机体失其温煦，故畏寒肢冷，面色㿠白，腰膝酸软乏力也。肾阳不足，相火衰弱，肾精匮乏，故身体虚怯，出现全身虚弱之候。舌淡苔白，脉沉细，乃肾阳虚衰之征也。宜温阳补肾、化气行水治之。可选济生肾气丸（《济生方》）：熟地黄、山茱萸、山药、牡丹皮、白茯苓、泽泻、肉桂、制附子、牛膝、车前子。

方中熟地黄、山药、山茱萸补肾养阴，肉桂、附子温肾壮阳，泽泻、茯苓、车前子、牛膝通利小便，牡丹皮清肾经之虚热。全方共济，共奏温阳补肾、化气行水之功也。

加减：年高体弱，酌加人参、鹿茸、巴戟天等，以增益气补肾填精之功；脾胃虚弱，酌加党参、黄芪、白术等，以增健脾益气之功。

脾虚癃闭者，气虚无力，少气懒言，时欲小便，欲解不得，尿量少或点滴而下，纳呆短气，腹胀肛坠，似欲大便，舌淡苔白，脉沉细无力。此乃脾虚气陷，脾运化失常，膀胱气化无力，不能正常司水液代谢，故腹胀，时欲小便不得解，小便不爽，甚者不通。脾虚气弱，中气不足，故少气懒言，神疲乏力。中气虚弱，运化无权，故纳呆。气虚，中气下陷，故腹胀肛坠，似欲大便。舌淡苔白，脉沉细无力，乃脾虚气陷之征也。宜补中益气、升阳利尿治之。可选补中益气汤（《脾胃论》）：黄芪、党参、当归、陈皮、升麻、柴胡、白术、甘草。

方中党参、黄芪补中益气，白术、陈皮、甘草健脾益气和胃，当归养血，升麻升提益气，柴胡疏肝理气解郁。全方共济，共奏补中益气、健脾和胃之功也。

加减：小便不利，点滴而下，酌加桂枝、猪苓、泽泻等，以增通阳利水之功；血虚，酌加熟地黄、白芍等，以增补血之功。

结语

内伤杂症，均有虚实之分，癃闭亦然。癃闭之实证，前已论述。本节所论乃癃闭之虚证也。癃闭之虚证，一般为脾肾亏虚。脾虚乃中气不足，气虚下陷，运化无权，水液代谢失常，膀胱气化失司，不能正常调控津液输布，致水潴留膀胱，排而不畅，或无力排出也。临床宜健脾益气、化气行水治之。

肾虚癃闭者，一般肾阳虚者多，肾与膀胱相表里，膀胱之气化受肾所主，故肾与膀胱气化正常，则膀胱开阖有度，小便藏泄有序，尿液排泄乃正常矣。若肾阳不足，命门火衰，气化不及州都，则膀胱气化无权，故尿潴留膀胱不能正常排出，或排而不畅，或点滴不通，即发癃闭矣。临床宜温阳补肾、化气行水治之。

第四节　尿血

尿血又谓溺血、溲血。膀胱、尿道等脏器脉络受损，血妄行溢出脉外，随尿液而下，尿色呈淡红、鲜红甚或深红，或尿中夹血块或血丝，但尿排出通畅不痛（血淋及诸淋排尿时，尿道涩痛。朱丹溪说"痛者为淋，不痛者为尿血"，故尿血不痛，血淋痛），医学上谓之尿血。尿血多因热盛，阴虚津亏，脾肾亏虚失其固摄等因素致血离经妄行。临床上分下焦热盛、阴虚火旺、脾肾两亏等，现分而述之。

下焦热盛尿血者，小便时热而不痛，尿色鲜红，伴心烦口渴，夜寐不安，舌红，脉数。此乃火热之邪，蕴结下焦，熏蒸膀胱，损伤脉络也。宜清热泻火、凉血止血治之。

阴虚火旺尿血者，小便短赤色红，伴神疲乏力，头晕耳鸣，腰膝酸软，潮热盗汗，舌红，脉细数。此乃阴虚，虚火妄动，损伤膀胱络脉也，宜滋阴降火、凉血止血治之。

脾肾两亏尿血者，尿频，尿色淡红，纳差，困倦乏力，面色萎黄，腰膝酸软，头晕耳鸣，舌淡，脉虚弱。此乃脾肾两亏，失其统血固摄也。宜健脾益气、补肾固摄止血治之。

《黄帝内经》云："胞移热于膀胱，则癃、溺血。"

《证治要诀》云："痛者为血淋，不痛者为尿血。"

《景岳全书》云："动者多由于火，火盛则逼血妄行。损者多由于气，气伤则血无以存。"

又云："盖脾统血，脾气虚则不能收摄，脾化血，脾气虚则不能运化，是皆血无所主，因而脱陷妄行。"

《诸病源候论》云："心主于血，与小肠合，若心家有热，结于小肠，故小便血也。"

辨证施治

下焦热盛者尿血，乃感受火热之邪，火热之邪蕴结下焦，熏蒸膀胱，或湿热之邪蓄积肾脏，久之热扰血分，损伤脉络，血溢脉外，外溢之血与尿同下，故小便灼热黄赤色红。或火热亢盛，热移下焦，熏蒸膀胱，血热妄行，溢出脉外，小腹热胀，小便灼热黄赤色红。临床出现心烦口渴，夜不安寐，舌红，脉数等表现。热邪上扰心神，故心烦，夜不安寐。火热之邪上灼，故口干口渴。火热亢盛，故舌红，脉数。宜清热泻火、凉血止血治之。可选小蓟饮子（《济生方》）：小蓟、炒蒲黄、藕节、滑石、生地黄、当归、炙甘草、栀子、竹叶。

方中小蓟、生地黄、炒蒲黄、藕节清热凉血止血；栀子、木通、竹叶、滑石清热泻火，利尿除烦；当归养血；炙甘草调和诸药。全方合济，共奏清热泻火、凉血止血之功也。

加减：小便灼热不畅，酌加白茅根、萹蓄、车前子等，以增清热利尿之功；发热，酌加金银花、黄芩、连翘等，以增清热解毒之功；大便干结，酌加大黄，以增泻热通便之功。

阴虚火旺者尿血，乃肾阴亏虚，相火妄动，灼伤膀胱脉络，血溢脉外，与小便同下，故见小便红赤带血。伴神疲乏力，头晕耳鸣，腰膝酸软，潮热盗汗，舌红，脉细数。阴精亏虚，浮阳上越，上扰清空，故头晕耳鸣。虚火耗伤阴精，精亏，故神疲乏力，腰膝酸软。阴虚生内热，阴虚不能敛阳，故潮热盗汗。肾阴亏虚，火热炽盛，故舌红脉细数。宜滋阴降火、凉血止血治之。可选知柏地黄汤（《医宗金鉴》）：生地黄、牡丹皮、泽泻、山药、山茱萸、白茯苓、知母、黄柏。

方中山药、山茱萸滋补肾阴；生地黄、牡丹皮清热凉血；知母、黄柏清热降火；泽泻滋阴泻火；茯苓渗湿利尿，调脾养胃。诸药合济，共奏滋阴降火、清热凉血之功也。

加减：出血甚，小便不畅，酌加白茅根、大小蓟等，以增凉血止血利尿之功；腰痛甚，酌加女贞子、熟地黄等，以增补肾之功；发热，酌加金银花、连翘等，以增清热解毒之功。

脾肾两亏者尿血，乃尿血日久，正气日趋不振，脾肾受损，脾虚失其运化统血，肾虚失其固摄封藏；尿血淡红，纳差，困倦乏力，面色萎黄，腰膝酸软，头晕耳鸣，舌淡，脉虚弱。乃脾肾亏虚，火热不盛，故尿血、色淡红。脾虚失其运化，精微来源不足，故纳食减少，面色萎黄，困倦乏力。肾脏受损，失其固摄封藏，故尿血久不获愈。肾虚，腰膝失肾精之养，故腰膝酸软。肾阴亏虚，虚火上越，故头晕耳鸣。脾肾亏虚，气血不足，故舌淡，脉虚弱无力。宜健脾益气、补肾固摄止血治之。可选补中益气汤（《脾胃论》）：黄芪、党参、当归、陈皮、升麻、柴胡、白术、甘草。合六味地黄汤（《小儿药证直诀》）：熟地黄、山茱萸、山药、泽泻、白茯苓、牡丹皮。

方中黄芪、党参、当归益气养血，白术、陈皮、茯苓、甘草健脾和胃，柴胡、升麻升提益气，熟地黄、山药、山茱萸补肾固摄，泽泻滋阴利尿，牡丹皮清热凉血。二方合济，共奏健脾益气、补肾固摄之功也。

加减：阴虚小便不畅，酌加阿胶、车前子等，以增养阴利尿之功；小便短赤色红，酌加白茅根、大小蓟等，以增清热利尿止血之功；发热，酌加金银花、大青根等，以增清热解毒之功。

结语

尿血可由下焦热盛、阴虚火旺、脾肾虚弱等多种原因使血妄行、溢于脉外而导致。尿血有虚实不同。临床上实证较多，多因热盛或阴虚火旺所致；然虚者，脾虚失其统血，肾虚失其固摄所发，临床少见。不论何因，尿血者，均宜止血。尿色鲜红，尿时尿道有热痛感，舌红苔黄，脉数者多属实热，宜清热泻火、凉血止血治之。若尿色淡红，小便时尿道无阻滞疼痛感，伴颧红、潮热盗汗，舌红，脉细数者，乃阴虚火旺也，宜滋阴降火、凉血止血治之。若尿血日久，尿色淡红，尿道通畅，面色萎黄，倦怠乏力，腰膝酸软，舌淡，脉细数，乃脾肾虚弱，失其统血固摄也，宜健脾益气、固肾治之。

第五节　白浊

白浊，又谓"尿浊"，临床表现为小便混浊、白如泔浆，小便通畅无涩痛。多因过食肥甘，或湿热下注，或肾虚不固，或脾虚气陷等原因，致精微物质下注排出。现代医学乳糜尿属本病范畴，临床有湿热下注、肾虚不固、脾虚下陷等分型，现分而述之。

湿热下注之白浊，小便呈乳白色，有时凝有块状，食腥荤肥甘食物加重。尿无疼痛，伴胸中满闷，口干而不多饮，舌红苔黄腻，脉数。此乃湿热下注膀胱，影响肾脏封藏也。宜清热利湿、分清泌浊治之。

　　肾虚不固之白浊，多因尿浊日久不愈，损伤肾脏。临床常见小便混浊，尿如膏脂。尿时尿道灼热不痛，烦热口干，头晕耳鸣，腰酸腿软，舌红，脉细数，乃肾阴亏虚也，宜滋阴益肾、清热固摄治之。若神疲乏力，面色㿠白，形寒肢冷，身体消瘦，舌淡苔白，脉沉细，乃肾阳亏虚也，宜温阳固肾治之。

　　脾虚下陷之白浊，多为白浊久不获愈，小便混浊如膏脂，尿时尿道不痛，遇劳尿浊加重，伴小腹坠胀，面色萎黄，倦怠乏力，舌淡苔薄，脉虚弱。此乃脾虚失其固摄也，宜健脾益气、升清固摄治之。

　　《中医内科学》谓："本病的病机为湿热下注，脾肾亏虚。多由过食肥甘油腻食物，脾失健运，酿湿生热，或某些疾病（如血丝虫病）病后，湿热余邪未清，蕴结下焦，清浊相混，而成尿浊。"

辨证施治

　　白浊一证，以小便混浊，白如米泔，小便时尿道无疼痛为主要表现。若湿热下注，蕴结下焦，热邪熏蒸膀胱，甚者损伤脉络，致尿浊伴血，医学上谓之血浊，临床少见，本节未做论述。

　　湿热下注之白浊，尿如米泔，或凝结成块，食荤腥肥甘食物后而加重。尿疼痛，伴胸中满闷，口苦口干，舌红苔腻，脉濡数。乃湿热下注，影响肾脏封藏功能，阻碍膀胱气化之机，故小便混浊、尿如米泔膏脂，甚者凝结成块。肥甘油腻生湿，故食后尿浊加重。湿热壅盛，影响上中二焦，气机不利，故胸中满闷。口干口苦，舌红苔黄腻，脉濡数，乃湿热内盛之征也。宜清热利湿、分清泌浊治之。可选程氏萆薢分清饮（《医学心悟》）：萆薢、黄柏、车前子、石菖蒲、白茯苓、白术、莲子心、丹参。

　　方中萆薢、车前子清湿热，利小便；茯苓、白术、莲子心健脾利湿，敛精；石菖蒲、黄柏清热化湿导浊；丹参活血化瘀。诸药合济，共奏清热利湿、健脾化浊之功也。

　　加减：尿浊凝块排而不畅，酌加海金沙、萹蓄、冬葵子等，以增化浊利尿之功；尿浊涩赤，酌加白茅根、大小蓟、炒蒲黄等，以增清热利尿止血之功；小腹坠胀，尿涩不畅，酌加乌药、青皮、郁金等，以增理气之功。

肾虚不固之白浊，尿浊日久不愈，屡经反复，湿热邪气虽衰，然精微下泄过多，会导致脾肾两虚。肾虚固摄无权，封藏失职，病情缠绵，小便混浊如米泔，尿时尿道灼热不痛，伴腰膝酸软，头晕耳鸣，烘热，口干，口渴，舌红，脉细数。乃湿热之邪，稽久不去，肾阴虚损，肾封蛰失职，故尿浊缠绵不愈，小便白浆如米泔。日久，阴精亏虚，机体乏阴精之滋养，故腰膝酸软，头晕耳鸣。阴精亏虚，火热旺盛，故尿时尿道灼热，伴烦热，口干口渴，舌红，脉细数。宜滋阴益肾、清热固摄治之。可选知柏地黄汤（《医宗金鉴》）：生地黄、牡丹皮、泽泻、山药、山茱萸、白茯苓、知母、黄柏。

方中山药、山茱萸、生地黄滋阴补肾，牡丹皮清热凉血，知母、黄柏清热降火，泽泻滋阴泻肾火，茯苓渗湿和中。全方共济，共奏滋阴补肾、清热之功也。

加减：尿浊赤红，酌加白茅根、栀子等，以增清热止血之功；腰痛甚，酌加怀牛膝、杜仲等，以增滋阴补肾之功。

若尿浊白如米泔，量多，身体消瘦，神疲乏力，腰酸腿软，形寒肢冷，面色㿠白，舌淡，苔白，脉沉细无力者，乃肾阳亏虚也。宜温阳固摄治之。可选鹿茸补涩丸（《沈氏尊生书》）：人参、黄芪、菟丝子、桑螵蛸、莲子肉、白茯苓、肉桂、山药、附子、鹿茸、桑白皮、龙骨、补骨脂、五味子。全方合济，共奏温阳补肾固摄之功。

加减：尿浊夹血，酌加阿胶、生地黄等，以增养阴止血之功。

白浊临床热盛津亏，阴虚火旺，热伤阴津者多见，然肾阳亏虚之白浊则少矣。

脾虚下陷之白浊，白浊日久，反复不愈，损伤于脾，脾虚中气下陷，固摄无权，白浊量多，状如白浆膏脂。小腹坠胀不痛，面色萎黄，神疲乏力，劳累后白浊加重，舌淡少苔，脉虚弱无力。乃脾气虚弱，中气下陷，失其统摄，精微下流，小便混浊白滑如米泔膏脂。脾气虚弱，中气不足，致小腹坠胀不痛。白浊乃身体精微物质所化，精微物质流失，脾失运化，水谷之精微来源不足，机体乏其充养，故面色萎黄，神疲乏力。脾气虚衰，精微不足，故舌淡苔少，脉虚弱无力。宜健脾益气、升清固摄治之。可选补中益气汤

(《脾胃论》)：黄芪、人参、当归、陈皮、升麻、柴胡、白术、甘草。

方中人参、白术，黄芪、甘草健脾益气，当归养血，升麻、柴胡升提举陷，陈皮和胃理气。诸药合济，共奏健脾益气之功也。

加减：小便色清不黄，澄清后有粉样沉淀物，酌加芡实、山药、莲子肉、金樱子等，以增补肾清心固摄之功；尿浊夹血丝，酌加白茅根、藕节、阿胶等，以增养阴清热、凉血止血之功；肢冷便溏，酌加附子、炮姜等，以增温补脾阳之功。

结语

白浊又谓"尿浊"。尿中混有血液，尿色赤者谓之"赤浊"，临床赤浊少见。白浊见小便混浊，白如泔浆，有时凝固成粉块，尿时尿道无疼痛感。临床有虚实之分，实者多由湿热下注，蕴积膀胱，熏蒸肾脏，致肾失固摄，膀胱失其气化，清浊不分，尿道流出黄赤白滑浊物，宜清化湿热治之。虚者多由白浊日久不愈，损伤脾肾，脾肾受损，失其统摄固摄之权，精微之物下注，形成白浊。脾虚下陷，失其统摄者，多见纳差，倦怠乏力，面色萎黄，遇劳加重，宜健脾益气、升清化浊治之。肾虚失其固摄者，见腰酸腿软，烦热口干，脉细数者，乃肾阴亏虚也，宜滋阴清热、益肾固摄治之；若兼见面色㿠白，腰膝冷痛，舌淡苔白，脉沉细无力者，乃肾阳亏虚也，宜温补肾阳、固摄化浊治之。

第六节　小便失禁

小便失禁，是尿液不能随意控制而自行排出的一种病证。即小便频数，滴沥不禁，虽知而不能自行控制，以白昼多见。多因肺脾气虚和肾气虚弱所致，现分而述之。

肺脾气虚，乃肺脾虚损，小腹时时坠胀，尿意频频，强忍不能自控而自遗，或不自知而遗出，尿量不多，时时点滴遗出，舌淡苔白，脉虚弱。乃肺脾气虚也，宜补中益气、举陷缩尿治之。肾气虚弱，小便失禁者，乃肾气虚衰，肾阳不振也。临床常见小便滴沥不禁，时时自遗，伴腰酸头晕，两足无力，畏寒怕冷，形体衰惫，舌淡苔白，脉沉弱。此乃肾气虚衰也，宜补肾温阳、固涩止遗治之。

《黄帝内经》云："膀胱不约者，为遗溺。"

《证治汇补》云;"上焦虚者，宜补肺气；下焦虚者，宜固膀胱；挟寒者，壮命门阳气，兼以固涩之剂。"

尤在泾说："脾肺气虚，不能约束水道，而病为不禁者。《金匮》所谓：上虚不能制下者也。"

《类证治裁》云："膀胱仅主藏溺，主出溺者，三焦之气化耳。"

《诸病源候论》云："遗尿者，此由膀胱虚冷，不能约于水故也。膀胱为足太阳，肾为足少阴，二经为表里，肾主水，肾气下通于阴，小便者水液之余也。膀胱为津液之府，府即虚冷，阳气衰弱，不能约于水，故令遗尿也。"

辨证施治

尿失禁，遗尿者，虚证也。肺、脾、肾虚弱，影响膀胱气化约束功能，使小便不能自控，或不自知而排出。

脾肺气虚者，时感小腹坠胀，尿意频频，然强忍不能自控乃自遗，或不自知而尿出。尿量不多，滴滴不禁，舌淡苔白，脉虚弱。肺为水之上源，主治节，主通调水道；脾主转输运化水湿；膀胱主储藏尿液。肺气虚，失其治节，通调水道失职；脾气虚，清阳不升，运化转输无权，影响膀胱储尿束尿的功能，故出现小腹坠胀，尿意频频，小便自知自遗，或不自知而遗出，尿量不多，滴滴不禁。舌淡苔白，脉虚弱无力，乃肺脾气虚，气血虚弱之征也。宜补中益气、举陷固尿治之。可选补中益气汤（《脾胃论》）：黄芪、党参、白术、陈皮、柴胡、升麻、甘草。

方中党参、黄芪补中益气，白术、陈皮、甘草健脾和胃益气，当归养血，升麻、柴胡升提举陷。诸药合济，共奏健脾益气、升提举陷之功也。

加减：小便失禁，酌加益智仁、桑螵蛸、金樱子等，以增固涩止遗之功；腰酸腿软肾亏，酌加五味子、山茱萸、补骨脂等，以增补肾固摄之功；腰酸冷痛，阳虚寒盛，酌加肉桂、附子等，以增温肾壮阳之功。

肾气虚弱者，失其封藏固摄之权，肾阳虚衰，失其蒸腾气化之力，致膀胱失其控制约束排尿之能，小便失禁，点滴排出，不能自控，或不知自遗。患者形体衰弱，腰酸腿软，头晕耳鸣，神疲畏寒，两足无力，舌淡苔白，脉沉弱无力。多因劳累过度，或房室不节，或病后体虚，或年高衰惫等等原因，致肾气虚衰，元阳不振，肾失固摄，膀胱失其气化，致膀胱失其制约津液之职，尿液不知自遗，或知而不能控制遗出。肾为人身之根本，肾气虚衰，肾阳不振，机体乏气血之温煦，故出现形体衰弱，腰酸腿软，神疲畏寒，两足无力等虚衰之候。肾精不足，脑髓失充，故头晕耳鸣。肾阳亏虚，肾精虚惫，气血不足，故舌淡苔白，脉沉弱无力。宜补肾温阳、固涩止遗治之。可选菟丝子丸（《沈氏尊生书》）：菟丝子、白茯苓、山药、莲子肉、枸杞子。

方中菟丝子、枸杞子补肾益精，山药、白茯苓健脾益气、利尿，莲子清心益气、固涩止遗。全方共济，共奏补肾益精、益气固摄止遗之功也。

加减：肾阳虚衰，畏寒肢冷，腰酸腿软，酌加附子、补骨脂等，以增温肾扶阳之功；小便失禁甚，酌加桑螵蛸、益智仁、山茱萸等，以增固摄缩尿之功；气虚乏力，酌加人参、黄芪、白术等，以增健脾益气之功。

结语

小便失禁，亦谓"遗尿"，然二者亦有差别。睡梦中小便自遗，谓之遗尿；而小便失禁，一般指白昼小便不能自制而遗出，或不自知时小便点滴而下，梦中则无自遗之象，乃虚证也。肺主治节，脾主运化，肾主蒸腾气化，肺脾肾三脏功能正常，膀胱蓄尿有序，排尿有节，小便自正常矣。若肺气虚，失其治节，脾虚失其运化，肾虚失其固摄，三焦失其通调水道，膀胱开阖无度，失其约束之权，小便即失禁矣。故宜大补肺脾之气，以增肺之治节之力，助脾运化之功，佐补肾固摄缩尿之法，调畅膀胱气机，小便自调矣。

附：遗尿

遗尿，亦属尿失禁之范畴。即夜间睡中排尿，醒后方知，多见于儿童。成年遗尿者，多因脾肾虚弱。大部分患者，除夜间遗尿外，白天无任何自觉症状，饮食、大小便、工作均正常。遗尿轻者，数夜一次；重者，每夜遗尿，甚者一夜数次。其特点为睡眠较深，不易叫醒。少数患者见面色㿠白，畏寒肢冷，精神不振，形体消瘦，舌淡苔白，脉沉细无力，乃脾肾阳虚也，宜补益心脾、温肾固尿治之。

《黄帝内经》云："膀胱者，州都之官，津液藏焉，气化则能出矣。"

《证治汇补》云："睡则遗尿，此为虚症。所以婴儿脬气未固，老人下元不足，皆有此患。但小儿挟热者多，老人挟寒者多，不可不辨。"

《诸病源候论》云："夫人有于眠睡不觉尿出者，是其禀质阴气偏盛，阳气偏虚者。则膀胱肾气俱冷，不能温制于水，则小便多，或不禁而遗尿。膀胱足太阳也，为肾之府。肾为足少阴，为藏，与膀胱合，俱主水。凡人之阴阳，日入而阳气尽，则阴受气，至夜半，阴阳大会，气交则卧睡。小便者，水液之余也。从膀胱入于胞为小便。夜卧则阳气衰伏，不能制于阴，所以阴气独发，水下不禁，故于眠睡而不觉尿出也。"

辨证施治

遗尿者，睡梦中不知小便遗出也。四五岁以前的婴幼童，身体发育尚未健全，白天嬉戏过度，入睡较深，偶有夜间遗尿，此不属病态。四五岁后至成年，睡时仍常有梦中遗尿，乃为病态。多因劳伤过度，肾脏受损。肾与膀胱相表里，肾损伤及膀胱，膀胱气化不固，而出现腰酸腿软，频频遗尿。肾虚肾阳不振，出现畏寒肢冷，面色㿠白，久之，心脾受损，精微化源不足，出现神疲乏力，精神不振，形体消瘦，舌淡苔白，脉沉细无力。宜补益心脾、温肾固尿治之。可选桑螵蛸散（《本草衍义》）：桑螵蛸、龟甲、龙骨、人参、茯神、石菖蒲、远志、当归。

方中桑螵蛸、龙骨补肾固涩、人参补脾益气、石菖蒲、茯神、远志交通心肾、当归养血、龟甲滋补肾阴。全方共济，共奏补益心脾、温肾固尿之功也。

加减：气虚，酌加黄芪、白术、甘草等，以增健脾益气之功；肾虚腰痛，酌加金樱子、覆盆子、补骨脂等，以增温肾缩尿之功。

结语

遗尿与尿失禁，皆为膀胱气化无力，失其约束之权，致尿自遗或睡梦中自遗也。皆肺脾肾功能虚惫，三焦功能减退，膀胱气化功能失司所致也。睡梦遗尿幼童多见；尿失禁，乃残弱老人多见。故遗尿应注意调节思想情志。脾肾阳虚者，宜温肾健脾、固涩缩尿也。

第七节　遗精

遗精是指成年男性不行房事，而精液自遗的一种病症。有梦女子而遗精的，谓之"梦遗"；无梦而遗精者，或清醒而精液遗出者，称遗精或"滑精"。

成年男子，未婚或婚后夫妻久旷者，旬日左右遗精一次，次日无任何不适感，属生理现象，不是病证。若三五天或一两天遗精一次，甚或昼夜遗精次数无定，遗精后神疲乏力，腰酸腿软，头晕耳鸣，心慌气短，则为病态，需要治疗。

导致遗精的原因主要与心肾关系密切。临床上有心肾不交遗精；肾虚，肾失固摄遗精；湿热内蕴，扰动精室遗精。现分而述之。

心肾不交遗精，患者梦中遗精，心烦少寐，头晕耳鸣，神疲乏力，小便黄赤灼热，舌红苔少，脉细数。乃心肾阴亏，阴虚火旺也，宜滋阴降火、安神固精治之。

肾虚，肾失固摄遗精，患者身体素虚，频频遗精，伴头晕目眩，精神萎靡不振，腰酸腿软。肾阴偏虚者，兼见头晕耳鸣，阴虚盗汗，五心烦热，舌红，脉细数，宜滋阴补肾、固涩止遗治之。肾阳偏虚者，兼见腰膝冷痛，面色㿠白，舌淡，脉细，宜温阳补肾、固精止遗治之。

湿热内蕴，扰动精室遗精，患者遗精频作，口干口渴，心烦口苦，小便赤热，舌红苔黄腻，脉濡数。此乃湿热下注，扰动精室也，宜清热化湿止遗治之。

《证治要诀》云："色欲过度，下元虚惫，泄滑无禁。"

尤在泾说："动于心者，神扰于上，则精遗于下也。"

《折肱漫录》云："梦遗之证……非必尽因色欲过度，以致滑泄。大半起于心肾不交……士子读书过劳，每有此病。"

《医学入门》云："饮酒厚味，乃湿热内郁，故遗而滑也。"

朱丹溪说："主闭藏者肾也，司疏泄者肝也，二者皆有相火，而其系上属于心，心君火也，为物所感则易动。心动，则相火亦动，动则精自走。相火翕然而起，虽不交合，亦暗流，而疏泄矣。"

《中医内科学》谓："遗精的基本病机，总属肾气不固，或热扰精室，而致肾失封藏，精关不固……肾为封藏之本，受五脏六腑之精而藏之。正常情况下肾精不会外泄。如肾脏自病，或其他因素影响肾之封藏功能，则精关不固，精液外泄，发生遗精。"

辨证施治

心肾不交，阴虚火旺遗精者，临床常见心烦，夜寐不安，头晕耳鸣，心悸，神疲乏力，小便黄赤，灼热，舌红苔少，脉细数。乃阴虚火旺，耗伤心阴，心阴受损，心火亢盛，肾阴亏虚，水亏火旺，故心肾不交也。心火旺盛，扰动精室，肾阴亏虚，肾失封蛰，即遗精也。《折肱漫录》云："凡人用心太过则火亢而上，火亢则水不升，而心肾不交矣。"《金匮翼》云："动于心者，神摇于上，则精自遗也。"心火旺盛，耗伤营血，营血亏虚，不能奉养于心，故心烦，夜寐不安，神疲乏力也。阴精亏虚，不能奉养于脑，故头晕耳鸣目眩也。心火移热于小肠，热入膀胱，故小便短赤灼热也。心火亢盛，心肾阴亏，故舌红，脉细数。宜滋阴降火、安神固精治之。可选知柏地黄汤（《医宗金鉴》）：生地黄、山茱萸、山药、牡丹皮、泽泻、白茯苓、知母、黄柏。

方中生地黄、山药、山茱萸滋补肾阴，牡丹皮、泽泻清热降火，知母、黄柏清肾经之热，茯苓补心益脾。诸药共济，共奏补肾滋阴降火之功也。

加减：失眠遗精，心有妄想，所欲不遂，酌加炒酸枣仁、五味子、龙骨、牡蛎等，以增安神固精之功；遗精甚，酌加金樱子、桑螵蛸等，以增收敛涩精止遗之功；心烦，口干口涩，酌加麦冬、白芍、玄参等，以增清心养阴之功。

肾虚，肾失固摄遗精者，肾失封藏，遗精频作。伴腰酸腿软，头晕耳鸣，腰酸冷痛，面色无华。多因青年早婚，恣情纵欲，耗伤肾之阴精。肾阴虚，相火偏盛，热扰精室，肾脏封藏失职，精关不固，而遗精频发，并出现腰酸腿软，头晕耳鸣等肾精亏虚之证。

肾阳偏虚者，常伴腰酸冷痛，面色无华，舌淡，脉细，宜温阳补肾固精治之。可选右归丸（《景岳全书》）：熟地黄、山药、山茱萸、枸杞子、菟丝子。

右归丸补肾益精。

加减：遗精甚，酌加芡实、金樱子、龙骨、牡蛎等，以增收敛止遗之功；肾阳虚衰，腰酸冷痛，酌加肉桂、附子等，以增温补肾阳之功；气虚乏力，酌加人参、五味子等，以增益气收敛之功。

肾阴偏虚者，常五心烦热，头晕耳鸣，阴虚盗汗，舌红，脉细数。宜滋阴补肾、固涩止遗治之。可选六味地黄汤（《小儿药证直诀》）：生地黄、山药、山茱萸、白茯苓、牡丹皮、泽泻。

方中山药、山茱萸、生地黄滋阴补肾，牡丹皮、泽泻清热滋阴降火，白茯苓补心益脾。诸药合济，共奏滋阴补肾、清热降火之功也。

加减：腰酸遗精甚，酌加芡实、金樱子等，以增补肾涩精止遗之功；阴虚火旺，五心烦热，酌加龟甲、知母、黄柏等，以增清热养阴之功。

湿热内蕴，扰动精室遗精者，临床常见口干口渴，心烦，口苦少寐，小便热赤不爽，舌红，苔黄腻。多因恣食肥甘，醇酒厚味，湿热内生，湿热下注，扰动精室，精关不固，频频遗精。《明医新著》云："梦遗滑精……饮酒厚味，痰火湿热之人多有之。"湿热下注下焦，扰动精室，故遗精频作。移热膀胱，而小便赤涩，尿而不爽。湿热上蒸，故口干口渴，心烦口苦少寐。舌红苔黄腻，脉濡数，乃湿热内盛之征也。宜清热化湿止遗治之。可选湿热遗精方（《实用中医男科学》）：萆薢、白茯苓、泽泻、薏苡仁、黄柏、黄连、桔梗。

方中黄连、黄柏苦寒清热燥湿；萆薢、白茯苓、泽泻、薏苡仁淡渗利湿；佐桔梗宣发肺气，以祛湿邪。诸药合济，共奏清热利湿之功也。

加减：遗精甚，酌加金樱子、芡实等，以增固涩止遗之功；遗精久，阴精损伤，腰酸腿软，酌加山药、龟甲等，以增补肾养阴之功。

结语

遗精之证，多由思虑过度，劳伤心神，或因色欲过度，房事不节，或因醇酒厚味，嗜食辛辣，内生湿热，湿热下注等等原因，致肾精亏虚，肾失封藏所导致。遗精临床有虚实之分。虚证多因阴虚火旺，热扰精室，精室不宁，致精遗泄也。或肾气亏虚，肾失封蛰，固摄无权，致精遗泄也。实证多指湿热下注，热扰精室，精室不宁，致精遗泄也。其病机主要在心肾，但与肾关系较为密切。治疗以清心养阴为法。遗精日久不愈者，宜益肾固涩精关治之。阴虚及阳者，宜温阳滋阴。湿热下注者，宜清化湿热，同时注意调整心态，注意生活起居，遗精之证可愈也。

第八节　阳痿

阳痿，又谓"阴痿"，傅青主谓之"阴痿不起"，即男子未到性欲衰退时期，临房事而阴茎不举，或举而不坚，或房事时间极短而痿软不用的一种病证。阳痿的病机主要是肾阳亏虚，命门火衰。其病因主要是房劳过度，损伤阴精；或精神刺激，忧思过度，心脾受损，耗伤肾阴，损及肾阳；或饥饱劳碌，损伤脾胃，健运无力；或湿热内生，湿热下注，扰伤精室。故临床上，可见肾阳亏虚，命门火衰；或惊恐伤肾，肾气虚怯；或思虑过度，损伤心脾；或湿热内生，下扰精室所导致的阳痿。现分而述之。

肾阳亏虚，命门火衰阳痿者，临床常见阳痿不起，头晕耳鸣，精神萎靡，腰酸腿软，面色㿠白，舌淡，脉沉弱。宜温补命门、遗精扶阳治之。

惊恐伤肾，肾气虚怯阳痿者，临床常见阳痿不用，多疑胆怯，失眠多梦，精神不振，情绪不宁，舌淡，脉弦细。宜补益心肾、镇静安神治之。

思虑过度，损伤心脾，致房事时，阴茎痿软不用不举者，性欲极度淡漠，面色无华，精神不振，神疲乏力，失眠多梦，夜寐不安，舌淡，脉沉细。宜补益心脾治之。

湿热内生，下扰精室，致性功能减退，阳痿不起者，常见下肢酸重，小便赤热，阴囊潮湿腥臭，舌红，苔黄腻，脉沉数。宜清化湿热治之。

辨证施治

因肾阳亏虚，命门火衰而阳痿者，乃脾弱，气血生化之源匮乏，气血来源不足而虚弱，肾精失其化生。或年轻时，受手淫恶习之布，种种原因，导致肾精亏虚，肾阳不振，命门火衰，形成阳痿。临床常见阳痿不起，头晕耳鸣，精神萎靡，腰膝酸软，面色㿠白，舌淡，脉沉弱。乃肾精不足，髓海空虚，脑乏精髓之荣养，故头晕耳鸣，精神萎靡不振。腰为肾之府，肾虚，故腰膝酸软。肾阳亏虚，气血不足，故面色㿠白。肾气虚，肾阳不振，故舌淡，脉沉弱无力。宜温补命门、益精扶阳治之。可选五子衍宗丸（《丹溪心法》）：菟丝子、枸杞子、覆盆子、五味子、车前子。合赞育丹（《景岳全书》）：熟地黄、白术、当归、枸杞子、杜仲、仙茅、淫羊藿、巴戟天、山茱萸、肉桂。

方中熟地黄、山茱萸、菟丝子、枸杞子、覆盆子、杜仲、车前子补肾益精，巴戟天、仙茅、淫羊藿、五味子、肉桂壮阳补肾，当归养血，白术健脾益气，以益生化之源。二方合济，共奏补肾壮阳、益精之功也。

加减：气血虚弱，加人参，以增培补元气、健脾之功；腰膝冷痛，酌加附子、海狗肾等，以增温补肾阳之功。

因恐惧伤肾，肾气虚怯而阳痿者，《黄帝内经》云："恐伤肾，则气下。"临床常见阳痿不用，多疑胆怯，失眠多梦，精神不振，情绪不宁，舌淡，脉弦细。乃因受惊恐惧，肾气受伤，或操劳忧思过度，损伤心脾。肾气伤，阳气不振，心脾伤，阳气不伸，故发阳痿。惊伤心神，故胆怯多疑，失眠多梦，精神不振，情绪不宁也。忧思伤脾，恐惧伤肾，脾肾受伤，故舌淡，脉弦细也。宜补益心肾、镇惊安神治之。可选大补元煎（《景岳全书》）：人参、熟地黄、山药、山茱萸、杜仲、当归、枸杞子、甘草。

方中熟地黄、山茱萸、山药、枸杞子、杜仲滋补肾精，人参、甘草健脾益气，当归养心。全方共济，共奏补肾养心益气之功也。

加减：心悸胆怯，酌加酸枣仁、远志、石菖蒲、龙齿等，以增宁心定志安神之功。

因思虑过度，心脾两虚而阳痿者，临床常见性欲极度淡漠，面色无华，精神不振，神疲乏力，失眠多梦，夜寐不安，舌淡，脉沉细。乃思虑过度，损伤心脾也。心脾俱损，气血俱虚，精血生化温运功能不足，宗筋失气血之滋养，则弛纵不用而阳痿也。气血不足，故面色无华，精神不振，神疲乏力也。气血不足，心失荣养，故夜寐不安，失眠多梦也。舌淡，脉沉细，乃气血虚弱之征也，宜补益心脾治之。可选归脾汤（《济生方》）：白术、白茯苓、黄芪、人参、甘草、木香、当归、远志、龙眼肉、酸枣仁。

方中人参、黄芪、白术、白茯苓、甘草健脾益气，以增生化之源；当归、龙眼肉补血养心；远志、酸枣仁宁心安神；木香理气滞。全方共济，共奏健脾益气、养血安神之功也。

加减：脾肾阳虚，酌加淫羊藿、阳起石、补骨脂等，以增温补肾阳之功；性欲淡漠，阳痿甚，酌加海狗肾、菟丝子、枸杞子等，以增壮阳补肾之功。

有湿热内生，下扰精室而阳痿者，常见下肢痿软沉重无力，小便短赤，阴囊潮湿，腥臭，舌淡，苔黄腻，脉弦滑。多因饮食劳倦，损伤脾气，脾失运化，湿聚生热，或外感湿热之邪，蕴郁下焦，浸淫肝肾。外阴为肾所主，肝经经脉循阴器，湿热浸淫肝肾，宗筋弛缓，故发阳痿。湿热下注，故下肢痿软沉重无力。湿热郁于下焦，湿热熏蒸，故小便短赤，阴囊潮湿，腥臭。湿热内盛，故舌淡，苔黄腻，脉弦滑，宜清热化湿治之。可选龙胆泻肝汤（《医宗金鉴》）：龙胆草、黄芩、栀子、泽泻、木通、车前子、当归、柴胡、生地黄、甘草。合三妙散（《医学正传》）：黄柏、苍术、牛膝。

方中龙胆草、黄芩苦寒泻火，柴胡、栀子泻肝胆之邪热，木通、泽泻、车前子导热下行从小便去，当归、生地黄柔肝清热凉血，甘草调和诸药，三妙散清热燥湿。诸药合济，共奏清热化湿之功也。

加减：肾阳虚，举而不坚，酌加仙茅、淫羊藿、巴戟天、菟丝子等，以增补肾壮阳之功；性欲淡漠，性生活极其短暂，酌加海狗肾、海马等，以增壮阳强肾之功；或酌加金樱子、芡实等，以增强肾涩精之功。

结语

阳痿，即青壮年男性，未到性欲衰退时期，性生活时阳事不举，或举而不坚。发生阳痿的原因主要与肝、脾、肾有密切的关系。因为肾为生殖之本，肝主筋，阳明主宗筋而前阴为诸筋之会，故肝、肾、阳明有伤，致宗筋弛纵不用，发生阳痿。一般多由房劳不节，或先前手淫过多，或大惊大恐，或素体虚弱，或忧思过度，或湿热下注伤其宗筋，种种原因导致肾阳亏虚，命门火衰，致阳痿不举，举而不坚。张景岳谓："火衰者，十居七八，火盛者仅有之耳。"故阳痿者，乃肾阳亏虚，相火衰退也。宜补肾壮阳也。然阳痿亦有因惊恐，肝郁脾胃虚弱，或湿热下注致宗筋弛纵不用者，治之有别，临床宜斟酌之。

附：早泄

早泄是指男性性交时，射精过早，甚至未交即泄，或乍交乍泄，以致不能进行正常的性生活的一种疾病，是男性性功能障碍的一种常见病，多与阳痿、遗精相伴出现。临床常见的有相火妄动或肾气不固两类，现分而述之。

相火妄动者，阳事易举，伴腰膝酸软，头晕耳鸣，五心烦热，潮热盗汗，舌红苔少，脉细数。此乃相火有余，肾阳亢盛，阳有余，故阳事易举也。阳有余，灼伤肾阴，肾阴亏虚，故腰膝酸软也。肾阴亏虚，不能敛阳，虚阳上浮，故头晕耳鸣，五心烦热，潮热盗汗也。阳盛耗伤肾阴，肾阴亏虚，精关不固，故举之即泄也。宜滋阴补肾降火治之。可选知柏地黄汤（《医宗金鉴》）：生地黄、山药、山茱萸、泽泻、白茯苓、牡丹皮、知母、黄柏。

方中生地黄、山药、山茱萸滋补肾阴，白茯苓、泽泻淡渗利湿，牡丹皮、知母、黄柏清热降火。全方合济，共奏滋阴补肾降火之功也。

加减：阴精亏虚，遗精早泄严重，酌加金樱子、沙苑子、龟甲等，以增补肾涩精、滋阴降火之功；五心烦热，酌加鳖甲、地骨皮等，以增清热降火之功；肾虚，腰酸腿软，头晕耳鸣，酌加怀牛膝、续断、杜仲等，以增强腰补肾之功。

肾气不固者，乃肾气亏虚，失其固摄也。临床常见阳痿早泄，伴性欲淡漠，腰膝酸软，小便清长，夜尿频多，面色㿠白，舌淡苔白，脉沉弱。此乃肾气亏虚，肾失固摄，精关失固，故阳痿早泄也。肾气虚，肾阳力微，故性欲淡漠，腰膝酸软，小便清长，夜尿频多也。肾气虚，脾气亦虚，脾肾虚弱，故面色㿠白，舌淡苔白，脉沉弱无力也。宜益肾固摄治之。可选金匮肾气丸（《金匮要略》）：桂枝、炮附子、熟地黄、山茱萸、山药、白茯苓、牡丹皮、泽泻。

六味地黄丸滋补肾阴，大补肾气；桂枝、附子温补肾阳。全方俱有滋补肾气、温补肾阳之功也。

加减：早泄甚，酌加龙骨、牡蛎、金樱子、芡实等，以增补肾收敛止遗之功；阳痿甚，酌加仙茅、淫羊藿、巴戟天等，以增补肾壮阳之功；夜尿频多，酌加益智仁、乌药等，以增止遗缩尿之功。

结语

早泄多由房事不节，纵欲过度，或情志内伤，或身体虚羸，致精关失其封藏所致。本病虚多实少，虚证多宜滋阴降火、温肾益气，佐以固涩治之。实证甚少，宜清热利湿治之。

第九节　腰痛

腰痛指腰部一侧或两侧疼痛，甚则不能仰俯和转侧，是患者的一种自觉症状。临床比较常见，可单独出现，亦可伴见于其他疾病。腰为肾之府，故腰痛与肾有密切关系。腰痛的原因主要有外感和内伤两方面，外感所致腰痛及其他疾病过程中所伴见的腰痛，本节不做论述。本节只论述内伤腰痛，即肾虚腰痛和血瘀腰痛。现分而述之。

肾虚腰痛，临床亦有偏阳虚、偏阴虚之分。偏阳虚者，临床常见畏寒肢冷，小腹拘急，面色㿠白，舌淡，脉沉弱。宜温补肾阳、益精壮腰治之。偏阴虚者，兼见五心烦热不寐，口干咽燥，舌红少津，脉细数，宜补肾降火、滋阴益精治之。

血瘀腰痛者，腰痛如锥，痛处拒按，仰俯转侧不利，舌紫黯有瘀点，脉沉涩。宜壮腰补肾、活血化瘀、通络止痛治之。

《黄帝内经》云："腰者，肾之府，转摇不能，肾将惫矣。"

《证治汇补》云："治惟补肾为先，而后随邪之所见者以施治……久病宜补真元，养气血。"

《医学心悟》云："大抵腰痛，悉属肾虚，即挟邪气，必须祛邪，如无外邪，则惟补肾而已。"

《景岳全书》云："腰痛证，凡悠悠戚戚，屡发不已者，肾之虚也。"

又云："腰痛之虚证，十居八九。但察其既无表邪，又无湿热，而或以年衰，或以劳苦，或以酒色斫丧，或七情忧郁所致者，则悉居真阴虚证。"

辨证施治

《黄帝内经》云："腰为肾之府。"腰痛，乃肾之病也。肾藏精，肾精亏虚，腰亦痛矣。禀赋不足，久病体弱，年老精气虚衰，或房劳过度，欲竭其精，致肾脏精血亏损，不能濡养经脉，不能温煦腰肌，故腰痛矣。劳累耗气伤筋，故劳累后腰痛加重。

肾虚偏阳虚者，腰痛畏寒肢冷，小腹拘急，面色㿠白，舌淡，脉沉细。乃阳虚生外寒，故畏寒怕冷；阳虚不能荣养机体，故小腹拘急，面色㿠白；舌淡，脉沉弱，皆肾阳亏虚之征也。宜补肾阳、壮腰益精治之。可选右归饮（《景岳全书》）：熟地黄、山药、山茱萸、枸杞子、肉桂、炮附子、杜仲、甘草、菟丝子。

方中熟地黄、山药、山茱萸、枸杞子补肾益精，杜仲、菟丝子益精壮腰，肉桂、附子温肾壮阳，甘草调和诸药。诸药合济，共奏补肾壮阳、益精壮腰之功也。

加减：面色㿠白，舌淡，脉沉弱，酌加人参、当归等，以增益气补血之功；腰痛甚，酌加补骨脂、川续断、狗脊、怀牛膝等，以增壮腰止痛之功。

肾虚偏阴虚者，腰痛，兼见心烦不寐，口干咽燥，五心烦热，面色潮红，舌红少津，脉细数者。阴虚生内热，虚火上炎，故心烦不寐，口干咽燥，五心烦热也。舌红少津，脉细数无力，亦阴虚之征也。宜补肾降火、滋阴益精治之。可选左归饮（《景岳全书》）：熟地黄、山药、山茱萸、枸杞子、菟丝子、牛膝、龟甲胶、鹿角胶。

方中熟地黄、枸杞子、山药、山茱萸、龟甲胶滋阴补肾；菟丝子、鹿角胶、牛膝温肾壮腰止痛。诸药合济，共奏壮腰补肾、滋阴止痛之功也。

加减：虚热甚，酌加知母、黄柏等，以增清热降火之功；腰痛甚，酌加杜仲、桑寄生、狗脊等，以增壮腰止痛之功。

瘀血阻络者，腰痛如锥，痛处拒按，俯仰转侧不利，舌黯有瘀点，脉沉涩。乃肾虚腰痛，日久入络，气滞瘀阻，血运不畅，疼痛加重也。或外伤闪挫等原因，导致气滞血瘀，阻滞脉络，血瘀不行，故腰刺痛如锥，痛有定处。瘀血内阻，筋脉失和，活动受阻，故俯仰转侧不利也。血瘀停滞，气机不畅，脉络受阻，故舌黯有瘀点，脉沉涩也。宜壮腰补肾、活血化瘀、通络止痛治之。可选身痛逐瘀汤（《医林改错》）：羌活、秦艽、牛膝、地龙、香附子、当归、川芎、桃仁、红花、五灵脂、甘草、没药。

方中当归、川芎、桃仁、红花活血散瘀；没药、五灵脂、香附理气活血止痛；羌活、秦艽、牛膝祛风舒筋活络；地龙、甘草解痉止痛。诸药合济，共奏活血化瘀、通络止痛之功也。

加减：腰痛甚，酌加杜仲、川续断、菟丝子等，以增补肾壮腰止痛之功。

结语

《黄帝内经》云："腰者，肾之府，摇转不能，肾将惫矣。"故腰痛者，肾虚也，治宜补肾壮腰也。肾虚腰痛日久，久痛入络，腰痛俯仰转侧不利，治之亦宜补肾壮腰，佐活血散瘀之法。肾强腰自壮也。故腰痛，补肾强腰以治本，活血散瘀止痛以治标，标本兼治是其治也。

第六章　脑病门

脑为髓海，"头者，精明之府"，藏髓主神。眼、口、耳、鼻、舌等外窍，皆位于头部，与脑相通。脑主司视、听、言、嗅等感觉器官，主管人的精神意识思维活动。故人能知觉运动，记忆古今，应对万事万物，皆脑之功能也。故脑为人身之大主也。

脑髓充盛，则思维敏捷，精力充沛，精神抖擞。脑髓不足，元神失充，则神情痴呆，失眠健忘，头晕耳鸣，疲惫懈怠。脑髓受损，则头痛，或中风、癫痫等。

中医的脑病，原多列于心、脾、肝、肾等门，现独辟一脑病门。脑常见病证，现分而述之。

第一节　头痛

头痛，以头部疼痛为主要表现，是一种常见的自觉病证，可单独出现，亦可伴见于许多疾病（外感、内伤）。本节主要论述内伤头痛，即肝阳上亢头痛、血虚头痛、气虚头痛、肾虚头痛、痰浊头痛、血瘀头痛。外感所致的头痛不做论述。中医所谓少阳、阳明、太阳、厥阴等头痛，将在本节诸头痛病中而论之。

一、肝阳上亢头痛

《黄帝内经》云："诸风掉眩，皆属于肝。"

又云："是以头痛巅疾，下虚上实。过在足少阳，巨阳，甚则入肾。"

《冷庐医话》云："厥阴之脉，会于巅顶，故痛在巅顶……头上气不得畅而亦痛。"

《临证指南医案》云："头痛一证，皆由清阳不升，火风乘虚上入所致……如阴虚阳越而头痛者……镇摄益虚，和阳熄风为主。如厥阴风木上触，兼内风而为头痛者……熄肝风，滋肾液为主。"

《中医内科学》谓："内伤头痛属实者，当以平肝潜阳、化痰除湿、活血化瘀为法。"

辨证施治

肝气郁结，七情所伤，肝失条达，致肝阳上亢，上扰清空，发为头晕头痛。常伴心烦易怒，头晕目眩，耳鸣，失眠不宁，面红目赤，两胁胀痛，口苦咽干，舌红苔黄，脉弦有力。

《黄帝内经》云："诸风掉眩，皆属于肝。"若情志失调，暴怒伤肝，肝失疏泄条达，故胁痛胀满。或平素肝肾阴虚，阴虚不能敛阳，致肝阳上亢，风阳上扰清窍，即头晕头痛，耳鸣目眩。阴虚不能制阳，阳浮于上，上扰心神，故心烦不宁，心烦易怒，面目红赤。肝与胆相表里，胆气随肝阳上逆，故口苦咽干，舌红苔黄，脉弦有力也。宜平肝潜阳治之。可选天麻钩藤饮（《杂病证治新义》）：天麻、钩藤、石决明、栀子、黄芩、牛膝、杜仲、益母草、桑寄生、茯神。

方中天麻、钩藤、石决明息风平肝潜阳，桑寄生、牛膝、杜仲滋肝补肾，黄芩、栀子清肝泻火，茯神宁心安神，益母草活血通络。诸药合济，共奏平肝潜阳、清肝泻火之功也。

头痛甚，酌加菊花、蔓荆子、夏枯草等，以增清火散风之功；眩晕腰痛，肝肾阴虚甚，酌加女贞子、枸杞子、生地黄、龟甲等，以增滋补肝肾之阴之功；血压偏高，酌加代赭石、白芍等，以增平肝潜阳之功。

结语

肝阳上亢头痛，多由肝气郁结，情志不畅，肝失条达，郁而化火；肝肾阴亏，不能收敛肝阳，致肝阳上越，扰其清空，而发头晕头痛也。头者，清阳之府，诸阳之会，人身之主宰，不能受邪扰也。肝阳上亢之头痛，乃肝肾阴亏于下，肝阳上浮于上，上塞清窍，下虚上实之证。久之易发高血压、脑卒中等病。甚者阳上亢之极，热上浮已甚，导致脑血管破裂，形成中风。故肝阳上亢之头痛，乃肝肾之阴亏虚于下，不能收敛上越之阳所致也。宜镇肝潜阳、清肝泻火、搜风以治标，滋补肝肾之阴以治本，标本兼治是其治也。

二、血虚头痛

血虚头痛，多由久病体弱，或女子产后失血过多，营血亏虚，不能荣脑而致。患者头晕目眩、头痛，临床一般晕重于痛，面色少华，心慌，心悸不宁，舌淡，脉细弱，宜补阴养血治之。

《中医内科学》云："饥饱劳倦，产后体虚，大病久病者，中焦脾胃虚弱，气血生化不足，而致清阳不升，脑髓失养，多见头痛隐隐。"

又云："因于虚者，多是隐痛，空痛或昏痛。"

辨证施治

血虚头痛，多由劳倦或产后失血体虚，或大病久病体虚未康复所引发。气血亏虚，上不能荣养脑髓，而致头晕昏胀而痛也。脾胃虚弱，气血化源不足，营血匮乏，失其上荣，故晕重于痛，面色少华也。血虚，心失所养，故心慌心悸不宁也。血虚不能充盈脉道，故舌淡，脉细弱无力也。宜补阴养血治之。可选四物汤（《太平惠民和剂局方》）：当归、白芍、熟地黄、川芎。

方中当归、白芍、川芎养血活营，熟地黄补肝肾、益营血。全方合济，共奏补血养血之功也。

加减：血虚甚，酌加制首乌、枸杞子等，以增益血补肝肾之功；头痛甚，酌加蔓荆子、菊花等，以增清头明目止痛之功；气虚倦怠乏力，酌加人参、黄芪、白术等，以增健脾益气之功。

结语

血虚头痛者，血不荣脑也。故血虚头痛，多因劳倦伤身，或失血，或大病日久耗伤气血，或脾胃虚弱化源不足所致也。脑髓乏血之荣养，故眩晕昏聩疼痛也。朱丹溪说："头痛须用川芎，如不愈，各加引经药。"故血虚头痛，宜补血养血为主。然生化之源不足者，宜健脾益气以滋生化之源。然后根据头痛之部位、性质，随加引经药，多能随之奏效也。

三、气虚头痛

人有身体虚弱，清阳不升，脑髓失清阳之气荣养而发头痛者。患者头痛不甚，绵绵不止，伴短气乏力，倦怠懒言，畏寒怕冷，劳累后加重。纳差，食欲不振，舌淡苔白，脉沉弱无力，此乃气虚也，宜健脾益气治之。

《黄帝内经》云："髓海不足，则脑转耳鸣。"

《中医内科学》谓："虚者多属不荣则痛……虚证以补养气血，或益肾填精为主。"

《临证要方》云："清窍失荣者，需益气升提以荣脑……佐轻清之品以助益气清巅之力……头昏、头痛伴困倦乏力者，实清窍失于荣养也。"

辨证施治

患者头痛，痛而不甚，绵绵不止，伴短气乏力，倦怠懒言，畏寒怕冷，劳累后加重，纳呆，食欲不振，舌淡苔白，脉沉弱无力。乃阳气虚，清阳不升，清阳之气不能荣脑也。脑失清阳之气荣养，故头昏头痛，痛而不甚，绵绵不止也。病本气虚，劳则耗气，故劳累后诸证加重也。阳气虚，运化无力，阳气不布，故短气乏力，倦怠懒言，畏寒怕冷也。阳气虚，脾阳不振，运化无力，故纳呆，食欲不振也。舌淡苔白，脉沉弱无力，皆气虚之征也。宜健脾益气治之。可选补中益气汤（《脾胃论》）：黄芪、党参、当归、陈皮、升麻、柴胡、白术、甘草。

方中黄芪、党参补中益气；白术、陈皮、甘草健脾和胃益气；当归养血；柴胡、升麻升阳，更助参、芪补中益气之力。诸药共济，共奏升阳、补中益气之功也。

加减：头痛甚，酌加川芎、细辛、蔓荆子等，以助升阳止痛之功；血虚，酌加何首乌、枸杞子等，以增滋补肝肾之功。

结语

浊气不降，上塞清窍，可致头昏头痛等诸多上实之证。然气虚，清气不升，清巅失清气之荣养，亦可致头脑昏瞆，记忆力减退，困倦乏力，头痛绵绵不止也。邪上塞清窍者，必降浊泻实治之；然气虚不能上荣于脑，清窍失荣，而头昏头痛者，需升提益气荣脑治之。临床宜用参、芪、归、川芎之类佐清轻升提之品，以助升提益气清巅之力，诸如升麻、柴胡、蔓荆子之类是也。清气升空，脑髓得其荣养，头昏头痛自除也。

四、肾虚头痛

患者头晕耳鸣，失眠健忘，头脑空痛，乃肾精亏虚也。肾主骨生髓，肾精亏虚，无力上荣脑髓，致头脑空痛也。常见头晕耳鸣，健忘失眠，神疲倦怠，腰膝酸软，男子滑精，女子腰痛带下，舌红苔少，脉沉细无力，乃肾虚也，宜滋阴补肾治之。

《黄帝内经》云："髓海不足，则脑转耳鸣。"

《济生方》云："夫头者，上配于天，诸阳脉之所聚。"

《证治准绳》云："盖头象天，三阳六腑清阳之气，皆会于此。三阴五脏精华之血亦皆注于此。于是天气所发，六淫之邪，人气所变，五贼之逆，皆能相害。"

《中医内科学》谓："脑为髓之海，肾主骨生髓，髓海充盈，主要依赖于肝肾精血的充养及脾胃运化水谷精微的濡养，输布气血上充于脑。"

又云："因于肾者，多系禀赋不足，或房劳伤肾，以致肾精亏虚，髓海渐空，多见头痛且空。或肾亏日久，阴损及阳，肾阳衰微，清阳不展，多见头部冷痛。"

辨证施治

头者，清阳之府，诸阳之会。五脏精华之血、六腑清阳之气皆会于头。肾虚头痛，常见头脑空痛，头晕耳鸣，健忘失眠，神疲倦怠，腰膝酸软，男子遗精早泄，女子腰痛带下，舌红苔少，脉沉细无力。肾亏，脑髓乏养，故头晕，头脑空痛，神疲倦怠，腰膝酸软，头晕耳鸣，失眠健忘也。肾虚，束摄无力，固摄无权，故男子遗精早泄，女子腰痛、带下量多。肾阴精亏虚，故舌红少苔，脉沉细无力，宜滋阴补肾治之。可选大补元煎（《景岳全书》）：人参、山药、熟地黄、杜仲、枸杞子、当归、山茱萸、炙甘草。

方中熟地黄、山药、山茱萸、枸杞子滋补肝肾，人参、当归益气补血，杜仲益肾强腰，甘草和诸药而益脾胃。诸药合济，共奏滋阴补肾之功也。

加减：头痛甚，酌加菊花、蔓荆子、川芎、细辛等，以增升清止痛之功；头痛畏寒，可酌加桂枝、羌活、川芎等，以增通阳止痛之功。

结语

肾虚头痛，一般指肾精亏虚，不能荣脑也。肾主骨，生髓，通脑。肾精亏虚，脑乏阴精之充养，脑髓匮乏，故头晕、头脑空痛也，常见失眠健忘，头晕耳鸣，腰腿酸软，男子滑精早泄，女子带下、月经不调等证。临床必须大补元气以益气血、填补肾精以益真元、健脾和胃以益气血生化之源，佐调治头痛之药，方可收功也。然治肾虚头痛，非一日之功也。

五、痰浊头痛

患者脾虚湿盛，痰湿上扰清空，上蒙清窍，头昏头重头痛，伴呕恶痰涎，脘腹胀闷，舌淡苔白腻，脉弦滑。此乃痰湿中阻，清阳不升也。宜健脾燥湿、化痰降逆治之。

《丹溪心法》云："头痛多主于痰，痛甚者火多。"

李东垣说："足太阴痰厥头痛，非半夏不能疗。眼黑头眩，虚风内作，非天麻不能除。"

《冷庐医话》云："太阴、少阴二经，虽不上头，然痰与气，逆壅于膈，头上气不得畅而亦痛。"

《中医内科学》谓："因于脾者，多系饮食不节，嗜食肥甘，脾失健运，痰湿内生，上蒙清空，以致清阳不升，浊阴不降，多见头痛且重。"

辨证施治

患者素体湿盛，脾失健运，痰浊内生，见头昏头重头痛，呕恶痰涎，脘腹胀满，舌淡苔白腻，脉弦滑。乃痰浊阻滞中焦，清阳不升，痰浊上蒙清窍，故头昏头重头痛也。痰浊阻滞中焦，阳气痞阻不畅，故呕恶痰涎，脘腹胀满。舌淡苔白腻、脉弦滑，乃痰湿内盛之征也。宜健脾燥湿、化痰降逆治之。可选半夏白术天麻汤（《医学心悟》）：半夏、天麻、白术、白茯苓、陈皮、甘草。

方中半夏、白茯苓、陈皮燥湿化痰，白术健脾益气，天麻息风治头痛，甘草调中和胃。诸药合济，共奏健脾益气、燥湿化痰之功也。

加减：头痛甚，酌加蔓荆子、川芎、白芷等，以增升清化湿止痛之功；呕吐甚，酌加代赭石、旋覆花等，以增降逆止呕之功；纳差胀满，酌加豆蔻、砂仁等，以增化湿开胃之功。

结语

痰浊中阻，清阳不升，头昏头痛，多兼眩晕，其病因乃素体湿盛，嗜食肥甘，痰湿内生，阻滞脾阳升清之功。故化湿消痰乃治其本也。然病是头痛，仍应针对头痛选用川芎、白芷、蔓荆子等，以消头痛之疾也，无论何种原因引起的头痛，皆如此矣。

六、血瘀头痛

血瘀头痛，乃气滞血瘀，瘀阻头之脉络，或头部外伤所致也。头时痛时止，时刺痛难忍，痛有定处，反复发作，经久不愈，舌紫黯有瘀点，脉细涩。乃气滞血瘀，瘀阻脉络也，宜活血化瘀治之。

《丹溪心法》云："诸经气滞，亦作头痛。"

《临证指南医案》云："气血瘀痹，而为头痛者，用虫蚁搜逐血络，宣通阳气为主。"

《医林改错》云："查患头痛者，无表证、无里证，无气虚痰饮等证，忽犯忽好，百方不效，用此方（血府逐瘀汤）一剂而愈。"

《中医内科学》谓："凡久病多瘀，若头痛日久不愈者，可酌加活血化瘀药，以提升临床疗效……可起到活血化瘀，祛瘀生新之功。"

《临证要方》云："患者头痛，时痛时止，或刺痛难忍，痛甚伴恶心呕吐，反复治疗而不获愈，舌红黯，脉弦有力，清巅活血汤主之。"

辨证施治

血瘀头痛，多由久病入络，气滞血瘀，或外伤致头部脉络受损也。头痛时痛时止，痛有定处，反复发作而不愈，甚者头刺痛难忍，舌黯有瘀点，脉细涩。乃气滞血瘀，瘀阻脉络，故痛有定处，时刺痛难忍。瘀阻气滞，时通时畅，故头痛时痛时止也。瘀阻不通，故舌紫黯有瘀点，脉细涩也。宜活血化瘀治之。可选清巅活血汤（《临证要方》）：当归、川芎、赤芍、珍珠母、红花、怀牛膝、菊花、蔓荆子、葛根、细辛、僵蚕、地龙、白芷。

方中当归、川芎、赤芍、红花活血通络；蔓荆子、细辛、白芷、川芎上行头部，专治头痛；僵蚕、地龙散风解痉止痛；葛根、川芎升清引药入巅止痛；菊花清轻以清清窍；怀牛膝、珍珠母入巅以降浊阴。诸药合济，共奏清巅活血止痛之功也。

加减：头痛甚，久不获愈，酌加全蝎、蜈蚣等，以增搜刮解痉止痛之功；前额痛甚，伴口干口渴，酌加石膏以增清热止痛之功。

结语

血瘀头痛一证，有因气滞血瘀，瘀血阻滞头痛者，此乃多因久病体虚，气血行而不畅，瘀阻脉络而致也；另有因外伤头之脉络，瘀血阻滞而痛者。大凡血瘀头痛，多时痛时止、时刺痛难忍，应以活血散瘀通络以治本，解痉止痛以治标。单解痉止痛治之，不治瘀，瘀不去，新血不生，痛虽止而易复发也；单活血化瘀，不解痉止痛，头痛不能速愈也。故标本兼治是其治也。此乃治病之法也。

头痛是一种疾病，也是多种疾病中的一个症状。单论头痛病，多分外感头痛和内伤头痛。方书多将外感头痛和内伤头痛合而录之。对于外感之风热、风寒、风湿等头痛，余未做论述，只论内伤头痛。内伤头痛，按证型分为肝阳上亢、血虚、气虚、肾虚、痰浊、血瘀六类，这六类证型的病因，诱发了头痛病证，故头痛也是这六种疾病的症状。治疗上必遵肝阳上亢者清肝潜阳、血虚者补血、气虚者补气、肾虚者补肾、痰浊者消痰化浊、血瘀者活血化瘀的原则，而随证酌加止头痛之药耳。中医将头痛类型分太阳、阳明、少阳、厥阴、太阴、少阴，认为后头痛属太阳，前头痛属阳明，两侧偏头痛属少阳，巅顶痛属厥阴，太阴、少阴头痛多以全头痛为主。朱丹溪说："头痛须用川芎，如不愈，各加引经药。太阳羌活，阳明白芷，少阳柴胡，太阴苍术，少阴细辛，厥阴吴茱萸。"故内伤头痛，随其类型而治之。临床上参古人之法，随经而酌加引经药，其效更显矣。

第二节　眩晕

眩晕是一种疾病，也是多种疾病中的一个症状，在许多疾病中均可发生。眩是眼前发黑、眼花，晕是头目旋转。两者常互相并见，故统称眩晕。

眩晕之病因虽比较复杂，但总与肝、脾、肾关系密切。如肝阳上亢会形成眩晕，《黄帝内经》云："诸风掉眩，皆属于肝。"肾精亏虚，会形成眩晕，《黄帝内经》云："髓海不足，则脑转耳鸣。"痰浊中阻，会形成眩晕，朱丹溪说："无痰不作眩。"气血亏虚，会形成眩晕，张景岳说："无虚不作眩。"眩晕之病因属虚者多，其病机乃本虚标实。本虚，乃肝脾亏虚；标实，乃痰风相作也。现分而述之。

一、肝阳上亢眩晕

肝阳上亢眩晕，多由肝肾阴亏（肝肾同源）不能敛阳，肝阳上越，上扰清空，而发头胀眩晕也。临床常见面色潮红，烦躁易怒，少寐多梦，口苦咽干，舌红苔黄，脉弦有力。此乃阴虚不能敛阳，肝阳上越所致也，宜平肝潜阳治之。

《黄帝内经》云："诸风掉眩，皆属于肝。"

华岫云说："头为六阳之首，耳、目、口、鼻皆系清空之窍。所患眩晕者，非外来之邪，乃肝胆之风上冒耳。"

《类证治裁》云："肝胆乃风木之藏，相火内寄，其性主动主升。或由身心过动，或由情志郁勃；或由地气上腾，或由冬藏不密；或由高年肾液已衰，水不涵木；或由病后精神未复，阴不吸阳，以致目昏耳鸣，震眩不定。"

《河间六书》云："风火皆属阳，多为兼化，阳主乎动，两动相搏，则为之旋转。"

《中医内科学》谓："肝为刚脏，体阴而用阳，其性主升主动。若长期忧恚恼怒，肝气郁结，气郁化火，风阳扰动，发为眩晕。"

辨证施治

肝阳上亢眩晕，乃肝肾阴虚，不能潜敛肝阳，致肝阳上越，上扰清空，致清空之窍不宁，乃头晕目眩，头胀头痛也。肝阳上亢之头晕目眩，常伴情绪波动而加重。常见面红目赤，烦躁易怒，失眠多梦，口苦咽干，舌红苔黄腻，脉弦有力。肝为刚脏，主疏泄，性喜条达。若遇精神郁闷，心情不畅，则影响肝疏泄之机，而眩晕加重也。阳盛风动，扰动气血，血随气逆，循经上行，上扰清窍，致头晕目眩，头昏胀痛，面红目赤也。肝阴亏虚，虚火妄动，上扰心神，心神不宁，故烦躁易怒，失眠多梦也。肝阴不足，肝阳旺盛，故口苦咽干，舌红苔黄，脉弦而有力也，宜平肝潜阳治之。可选天麻钩藤饮（《杂病证治新义》）：天麻、钩藤、石决明、栀子、黄芩、牛膝、益母草、桑寄生、茯神。

方中天麻、钩藤平肝息风止眩，石决明镇肝潜阳，杜仲、桑寄生滋养肝肾，黄芩、栀子清肝降火，牛膝、益母草降逆通络，茯神宁志安神。诸药合济，共奏平肝潜阳、止眩之功也。

加减：眩晕甚，酌加龙骨、牡蛎等，以增镇肝潜阳之功；腰酸眩晕，酌加山茱萸、枸杞子等，以增滋补肝肾之阴之功；伴头痛呕恶，酌加代赭石以增降逆止呕之功。

结语

肝阳上亢之眩晕，与肝阳上亢之头痛无大异，皆肝阴虚不能敛阳，肝阳上扰之证也。皆须清肝降火，敛阴潜阳治其本。肝阳上亢之头痛，酌加蔓荆子、菊花之类以清肝止痛。肝阳上亢之眩晕，酌加山茱萸、枸杞子等，滋补肝肾之阴以止眩。故肝阳上亢之眩晕，阳潜于下，不上扰清空，清空得宁，眩晕自止也。

二、痰浊中阻眩晕

痰浊中阻之眩晕，多由脾胃功能减退，脾虚聚湿生痰，痰浊上蒙清空，致头晕目眩，头重如裹，胸脘痞闷，恶心呕吐，纳呆，舌淡苔白腻，脉濡滑。乃脾虚失运，痰湿壅盛所致也，宜健脾燥湿化痰治之。

《金匮要略》云："心下有痰饮，胸胁支满，目眩。"

《丹溪心法》云："头眩，痰夹气虚并火……无痰则不作眩，痰因火动，又有湿痰者，有火痰者。"

又云："眩晕乃中风之渐。"

《临证要方》云："脾失健运，湿聚中焦成痰，阻滞清阳不能上达清窍，引动肝风，风痰上扰，故眩晕耳鸣头痛；痰湿阻滞中焦，故恶心呕吐。"

《中医内科学》谓："平素嗜酒无度，暴饮暴食，或过食肥甘厚味，损伤脾胃，以致健运失司，水谷不化，聚湿生痰，痰湿中阻，则清阳不升，浊阴不降，致清窍失养而引起眩晕。"

辨证施治

痰浊中阻之眩晕，乃痰湿作祟也。痰浊中阻，脾之清阳不升，清空失荣，故头晕、头重如裹也。临床亦常见纳呆，胸脘痞闷，恶心呕吐，舌淡苔白腻，脉濡滑。乃痰浊中阻，气机不利，故胸脘痞闷也。痰浊中阻，胃气上逆，故恶心呕吐也。痰浊阻遏脾阳，脾失运化，故纳呆，纳谷不香也。舌淡苔白腻，脉濡滑，皆痰浊内蕴之征也。宜健脾燥湿化痰治之。可选半夏白术天麻汤（《医学心悟》）：半夏、白术、白茯苓、陈皮、天麻、甘草。

方中半夏燥湿化痰，白术、白茯苓、甘草健脾和胃，天麻息风止眩，陈皮理气化痰。诸药合济，共奏健脾和胃、燥湿化痰止眩之功也。

加减：呕吐频作，眩晕甚，酌加代赭石、旋覆花等，以增降逆止呕之功；眩晕甚，酌加山茱萸、白芍等，以增补肝止眩之功；脘闷不食，可酌加豆蔻、砂仁等，以增化湿醒脾之功；头晕头重，酌加泽泻、白茯苓等，以增利湿化浊之功。

结语

痰浊之眩晕，属现代医学"内耳眩晕病"。中医辨其为痰浊中阻，致脾阳不振，失其运化，痰湿停滞中焦，致清阳不升，浊阴不降，清窍被蒙。清阳不升，浊阴独居清窍，故头晕目眩也。故以健脾和胃化浊治其本，升清止眩治其标。浊阴降，脾健运化有权；水湿利，脾之阳气得布；清阳升，头昏头晕目眩自除矣。

三、气血亏虚眩晕

气血不足，脑髓乏气血之荣养，临床常见头晕目眩，动则加剧，伴神疲懒言，少气乏力，面色无华，心悸短气，唇甲淡白，体倦纳差，舌淡苔薄，脉细弱。此乃气血虚弱，不能荣脑也，宜健脾益气、补益气血治之。

《黄帝内经》云："上气不足，脑为之不满，耳为之苦鸣，头为之苦倾，目为之眩。"

《景岳全书》云："丹溪则曰，无痰不能作眩，当以治痰为主，而兼用他药。余则曰：无虚不能作眩，当以治虚为主，而酌兼其标。孰是孰非余不能必，姑引经义（上气不足，髓海不足）以表其大意如此。"

又云："眩晕一证，虚者居其八九，而兼火、兼痰者，不过十中一二耳。"

《秦氏医案医话》云："浊气不降，上塞清窍，可致头昏头痛；然气血虚弱，清气无力上荣清窍，亦可致头昏头痛也。"

《中医内科学》谓："脾胃为后天之本，气血生化之源。若久病不愈，耗伤气血，或失血之后，气随血耗；或忧思劳倦，饮食衰少，损伤脾胃，暗耗气血。气虚则清阳不升，血虚则清窍失养，皆可发生眩晕。"

辨证施治

气血亏虚之眩晕，乃气血不足，不能上荣脑髓而头晕目眩，动则眩晕加重，或劳累后即发。伴神疲懒言，少气乏力，面色少华，心悸短气，唇甲淡白，体倦纳差，舌淡苔白，脉沉弱无力。气血不足，脑失所养，故头痛目眩也。活动劳累耗气伤血，故活动劳累后眩晕加重也。气血不足，机体失气血之温养，故少气乏力，神疲懒言，面色㿠白少华也。营血不足，心神失养，故心悸怔忡，短气也。气虚，脾失健运，故纳差体倦也。唇甲淡白，舌淡苔薄，脉细弱无力，皆气血亏虚之征也。宜健脾益气、补益气血治之。可选八珍汤（《正体类要》）：人参、白茯苓、白术、甘草、当归、川芎、熟地黄、白芍。

四君子汤健脾益气，四物汤补血养血。二方合济，共奏健脾益气、补血养血之功也。

加减：头晕甚，酌加山茱萸、枸杞子等，以增补肝益肾、止眩之功；心悸失眠，酌加酸枣仁、远志、龙眼肉等，以增宁志安神之功；因失血而眩晕，可酌加三七、白及等止血之剂。

结语

气血亏虚之眩晕，乃气虚不能上荣清窍致清阳失展，血虚不能上濡脑髓致脑失气血之荣养故也。其病因乃久病耗伤气血，或失血过多、气血虚而未复，或脾胃虚弱，健运无力，气血生化之源不旺，致气血两虚。气虚，清阳之气不展，血虚，脑失阴血之濡养，故发头晕、目眩也。气血亏虚之眩晕多伴全身衰弱之象，因气血不仅濡养脑髓，人身四肢百骸、脏腑内外整个机体，皆需气血之濡养也。血气旺盛，脑髓、机体得气血之濡养，体倦乏力眩晕等症自除也。

四、肾虚眩晕

肾虚头晕目眩，乃肾之精微不足，不能上充于脑故也。临床常见精神萎靡不振，记忆力减退，腰膝酸软，头晕耳鸣，男子遗精早泄，女子腰痛带下。肾阴偏虚者，五心烦热，潮热盗汗，舌红少苔，脉细数，宜补肾滋阴清热治之。肾阳偏虚者，四肢不温，面色㿠白，舌淡苔白，脉沉细，宜补肾助阳治之。

《黄帝内经》云："髓海有余，则轻劲多力，自过其度。髓海不足，则脑转耳鸣，胫酸眩冒，目无所见，懈怠安卧。"

又云："上气不足，脑为之不满，耳为之苦鸣，头为之苦倾，目为之眩。"

《医学从众录》云："肾主藏精，精虚则脑海空而头重。故内经以肾虚及髓海不足立论也。其言虚者，言其病根；其言实者，言其病象，理本一贯。"

《中医内科学》谓："肾为先天之本，主藏精生髓。脑为髓之海。若年高，肾精亏虚，不能生髓，无以充养于脑；或房事不节，阴精亏耗过甚；或体虚多病，损伤肾精肾气，均可导致肾精亏耗，髓海不足，而发眩晕。"

辨证施治

肾虚头晕目眩，乃肾精亏虚，无以生髓，髓海不足，故出现眩晕，精神萎靡不振，记忆力减退，腰膝酸软，头晕耳鸣，男子遗精早泄，女子腰痛带下也。多因先天禀赋不足，或烦劳过度，或大病久病耗伤精血，致肾精亏虚，不能上充脑髓，脑髓失充，故出现眩晕，精神萎靡不振，记忆力减退也。肾主骨，腰为肾之府，肾虚，腰膝失其所养，故腰膝酸软也。肾开窍于耳，肾虚，故头晕耳鸣。肾主封藏，肾虚，故男子遗精早泄、女子腰痛带下也。

肾阴偏虚者，见五心烦热，潮热盗汗，舌红苔少，脉细数。阴虚生内热,故五心烦热,潮热盗汗,舌红脉细数也。宜补肾滋阴清热治之。可选杞菊地黄丸(《医级》):生地黄、山茱萸、山药、泽泻、白茯苓、牡丹皮、枸杞子、菊花。

方中生地黄、山茱萸、山药、枸杞子补肾益精,菊花清头明目,牡丹皮、泽泻清泻肾经之虚热,白茯苓理脾和胃。诸药合济,共奏补肾清热之功也。

腰酸头痛甚,酌加菟丝子、白芍等,以增补肝益肾之功。头晕耳鸣甚,酌加龟甲、珍珠母等,以增滋阴潜阳之功。

肾阳偏虚者,兼见面色㿠白,四肢不温,舌淡苔白,脉沉细。阳虚生外寒,故四肢厥冷不温也。阳虚,故面色㿠白,舌淡苔白,脉细无力也,宜补肾助阳治之。可选右归饮(《景岳全书》):熟地黄、山药、枸杞子、山茱萸、甘草、肉桂、杜仲、制附子。

方中熟地黄、山茱萸、山药、枸杞子补肾益精,肉桂、附子温肾助阳,杜仲养血补肾,甘草和中,调和诸药。诸药合济,共奏益精温阳补肾之功也。

加减:腰膝酸痛,酌加鹿角胶、仙茅、淫羊藿、巴戟天等,以增温阳补肾之功。

结语

肾精不足之眩晕,乃肾精亏虚不能荣脑故也。脑为髓海,髓海充足,则精力充沛、思维敏捷,髓海不足,则脑转耳鸣、头晕目眩。肾为先天之本,藏精生髓,髓上聚于头为脑,脑髓的充盈与否,皆靠肾精之充养。若年老体弱,肾精亏虚;或房事不节,耗伤肾精;或先天不足;或劳倦过度,伤骨损髓;或阴虚火旺,扰动精室,精关不固,导致遗精滑精;或女子频产损肾等,均可致肾精亏虚,髓海失充,易发头晕目眩也。

综上所述,本节所论眩晕证,肝阳上亢眩晕、痰浊中阻眩晕乃实多虚少,宜清肝泻火、降浊化痰治之。气血亏虚眩晕、肾精亏虚眩晕多是虚证,宜益气养血、补精填髓治之,临床详辨斟酌之。

第三节　失眠

失眠，又谓"不寐"，是长期不得安眠的一种病症，临床表现不一，常见难以入寐、寐而易醒、彻夜不眠等。顽固性失眠常伴有头痛、头晕健忘、怔忡等。病机多为思虑劳倦过度导致心脾亏虚，或心虚胆怯致神不守舍，失眠不宁；或阴虚火旺导致心肾不交，夜不安寐；或痰浊壅遏中焦，致胃中不和，夜卧不安不寐；或肝阳偏亢，阳浮于上，而出现失眠头痛。其病在脑，但与气血精神、脏腑的功能失调有密切关系。失眠不寐，临床亦分虚证、实证。心脾亏虚、心虚胆怯致失眠不寐者乃虚证；阴虚火旺、胃中不和致失眠不寐者乃实证。现分而述之。

一、心脾亏虚或心虚胆怯失眠

心脾亏虚，血虚不足以荣脑养心，致失眠不寐多梦者，梦中易醒，甚者彻夜不眠。伴纳差神疲，倦怠乏力，面色少华，心悸健忘，舌淡苔薄，脉细弱。此乃心脾两虚也，宜补养心脾、养血安神治之。

心虚胆怯，神魂不安，致失眠不寐者，失眠多梦，胆怯心悸，处事易惊，倦怠短气，舌淡，脉弦细。此乃血虚气少，心脑失其荣养也，宜益气补血、定志安神治之。

《黄帝内经》云："卫气不得入于阴，常留于阳，留于阳则阳气满，阳气满则阳跷盛；不得入于阴则阴气虚，故目不瞑矣。"

《杂病广要》云："寐本乎阴，神其主也。神安则寐，神不安则不寐。其所以不安者，一由邪气之扰，一由营气之不足耳。有邪者多实证，无邪者皆虚证。"

《景岳全书》云："无邪而不寐者，必营气不足也。营主血，血虚则无以养心，心虚则神不守舍。"

《沈氏尊生书》云："心胆惧怯，触事易惊，梦多不详，虚烦不眠。"

《类证治裁》云："惊恐伤神，心虚不安。"

《中医内科学》谓："劳倦过度则伤脾，过逸少动以致脾虚气弱，运化不健，气血生化乏源，不能上奉于心，以致心神失养而失眠。或因思虑过度，伤及心脾，心伤则阴血暗耗，神不守舍；脾伤则食少纳呆，生化之源不足，营血亏虚，不能上奉于心，致心神不安。"

辨证施治

失眠不寐者，当分虚实。虚证多阴血亏虚，致心、肝、胆、脾、肾等脏器功能失调而失眠不寐也。

心脾亏虚失眠者，心脾血虚，不能荣养心神，致失眠多梦，梦中易醒，甚或彻夜不眠，常伴纳呆乏味，神疲乏力，面色无华，心悸健忘，舌淡，脉沉细无力。心脾血虚，血虚不足以养心，心血不足，故失眠多梦，梦中易醒，甚者彻夜不眠也；心血不足，心神失养，故心悸健忘也；心主血脉，脾主肌肉，心脾血虚，故神疲乏力也；脾虚，健运无力，故纳呆乏味也；血虚不能上荣，故面色少华也；舌淡，脉沉细无力，乃血虚之征也。宜补养心脾、养血安神治之。可选归脾汤（《济生方》）：黄芪、人参、白术、茯神、甘草、木香、酸枣仁、龙眼肉、当归、远志。

方中人参、黄芪、白术、甘草补气健脾，茯神、远志、酸枣仁、龙眼肉补心益脾、定志安神，当归滋阴养血，木香行气舒脾。诸药合济，共奏健脾益气、宁心安神之功也。

加减：心血不足，心悸心慌，酌加熟地黄、白芍、阿胶等，以增补血养心之功；失眠较甚，酌加龙骨、牡蛎、柏子仁、五味子等，以增镇静安神之功。

心虚胆怯失眠者，临床常见失眠多梦，胆怯心悸，神魂不安，遇事易惊，短气倦怠，舌淡，脉弦细。此乃心血虚，心神失养，故失眠多梦，神魂不安，胆怯心悸也。胆主决断，心神失养，故遇事心胆不宁，易惊、短气乏力也。舌淡，脉细，乃血虚少气，肝胆不宁之征也。宜益气补血、定志安神治之。可选安神定志丸（《医学心悟》）：茯苓、茯神、远志、人参、石菖蒲、龙齿。

方中人参益气，茯苓、茯神、石菖蒲、远志补气宁志安神，龙齿镇惊定志安神。诸药合济，共奏益气宁志安神之功也。

加减：血虚，酌加当归、熟地黄等，以增滋阴补血之功；虚烦不寐，酌加炒酸枣仁、合欢皮、百合、龙骨、牡蛎等，以增镇静安神之功；舌苔滑腻，酌加半夏、薏苡仁等，以增理气化浊之功；阴虚不能潜阳，酌加白芍、怀牛膝等，以增滋阴潜阳之功。

结语

不寐是临床上一个较常见的症状，常与头晕、心悸、健忘、多梦等并见。不寐亦有虚实之分，虚证则为心脾亏虚和心虚胆怯。

心脾亏虚之不寐，血虚则心神失养，心神不安故失眠也。多因思虑过度，耗伤心之阴血，致神不守舍；或脾胃虚弱，化源匮乏，气血来源不足，心血不足，心神不宁；或失血过多等原因，致心神失养而失眠也。治以补气养血，血足神自安，神安自无不寐之患也。

心虚胆怯之不寐，亦血虚不能荣养心神也。胆主决断，心血不足，心神不安，决断无权，故遇事易惊害怕，失眠不寐也。治以补气养血为主，佐镇惊安神之法，血足神宁，亦无不寐之患也。

二、阴虚火旺或胃中不和失眠

阴虚火旺、胃中不和之失眠，与心脾亏虚、心胆虚怯之失眠不同。心脾亏虚、心虚胆怯之失眠乃虚证，多以补正为主，正盛则神安矣；阴虚火旺、胃中不和之失眠属实证，故以祛邪为主，邪去则神安矣。

阴虚火旺不寐者，临床常见心烦不寐，头晕耳鸣，腰酸腿软，五心烦热，口干少津，舌红少苔，脉细数。此乃阴虚火旺扰乱心神也，宜滋阴清火、养心安神治之。

胃中不和不寐者，临床常见失眠不寐，脘闷嗳气，脘腹胀满不适，舌淡苔白腻，脉滑。此乃宿食停滞，上扰心神，胃不和，卧不安也，宜消导和中、清热安神治之。

《黄帝内经》云："胃不和则卧不安。"

《杂病广要》云："脉数实滑有力而不眠者，中有宿滞痰火。"

《景岳全书》云："痰火扰乱，心神不宁，思虑过伤，火炽痰郁而致不眠者多矣。有因肾水不足，真阴不升，而心阳独亢者，亦不得眠……有体气素盛，偶为痰火所致不得眠者……"

又云："饮食忿怒之不寐者，此皆内邪滞逆之扰也。"

《中医内科学》谓："暴饮暴食，宿食停滞，脾胃受损，酿生痰热，壅遏于中，痰热上扰，胃气失和，而不得安寐。"

又云："或由情志不遂，暴怒伤肝，肝气郁结，肝郁化火，邪火扰动心神，神不安而不寐；或由五志过极，心火内炽，扰动心神而不寐；或由喜笑无度，心神激动，神魂不安而不寐；或由暴受惊恐导致心虚胆怯，神魂不安，夜不能寐。"

辨证施治

阴虚火旺失眠者，常见心烦不寐，头晕耳鸣，腰膝酸软，五心烦热，口干少津，舌红苔少，脉细数。此乃肾阴亏于下，真阴不升，水不济火，心火独亢，故心烦不寐也。阴虚生内热，虚火内炽，故五心烦热，口干少津也。肾之阴精亏虚，上不荣清窍，故头晕耳鸣也。肾之阴精亏虚，阴虚火旺，故腰膝酸软，舌红苔少，脉细数也。宜滋阴清火、养心安神治之。可选黄连阿胶汤（《伤寒论》）：黄连、黄芩、阿胶、白芍、鸡子黄。

方中黄连、黄芩清心降火，白芍、阿胶、鸡子黄清热养阴。全方合济，共奏清心降火、养阴安神之功也。

加减：失眠心悸不安，酌加酸枣仁、朱砂、茯神等，以增镇惊安神之功；阴虚火旺，男子遗精，酌加生地黄、知母、黄柏等，以增滋阴、清肾经虚热之功；心烦易惊，酌加龙齿、琥珀等，以增镇惊安神之功。

胃中不和失眠者，常见不寐伴脘腹胀满不适，舌淡苔白腻，脉滑。此乃饮食不节，脾胃不健，运化失司，食滞胃脘不消。胃络上通于心，宿食内停，上扰心神，心神不宁，故不寐也。即《黄帝内经》谓："胃不和则卧不安。"中焦升降受阻，故脘腹满闷嗳气。宿食停滞，积湿生痰，痰湿停滞，故腹部胀满不适呕恶也。积痰生热，痰热盛，故舌淡苔白腻，脉滑也。宜消导和中、清热安神治之。可选保和丸（《医学心悟》）：麦芽、莱菔子、厚朴、香附、甘草、连翘、陈皮、焦山楂。

方中麦芽、焦山楂、莱菔子消食化滞；厚朴、香附、陈皮理气和胃宽中；连翘、甘草清郁热和中。全方合济，共奏消食和胃之功也。

加减：热盛，酌加黄连、栀子等，以增清热安神之功；心悸易惊，酌加酸枣仁、远志等，以增宁心安神之功；失眠呕恶，胃脘嘈杂不适，酌加半夏、秫米等，以增和胃安神之功。

结语

阴虚火旺、胃中不和之不寐乃实证，治以祛邪为主。阴虚火旺乃阴虚于下，虚火上扰，心肾不交，心神不宁，故失眠不寐也，宜滋阴清热降火治之。阴精盛，虚火下伏，心神不受虚热之扰，即神安，睡眠香矣。脾胃不和，运化失常，宿食停滞，郁积生痰，痰湿化热，痰热上扰心神，心神不宁，失眠不寐者，宜导滞消食、清热化痰、安神和胃治之。胃和神安，自无失眠不寐之患也。

第四节　多眠

多眠又谓"嗜睡"，即不分昼夜，时时欲睡，呼之即醒，醒后复睡的一种病症。多眠的主要病机乃痰湿阻遏阳气，阳气不振；或脾虚失其运化；或阳虚阴盛，阳气不展所致，故临床多以湿盛困脾、脾气虚弱、阳气虚衰论治，现分而述之。

湿盛困脾者，多见头昏如裹，昏昏嗜睡，肢体沉重，纳差泛恶，胸脘痞满，舌苔白腻，脉濡缓。此乃湿盛困脾，脾失健运也，宜燥湿健脾治之。

脾气虚弱者，常见嗜睡多卧，倦怠乏力，饭后尤甚，伴纳呆便溏，面色萎黄，舌淡苔薄白，脉虚弱。此乃脾虚失其运化也，宜益气健脾治之。

阳气虚衰者，临床常见心神昏浊，倦怠嗜卧，神疲懒言，畏寒肢冷，面色㿠白，舌淡苔白，脉沉细无力。此乃阴盛阻遏阳气也，宜温阳益气治之。

《丹溪心法》云："脾胃受湿，沉困无力，怠惰好卧。"

《脾胃论》云："脾胃之虚，怠惰嗜卧。"

《中医内科学》谓："多寐的病机，关键是湿浊痰瘀困滞阳气，心阳不振；或阳虚气弱，心神失荣。病变过程中，各种病理机制相互影响。如脾气虚弱，运化失司，水津停聚而成痰浊。痰浊瘀血内阻，又可进一步耗伤气血，损伤阳气，以致心阳不足，脾气虚弱，虚实夹杂。"

辨证施治

湿盛困脾多眠者，乃湿盛阻遏阳气，阳气失展不布，致昏愦嗜睡，头重如裹，肢体沉重无力也。伴纳差泛恶，脘腹痞满，舌苔白腻，脉濡缓。乃湿浊阻遏清阳，不能上荣清窍，故头脑昏愦嗜睡，头重如裹也。脾主四肢，脾湿盛，清阳不能实四肢，故四肢沉重无力也。脾虚湿盛，脾失运化，故纳差泛恶，脘腹痞满，舌苔白腻，脉濡缓也，宜燥湿健脾、化浊醒神治之。可选平胃散（《太平惠民和剂局方》）：苍术、陈皮、厚朴、甘草、生姜、大枣。

方中苍术、厚朴、陈皮健脾燥湿，生姜温阳，甘草、大枣益脾和胃。诸药合济，共奏健脾燥湿、温阳和胃之功也。

加减：郁久化热，酌加黄芩、薏苡仁等，以增清热利湿之功；脾虚纳差，酌加白术、白茯苓等，以增健脾利湿之功。

脾气虚弱多眠者，常见嗜睡多卧，倦怠乏力，饭后尤甚，伴纳差便溏，面色萎黄，舌淡苔薄白，脉虚弱。此乃脾气虚弱，精微来源不足，脑乏精气充养，故多眠嗜睡也。脾虚，气血化源不足，故倦怠乏力，面色萎黄也。脾虚运化力微，饭后增加脾之负荷，故饭后嗜睡加重也。脾虚，失其运化，故纳差便溏也。舌淡苔薄白，脉虚弱，乃脾气虚弱之征也。宜健脾益气治之。可选香砂六君子汤（《古今名医方论》）：木香、砂仁、陈皮、半夏、人参、白术、白茯苓、甘草。

方中人参、白术、白茯苓、甘草健脾益气，困香、陈皮理气，砂仁、半夏燥湿止呕。全方共济，共奏健脾益气、燥湿之功也。

加减：脾虚下陷，酌加黄芪、柴胡、升麻等，以增健脾益气升陷之功；胀满纳差，酌加麦芽、神曲、焦山楂等，以增消痰导滞之功。

阳气虚衰多眠者，常见心神昏浊，神疲懒言，倦怠嗜卧，畏寒肢冷，面色㿠白，舌淡苔白，脉沉细无力也。此乃阳虚阴盛，阴寒阻遏阳气，阳气不得输布，故心神昏浊，神疲懒言，倦怠嗜卧也。阳气虚，机体失其温煦，故畏寒肢冷，面色㿠白也。舌淡苔白，脉沉细无力，乃阳虚阴盛之征也。宜益气温阳治之。可选附子理中汤（《奇效良方》）：炮附子、人参、白术、炮姜、炙甘草。

方中人参、白术、炙甘草健脾益气，炮附子、炮姜温阳散寒。诸药合济，共奏健脾益气、温阳之功也。

加减：阴寒盛，加五味子、肉桂等，以增温阳散寒之功；气虚懒言，酌加黄芪、升麻等，以增益气升举之功。

结语

多眠又谓"嗜睡"或"多卧"，多因湿盛困脾，脾虚失其运化，清阳之气匮乏，不能上荣于脑，或脾气虚弱，运化力微，精微来源不足，血虚不能荣脑，脑乏营养即神昏嗜睡也。或寒湿困脾，清阳不升，浊阴不降，清阳失展，浊阴独占清空，故神昏嗜睡也。阳气虚衰，阴寒自盛，阳强乃精神抖擞，精力充沛。阴寒盛，阻遏阳气，阳气不得展布，清阳被阴寒所蒙，即神昏，无精打采、嗜睡也。治之以健脾化湿、降浊、温阳补气之法。湿浊化，清阳得升得布，脾胃健，气旺血盛，心神守舍其宫，自无多寐嗜睡之患也。

第五节　耳鸣、耳聋

耳鸣、耳聋都是患者自觉听觉异常的症状。耳鸣患者，自觉耳内鸣响如蝉声，或如潮水声。耳聋是患者出现不同程度的听力减退，或听觉消失。二者发病多有联系。其发病机理多为肾精亏虚。肾开窍于耳，耳鸣、耳聋多由肾精不能上荣清窍，或肝火旺盛，痰火郁结，上扰清窍等原因所致。一般认为肾精亏虚耳鸣耳聋者为虚证，肝胆火旺或痰火郁结耳鸣耳聋者为实证。虚证宜以滋补肾阴、潜阳治之；实证以清肝泻火、化痰降火治之。现分而述之。

一、肾精亏虚耳鸣耳聋

肾精亏虚耳鸣耳聋为虚证，乃肾之阴精亏虚也。常见耳鸣耳聋，头晕目眩，腰膝酸软，男子遗精早泄，女子腰酸带下。舌红苔少，脉细数。此乃肾之阴精亏虚也。宜补益肾精、滋阴潜阳治之。

《黄帝内经》云："肾气通于耳，肾和则耳能闻五音矣。"

又云："精脱者，耳聋……液脱者……耳数鸣。"

又云："髓海不足，则脑转耳鸣。"

《景岳全书》云："耳鸣当辨虚实……渐鸣而声细者多虚……中衰无火者多虚……素多劳倦者多虚。"

辨证施治

患者耳鸣如蝉声，声音细微，渐至耳聋，头晕目眩，腰膝酸软，或伴五心烦热，男子遗精，女子腰酸带下，舌红少苔，脉细数，乃肾之阴精亏虚也。阴精亏虚，髓海失充，阴精不能上荣于脑，故耳鸣耳聋，头晕目眩也。肾阴亏虚，水火不济，相火妄动，精关不固，故五心烦热，腰酸腿软，男子遗精，女子腰酸带下也。舌红苔少，脉细数，乃阴虚火旺之征也，宜补益肾精、滋阴降火治之。可选耳聋左慈丸：熟地黄、山茱萸、山药、泽泻、白茯苓、牡丹皮、磁石、五味子。

方中熟地黄、山茱萸、山药滋阴补肾益精，牡丹皮、泽泻清肾降火，白茯苓安神和胃，五味子敛阴，磁石镇潜浮之阳。诸药合济，共奏滋阴补肾降火之功也。

加减：耳鸣甚，酌加石菖蒲、蝉蜕等，以增开窍之功；肾经虚热甚，酌加知母、黄柏、玄参等，以增滋阴泻火之功。

亦有肾阳亏虚耳鸣耳聋者，临床少见，本节不做论述。

结语

肾精亏虚耳鸣耳聋者，身体素虚；或大病久病后，精血衰弱；或操劳过度，耗伤肾之阴精。阴精亏虚，不能上荣清窍，故耳鸣耳聋也。《黄帝内经》云："上气不足，脑为之不满，耳为之苦鸣，头为之苦倾，目为之眩。"此之谓也。

二、肝胆火旺或痰火郁结耳鸣耳聋

肝胆火旺及痰火郁结耳鸣耳聋者为实证。肝火旺盛者，一般突发耳鸣耳聋，头痛面赤，口苦咽干，心烦易怒，郁怒情志不畅则加重。常伴夜寐不安，大便干结，小便短赤，舌红苔黄，脉弦数。此乃肝火旺盛，上扰清空所致也，宜清肝泻火治之。

痰火郁结耳鸣耳聋者，两耳如蝉鸣，有时闭塞如聋，胸闷痰多，口苦，大便不畅，舌红苔黄腻，脉弦滑。此乃痰火郁结，阻塞清窍也，宜化痰降火治之。

《黄帝内经》云："诸风掉眩，皆属于肝。"

《中藏经》云："肝者与胆为表里……其气逆则头痛耳聋。"

《古今医统》云："痰火郁结，壅而成聋。"

《景岳全书》云："耳鸣当辨虚实。凡暴鸣而声大者多实……少壮热盛者多实……饮酒味厚，素多痰火者多实。"

辨证施治

肝胆火旺耳鸣者，足少阳胆经上通于耳，下络肝而属于胆。情志抑郁或暴怒伤肝，肝失条达疏泄，郁而化火，而发耳鸣耳聋，头痛面赤，口苦咽干，心烦易怒也。郁怒则耳鸣耳聋加重，并常伴夜不安寐，大便干结，小便短赤。舌红苔黄，脉弦数。此乃肝热炽盛，循经上壅于耳，清窍被蒙而发耳鸣耳聋也。肝热炽盛，移热于胆，胆气上逆，故口苦咽干，头痛面赤也。肝胆火旺则易怒，热扰心神，神不守舍，则夜寐不安。怒则气逆，肝火愈盛，故生气恼怒，耳鸣耳聋加重。大便干结，小便黄赤，舌红苔黄，脉弦数，皆肝胆火盛之征也。宜清肝泻火治之。可选龙胆泻肝汤（《医宗金鉴》）：龙胆草、黄芩、栀子、泽泻、木通、车前子、当归、柴胡、生地黄、甘草。

方中龙胆草、栀子苦寒泻火，柴胡、黄芩泻肝胆之邪热，木通、泽泻、车前子导热下行，当归、生地黄清热凉血，甘草调和诸药。诸药合济，共奏清肝泻火之功也。

加减：大便干结，酌加大黄，以增泄热通便之功；耳鸣甚，酌加石菖蒲、蝉蜕等，以增开窍之功。

痰火郁结耳鸣者，耳鸣如潮，时闭塞如聋，胸闷多痰，口苦，大便不畅，舌红苔黄腻，脉弦滑。多因患者嗜酒厚味，痰生湿热；或素有湿热，蕴结成痰，痰湿郁久化热，痰火上扰阻塞清窍，故耳鸣如潮，有时闭塞如聋。痰火上逆，阻塞气机，气机不畅，故口苦胸闷。痰多，痰火阻滞，痰热伤津，津亏，故大便不畅。舌红苔黄腻，脉弦滑，乃痰热炽盛之征也。宜化痰降火治之，可选温胆汤（《三因极一病症方论》）：陈皮、半夏、白茯苓、甘草、竹茹、枳实。

方中二陈汤健脾燥湿化痰，竹茹清热降逆止呕，枳实宽中理气。诸药合济，共奏清热燥湿、降逆化痰止呕之功也。

加减：热盛，酌加黄连、黄芩等，以增清热泻火之功；大便干结，酌加大黄，以增泻火通便之功；耳聋甚，酌加石菖蒲、蝉蜕等，以增开窍之功。

结语

耳鸣、耳聋与肝胆关系密切。肝经经脉上绕耳轮，胆经经脉上入于耳，故肝胆火盛，易发耳鸣、耳聋也；痰火郁结，郁久化火，痰火上蒙清窍，清窍受痰浊之扰，亦易发耳鸣、耳聋也。肝胆热清，耳鸣、耳聋自愈也；痰火郁结，上蒙清窍耳鸣、耳聋者，化痰降火，痰消火降，清窍安宁，耳鸣、耳聋亦愈也。

第六节　中风

中风是以突发昏仆不省人事，或突发半身不遂，手足痿废不用，或突发口眼㖞斜，言语不利，口流涎水为主要表现的一种疾病。因本病起病急骤，与自然界的风善行而数变的特征相似，故祖国医学称之为"中风"。

中风之病，多因情志所伤；或年老肝肾阴精亏虚不能敛阳，致肝阳上亢；或脾虚生痰，痰热内扰；或体虚，脉络空虚，风邪乘虚相袭等原因所致。其中较轻者，口眼㖞斜，言语不利；较重者，肢体痿废，甚者昏迷不省人事，故中医学根据中风之轻重，又分中经络、中脏腑。现分而述之。

一、中经络

风中经络，症状主要为半身不遂，口眼㖞斜，言语不利，口流涎水。病情严重者，见肢体麻木沉重。一般无其他体征。

风中经络，中医学上有虚实之分。实者，乃肝阳上亢，痰阻脉络，症见头昏目眩，眼花耳鸣，突发口眼㖞斜，舌强语謇，手足重滞，甚者手足活动不灵，舌红，脉弦滑。此乃阴虚阳亢也，宜平肝潜阳、化痰通络治之。

有因正气虚弱，致血行不畅而发口眼㖞斜者，临床常见，起病较缓，头晕头痛，或肢体麻木，手足不灵，口眼突发㖞斜，言语不清，口流涎水，舌淡暗苔薄白，脉细弱。此乃气虚血瘀也，宜益气活血、逐瘀通络治之。

《黄帝内经》云："营卫稍衰，则真气去，邪气独留，发为偏枯。"

又云："胃足阳明之脉……是主血所生病者……口㖞。"

《金匮要略》云："络脉空虚，贼邪不泻，或左或右，邪气反缓，正气即急，正气引邪，㖞僻不遂。"

《医林改错》云："口眼歪斜……因受病之半脸无气，无气则半脸缩小，一眼无气力，不能圆睁，小眼角下抽，口半边无气力，不能开，嘴角上抽，上下相凑，乍看似歪斜，其实并非左右之歪斜。"

又云："若壮盛人，无半身不遂，忽然口眼歪斜，乃受风邪阻滞经络之症，经络为风邪阻滞，气必不上达，气不上达头面，亦能病口眼歪斜。用通经络散风之剂，一药而愈，又非治半身不遂方之所能为也。"

辨证施治

中风，风中经络，肝肾阴虚，肝阳上亢者，头痛眩晕，口眼歪斜，眼花耳鸣，舌强语謇，手足重滞，甚或半身不遂，舌红，脉弦滑。多因情志不遂，忧思恼怒，肝火旺盛，火动生风，或因肝肾阴虚，不能涵养肝阳，致肝阳上亢，阳动化风，风火上扰清空，故头痛头晕，眼花耳鸣也。阳风扰动，血随气逆，风热生痰，痰火走窜经络，经络阻滞，故出现口眼歪斜，舌强语塞，手足不灵，甚则半身不遂也。舌红，脉弦滑，乃肝肾阴虚不能敛阳，肝阳上亢之征也。宜平肝潜阳、化痰通络治之。可选镇肝熄风汤（《医学衷中参西录》）：白芍、天冬、怀牛膝、生麦芽、代赭石、玄参、川楝子、龟甲、茵陈、生龙骨、生牡蛎。

方中生龙骨、生牡蛎、龟甲、白芍镇肝潜阳，柔肝息风；代赭石、怀牛膝降冲止逆，引血下行；天冬、玄参滋阴清热，川楝子、茵陈、生麦芽疏肝和中。诸药共济，共奏镇肝潜阳、息风之功也。

加减：肝阳盛，酌加钩藤、黄芩、栀子等，以增清肝泻火之功；舌强语謇，酌加石菖蒲以增开窍之功。

有气虚血行不畅而发头晕头痛，口眼歪斜者，临床常见，肢体麻木，半身不遂，言语謇涩，说话口流涎水，舌黯淡，脉细弱。此乃气虚血瘀，经络阻塞不畅也。气虚血行缓慢，故头晕头痛，肢体麻木也。气虚脉络阻滞，故口眼歪斜，言语不利，说话口流涎水也。气虚血行不畅，故舌暗淡苔薄白，脉细弱也。宜益气活血、逐瘀通络治之。可选补阳还五汤（《医林改错》）：黄芪、当归、桃仁、川芎、红花、地龙、赤芍。

192

方中重用黄芪益气，当归、桃仁、川芎、赤芍、红花活血逐瘀通络，地龙通络解痉。全方合济，共奏益气活血、逐瘀通络之功也。

加减：瘀阻甚，酌加丹参、土鳖虫等，以增活血逐瘀之功。口眼歪斜，舌强语謇甚，酌加全蝎、僵蚕、地龙、白附子等，以增通络解痉之功。

结语

中风有真中、类中之不同。真中以外风为主，临床少见。类中即中风，有中经络、中脏腑之别。中经络者，病邪较轻，不经昏迷，突发口眼歪斜，言语謇塞，说话口流涎水，或肢体沉重无力，手足不用。其病因多因肝肾阴虚，不能敛阳，致肝阳上亢，上扰脑之元神，宜滋阴平肝、潜阳通络治之；或气虚，痰瘀阻络，经窍阻滞，突发口眼歪斜，肢体沉重无力不用者，乃气虚推动无力，致瘀阻脉络，故突发口眼歪斜，舌强语謇，肢体沉重无力，偏废不用也，宜大补其气，佐逐瘀通络解痉治之。中经络不比中脏腑之证，其证轻，治之及时，多能速愈，若耽误治机，迁延日久，治之之功亦浅矣。

二、中脏腑

中风之中脏腑者，中风之重也。一般多年高之人，患者突发昏倒，不省人事，出现口眼歪斜，舌强语謇，甚者不能言语，偏瘫痿废，中医谓之中风——中脏腑。中脏腑又分"闭证"（实证）、"脱证"（虚证），现分而述之。

闭证，宜开窍启闭、平肝潜阳治之。临床上闭证又有阳闭、阴闭之分。阳闭者，治宜辛凉开窍；阴闭者，治宜辛温开窍。

脱证，患者突发昏倒，不省人事，目合口开，汗出息微，手撒遗尿，四肢厥冷，舌淡，脉细弱无力。此乃元气衰微，阳气将脱，宜益阳扶正固脱治之。

《黄帝内经》云："血之与气并走于上，则为大厥。"

又云："阳气者，烦劳则张，精绝，辟积于夏，使人煎厥，目盲不可以视，耳闭不可以听。"

又云："风中五脏六腑之俞，亦为脏腑之风，各入其门户，所中则为偏风。"

《素问玄机原病式》云："由于将息失宜而心火暴甚，肾水虚衰不能制之，则阴虚阳实，而热气怫郁，心神昏冒，筋骨不用，而卒倒无所知也。"

《东垣十书》云："中风者，非外来风邪，乃本气病也。凡人年逾四旬，气衰之际，或因忧喜愤怒伤其气者，多有此疾。"

《景岳全书》云："非风一证，即时人所谓中风证也。此证多见卒倒，卒倒多由昏愦。本皆内伤积损颓败而然，原非外感风寒所致。"

《中医内科学》谓："七情所伤，肝气郁结，气郁化火，或暴怒伤肝，肝阳暴张，内风动越，或心火暴甚，风火相扇，血随气逆，引起气血逆乱，上冲犯脑，血溢脉外，或血瘀脑脉，而发为中风，尤以暴怒引发本病者最为多见。"

辨证施治

中风之风中脏腑，多见年老之人，临床上又有闭证、脱证之分，闭证者为实证，脱证者为虚证也。

（一）闭证

闭证又分阳闭、阴闭。患者突发昏倒，不省人事，牙关紧闭，口噤不开，两手握固，大小便闭，肢体强痉，面赤身热，气粗口臭，躁动不安，舌苔黄腻，脉弦滑者，阳闭也。乃肝阳暴张动风，风阳化火，风火相扇，夹痰上壅，血随气逆，清窍被蒙，故突发昏倒，不省人事。阳闭乃风火痰热之内闭，故见身热面赤，气粗口臭，口噤，二便闭塞，舌苔黄腻，脉弦滑也，宜辛凉开窍、平肝潜阳治之。可选羚羊角汤（《医醇賸义》）：羚羊角、龟甲、生地黄、牡丹皮、白芍、柴胡、薄荷、蝉蜕、菊花、夏枯草、石决明、大枣。

可先服至宝丹一粒（《太平惠民和剂局方》）：犀角、玳瑁、琥珀、朱砂、雄黄、金箔、银箔、龙脑、麝香、牛黄、安息香。

羚羊角汤宜减柴胡、蝉蜕、薄荷、大枣。

方中至宝丹辛凉镇静开窍，羚羊角、龟甲、石决明、菊花平肝潜阳息风，黄芩、夏枯草清热泻火，生地黄、白芍、牡丹皮清热凉血。诸药合济，共奏辛凉开窍、平肝潜阳息风之功也。

加减：热盛，酌加怀牛膝引血下行，加代赭石镇肝潜阳；痰盛，酌加天竺黄、竹沥、石菖蒲等，以增化痰开窍之功。

阴闭者亦突发昏仆，不省人事，痰涎壅盛，面白唇暗，静卧不烦，四肢不温，舌淡苔白腻，脉滑缓。乃风痰壅盛，上壅清窍，清窍被蒙，而突发昏仆，不省人事。阳气不能运行，故痰涎壅盛，四肢不温，面白唇暗，静卧不烦也。舌淡苔白腻，脉滑缓，乃阳虚，阳气不能运行之征也。宜芳香开窍、息风豁痰治之。可先服苏合香丸（《太平惠民和剂局方》）：白术、青木香、犀角、香附、朱砂、诃子、白檀香、安息香、沉香、丁香、荜茇、龙脑、苏合香油、麝香、乳香；再服导痰汤（《济生方》）：陈皮、半夏、白茯苓、炙甘草、枳实、天南星。

苏合香丸芳香开窍醒脑，二陈汤健脾化痰，枳实宽胸下气，天南星豁痰息风。二方合济，共奏开窍醒脑、息风豁痰之功也。

加减：昏迷不醒，酌加天麻、石菖蒲、僵蚕、郁金等，以增息风豁痰开窍之功；头痛，酌加三七参、桃仁、红花等，以增活血消瘀之功。

（二）脱证

患者正气虚脱，元气衰败，出现突发昏仆，不省人事，目合口开，鼻鼾息微，手撒遗尿，四肢厥冷，痰壅汗出，舌淡，脉细弱。此乃正气虚衰之极，肝阳独暴，肝阳上扰，致元神清空失荣，而突发昏倒不省人事。元气衰败，元阳衰微虚脱，故目合口开，鼻鼾息微，手撒遗尿也。元阳衰微，故四肢厥冷，痰壅汗出也。元气虚衰，故舌淡，脉细弱无力也。此乃阳气虚极，有暴脱之危，宜扶正固脱、益气回阳治之。可选参附汤（《重订严氏济生方》）：人参、附子。

方中人参大补元气，附子回阳固脱。药味虽少，大有益气固脱，回阳救逆之功也。

加减：汗多，酌加龙骨、牡蛎等，以增敛汗固脱之功；四肢厥冷，面赤虚烦不安，可酌加熟地黄、山茱萸、麦冬、五味子等，以增护阴敛阳、固脱之功。

结语

中风中经络者，不发昏仆，而突发口眼歪斜，或肢体沉重无力等症，其证轻；中脏腑者，乃突发昏仆，不省人事，继而出现偏瘫不语，其证重。中脏腑者，多为年高之人，年龄多在六十岁以上，一般男性多于女性。中脏腑者，临床又分闭证（实证）和脱证（虚证）。闭证乃肝肾阴竭于下，肝阳独亢于上，常因精神刺激，或重体力劳动而诱发。脱证多为元气衰败，元阳虚脱，肝阳独张，气血上逆，而突发昏仆虚脱之证。闭证临床又有阳闭、阴闭之分。阳闭者，肝阳暴张，风阳化火，火热上壅清空，清空血脉受扰，出现火热大实之证，宜清热泻火息风治之。阴闭者，乃风痰偏盛，痰涎上壅清窍，痰浊上蒙，清窍血脉受痰火阻滞，而突发昏仆不省人事之证，宜芳香开窍豁痰治之。

脱证乃元气衰败，元阳虚脱。临床出现突然昏仆，不省人事，气息恹恹，宜益气扶正、回阳固脱治之。

中风之证，症状缓解后，多遗留后遗症，出现半身不遂，言语不清，甚则肢体偏废，无有知觉，卧床不起，生活不能自理。中风后遗症，在下节中论述。

三、中风后遗证

中风证，经过抢治后，常遗留轻重不同程度的后遗症，诸如半身不遂、言语不利、口眼㖞斜等，甚者肢体痿废不用，卧床不起，不能言语，生活不能自理。临床可见肝阳上亢，脉络瘀阻；或气虚血滞，脉络瘀阻；或痰瘀互结，脉络瘀阻等致脑络阻滞，肢体痿废。

中风症状稳定后，肝阳上亢，脉络阻滞者，常见半身不遂，患侧僵硬，拘挛不用，头晕头痛，面赤耳鸣，舌红苔黄，脉弦实有力。乃肝阳上亢，肝肾阴虚，不能潜阳，致肝阳上扰清空，突发昏仆也。待症状稳定后，仍出现肢体僵硬，头晕头痛，面赤耳鸣，舌红苔黄，脉弦硬有力等一派阴虚阳亢之证。宜滋阴潜阳、息风通络治之。可选镇肝熄风汤加减。

中风症状稳定后，或出现半身不遂，偏枯麻木，肢软无力，面色萎黄，舌淡黯，脉细弱。乃中风缓解后，气血亏虚，气血运行不畅，瘀阻脉络所致也，宜益气活血通络治之，可选补阳还五汤加减。

若中风症状缓解稳定后，仍见言语不利，胸闷多痰，舌强语謇，肢体麻木，舌苔厚腻，脉弦滑者，乃风痰上阻脑络也。宜祛风消痰、宣窍通络治之，可选导痰汤加减。

中风后遗症亦有肾虚致精气不能上乘者，宜补肾滋阴利窍治之，可选地黄饮子加减。

结语

中风症状缓解稳定后，都会有不同程度的后遗症。脑为元神，风中脏腑，昏厥不省人事，元神受损；或脑血管破裂，阻滞脑络，轻清之窍受损，故常留肢体运动障碍、言语不利等后遗症。脑中风后遗症实证者少，多为气虚血瘀或痰瘀阻络。故临床治疗，多益气以促气血之运行，佐化瘀消痰之药以行滞，酌加搜风解痉之剂。临床治疗脑中风后遗症愈早，效果愈好，因一般脑中风多脑血管梗阻或脑血管破裂。脑血管梗阻，血脉不通，脑血管破裂，血溢脉外。早期血脉梗阻，脉络之道易通畅矣；外溢之瘀血，易消散矣。故脑中风之证，若治之不彻底，则易于复发，因脉络之瘀阻亦易瘀阻也，破裂之血管亦易破裂也，此之谓也。

第七节　癫狂

癫与狂均属于精神失常的疾患。癫证主要表现为沉默痴呆，语无伦次，静而多喜。狂证主要表现为喧扰不宁，躁妄打骂，动而易怒，故有多喜为癫，多怒为狂的说法；又有癫证俗称"文疯"，狂证俗称"武疯"之说。

癫与狂发病原因，大都为七情所伤。其病理多由内脏功能失调，痰浊聚结为患。癫多偏于痰气郁结，重在肝郁；狂多偏于痰火为患，重在肝火。故二者在病理变化上，亦多相关联，故临床上常癫狂并称。现分而述之。

一、癫证

癫证乃精神抑郁，表情淡漠，沉默寡言，或言语喋喋不休，临床责之痰气郁结与心脾两虚。

痰气郁结者，起病缓慢，精神抑郁，表情淡漠，寡言少语，语无伦次，或喃喃自语，哭笑无常，喜静厌人，或妄见妄闻，异想天开，生活懒散，饮食减少，甚者不知秽洁，舌淡苔白腻，脉弦滑，此乃痰气郁结也。宜理气解郁、化痰开窍治之。

心脾两虚者，临床常见精神恍惚，失眠多梦，心悸易惊，悲伤欲哭，沉默寡言，肢体困乏，饮食减少，舌淡，脉细数无力。此乃心脾两虚，气血俱衰也。宜健脾益气、养血安神治之。

亦有脾肾阳虚致癫者，临床少见，本节不做论述。

《秘传证治要诀及类方》云："癫狂由七情所郁，遂生痰涎，迷塞心窍，不省人事。"

《丹溪心法》云："癫属阴，狂属阳……大率多因痰结于心胸间。"

《医林改错》云："癫狂一症……乃气血凝滞，脑气与脏腑之气不接，如同作梦一样。"

《医家四要》云："癫疾始发，志意不乐，甚则精神痴呆，言语无伦，而睡于平时，乃邪并于阴也……盖癫之为病，多因谋为不遂而得。宜以安神定志丸治之。"

《证治准绳》云："癫者或狂或愚，或歌或笑，或悲或泣，如醉如痴，言语有头无尾，秽洁不知，积年累月不愈，俗呼心风。此志愿高硕而不遂所欲者多有之。"

辨证施治

痰气郁结之癫证，起病缓慢，精神抑郁，表情淡漠，寡言少语或语无伦次，或喃喃自语不休，或静而避人、闭门不出，或动作怪异，或妄见妄闻。记忆力减退，丢东忘西，饮食减少，不知秽洁，舌淡苔白腻，脉弦滑。此乃肝气郁结，情志不舒，疏泄失常，影响脾胃运化功能。脾失运化，湿聚生痰，气郁与痰浊互结，痰气交阻，上塞蒙蔽清窍，扰乱神明，故出现种种精神异常之证也。脾运不健，痰浊中阻，故饮食减少也。痰湿盛，痰气郁结，故舌淡苔白腻，脉弦滑也。宜理气解郁、化痰开窍治之。可选顺气导痰汤：半夏、陈皮、白茯苓、甘草、胆南星、枳实、木香、香附、生姜。

方中半夏、白茯苓、陈皮、胆南星燥湿化痰，枳实、香附、木香理气解郁，生姜、甘草和中。全方共济，共奏理气解郁、燥湿化痰之功也。

加减：神志不清，酌加远志、石菖蒲、郁金等，以增解郁化痰开窍之功；失眠不安，酌加酸枣仁、茯神、龙齿等，以增镇静安神之功；易惊害怕，酌加朱砂、琥珀、磁石等，以增镇惊之功。

心脾两虚之癫证，常见神识恍惚，心惊不安，悲恸欲哭，肢体困乏，饮食减少，舌淡，脉细数无力。此乃思虑过度，元神受损，心脾两虚，气血不足，心神失养，故心悸不安，神识恍惚，悲恸欲哭也。血虚气弱，故肢体困乏也。脾虚失其运化，故纳差，饮食减少也。心脾两虚，气血虚弱，故舌淡，脉细数无力也。宜养心安神、健脾益气治之。可选养心汤（《证治准绳》）：黄芪、茯神、当归、川芎、炙甘草、半夏、柏子仁、酸枣仁、远志、五味子、人参、肉桂。

方中黄芪、人参、炙甘草健脾益气，当归、川芎补血养心，酸枣仁、柏子仁、五味子、茯神、远志宁心安神。全方共济，共奏健脾益气、养心安神之功也。

加减：心神不宁，酌加朱砂、龙齿等，以增宁志安神之功；心烦易怒，酌加百合、合欢皮、石菖蒲、郁金等，以增解郁开窍除烦之功。

结语

癫证多因思虑过度，损伤心脾，心脾亏虚，心神失养，元神失荣，清窍被蒙，神情痴呆，神识异常；或情志不遂，郁结化火，化火生痰，痰气郁结，上蒙清窍，痰阻清窍，元神失荣，发为痴癫。痰气郁结，肝郁不疏者，以理气解郁、化痰开窍治之。心脾亏虚，元神失荣者，以健脾益气、养心安神治之。郁结痰消，神自安也。气血旺盛，心神得养，脑之元神得荣，思虑自敏捷也。

二、狂证

狂证，即狂躁不宁，多由七情所伤，脏腑功能失调，痰火上扰神明所致。临床上有痰火上扰、火盛伤阴之分，现分而述之。

痰火上扰者，多起病急骤，先有性情急躁，头痛失眠，目怒，面目红赤，继突发狂乱，詈骂不避亲疏，登高而歌，弃衣而走，逾墙上屋，气力过人，不眠不食，打人毁物，哭笑无常，舌红苔黄腻，脉滑数。此乃痰火炽盛，上扰神明也。宜清肝泻火、镇心涤痰治之。

火盛伤阴者，乃狂病日久，病势转缓，呼之亦能自止，有疲惫之象，多言易惊，时而烦躁，形体消瘦，舌红，脉细数。此乃狂久不已，火盛伤阴，宜滋阴降火、安神定志治之。

《黄帝内经》云："诸躁狂越，皆属于火。"

又云："病甚则弃衣而走，登高而歌。或至不食数日，逾垣上屋，所上之处，皆非其素所能也。"

《难经》云："狂疾之始发，少卧而不饥，自高贤也，自辩智也，自倨贵也，妄笑，好歌乐，妄行不休是也。"

《秘传证治要诀及类方》云："癫狂由七情所郁，遂生痰涎，迷塞心窍，不省人事，目瞪不瞬，妄言叫骂，甚则逾垣上屋，裸体打人。"

《医家四要》云："狂疾始发，多怒不卧，甚则凶狂欲杀，目直骂詈，不识亲疏……以邪并于阳也……狂之为病，多因痰火结聚而得，宜以生铁落饮主之。"

辨证施治

痰火上扰狂者，临床常见狂躁易怒，骂詈不避亲疏，登高而歌，弃衣而走，逾墙上屋，气力过人，打人毁物，哭笑无常，舌红苔黄腻，脉滑数。此乃痰火炽盛，上扰神明，神明受扰，故狂躁易怒，叫号詈骂，不避亲疏也。四肢诸阳之本，阳盛则实，实则登高逾墙上屋，气力过人也。痰热上壅，扰乱神明，神明不清，故弃衣而走，打人毁物，哭笑无常也。舌红苔黄腻，脉滑数，乃阳亢、痰火壅盛之征也，宜清肝泻火、镇心涤痰治之。可选礞石滚痰丸（王隐君）：礞石、大黄、黄芩、沉香。

方中礞石、大黄涤痰泻火，沉香开结理气，黄芩泻肝清火。全方共济，共奏清肝泻火涤痰之功也。

加减：神志不清，酌加石菖蒲、朱砂等，以增开窍宁治安神之功；痰火炽盛，酌加生铁落、芒硝等，以增泻火导滞之功；病狂打人骂人，不避亲疏，酌加甘遂末（少量）冲服，以增涤痰泻火之功。

火盛伤阴狂者，狂病日久，火热之势已减，身体疲惫，多言易惊，多疑烦躁，形瘦面红，舌红，脉细数。此乃狂证日久，火盛伤阴也。狂病日久，火盛伤阴，心血内耗，阴虚水不制火，虚火上炎，心神受扰，故多言易惊，面红，多疑烦躁也。宜滋阴降火、定志安神治之。可选二阴煎合朱砂安神丸。二阴煎（《景岳全书》）：生地黄、麦冬、酸枣仁、甘草、玄参、茯苓、黄连、木通、竹叶；朱砂安神丸（《内外伤辨感论》）：黄连、朱砂、生地黄、当归、甘草。

方中麦冬、玄参、生地黄养阴清热，黄连、竹叶清心泻火，当归、酸枣仁、茯苓、朱砂补血养心、宁志安神，木通泻火，甘草调和诸药。二方合用，共奏滋阴降火、安神定志之功也。

加减：神不安，神志恍惚，酌加龙齿、石菖蒲、远志等，以增开窍、宁志安神之功。

结语

狂者，乃情志所伤，导致气郁，痰火互结等一系列病理变化，形成精神失常也。痰火汹涌，上扰神明，神明失控，患者凶猛忿怒，打人骂人，不避亲疏也。临床宜清肝泻火豁痰治之。火泻痰消，清窍不受痰火之扰，元神宁静，清阳司布，神可安矣。癫静属阴，狂动属阳，二者在病理上互相联系，在一定条件下又可互相转化，故临床上常癫狂并称也。

第八节　痫证

痫证，又谓癫痫，俗称"羊痫疯"，是一种发作性神经异常的疾病。其证突发昏仆，不省人事，手足抽搐，两目上视，发出如猪羊等动物的怪叫声，口吐涎沫，牙关紧闭，二便失禁，严重者嚼烂唇舌，移时苏醒，醒后如常人。

癫痫证发无定时，时发时止，止后复发，有数日一发者，亦有数月一发者。发作过于频繁者，发作过后多神疲呆钝，体弱健忘，不耐作劳。其病因多与大惊大恐，生气郁怒，饮食不节，或先天遗传有关。其病机主要为风痰上扰，蒙蔽清窍所致。痫证现代医学谓之"癫痫"。痫证的治疗，一般分为发作期和间歇期。痫证发作期治疗，亦是发作停止时治疗；间歇期治疗，乃数日未发作时治之。

一、癫痫发作时证治

癫痫发作之因，一般有风痰上逆与肝火挟痰上逆。

风痰上逆者，发作前多有预兆，多有头晕头痛，胸闷欠伸，心悸恐慌，肢体麻木，继则昏仆，神志不清，面色苍白，四肢抽搐，两目上视，牙关紧闭，甚者嚼烂唇舌，部分患者发出怪叫声，口吐涎沫，甚者二便失禁，昏睡继则苏醒，醒后如常人。舌苔白腻，脉弦滑。此乃风痰上逆，蒙蔽清窍也，宜豁痰开窍、息风定痫治之。

肝火挟痰上逆者，发作前常见急躁易怒，头晕目眩，心烦不寐，口苦咽干。突发昏倒，抽搐，口吐痰涎，发出如猪羊等物的怪叫声，舌红苔黄腻，脉弦滑有力。此乃肝火痰热旺盛也，宜清肝泻火、化痰开窍治之。

《黄帝内经》云："此得之在母腹中时，其母有所大惊，气上而不下，精气并居，故令子发为巅疾也。"

《医学妙谛》云："痫症或因惊恐，或由饮食不节，或由母腹中受惊，以致五内不平，经久失调，一触积痰，厥气内风，卒然暴逆，莫能禁止，待其气平然后已。"

《医学心悟》云："痫者，忽然发作，眩仆倒地，不省高下，甚则瘛疭抽掣，目斜口㖞，痰涎直流，叫喊作畜声。"

又云："痫症，则痰涎聚于经络也。"

《三因极一病证方论》云："夫癫痫病，皆由惊动，使脏气不平，郁而生涎，闭塞诸经，厥而乃成。"

《医学四要》云："痫证者，忽然昏倒无知，口噤牙闭，神昏吐涎，抽搐时之长短不等，而醒后起居饮食一似平人。"

辨证施治

风痰上逆之癫痫，先发头晕头痛，胸中塞闷，心悸恐慌，肢体发麻，继则昏仆抽搐，神志不清，面色苍白，两目上视，牙关紧闭，发出怪叫，口吐痰涎，甚者二便失禁，移时苏醒，醒后如常人，舌苔白腻，脉弦滑。此乃风痰上逆，上蒙清窍，故头晕头痛，胸中塞闷也。风痰一动，痰阻脉络，蒙蔽清窍，元神受损，故突发昏仆，神志不清，面色苍白等。风痰上涌，故口吐痰涎。风痰走窜经络，故两目上视，四肢抽搐，牙关紧闭也。风痰扰动心神，故心悸恐慌也。风痰上逆于肺，故发出如猪羊等物的怪叫声。风痰聚散无常，故痫发时作时止也。舌苔白腻，脉弦滑，皆痰浊内蕴之征也。宜豁痰开窍、息风定痫治之。可选导痰汤（《重订严氏济生方》）：陈皮、半夏、茯苓、甘草、枳实、天南星。

方中二陈汤健脾化痰，枳实宽中下气，天南星醒脾化痰。诸药合济，共奏健脾化痰之功也。

加减：痰浊盛，酌加白附子以增豁痰息风之功；抽搐甚，酌加石菖蒲、全蝎、僵蚕等，以增开窍息风之功。

肝火挟痰上逆之癫痫，常见急躁易怒，头晕目眩，心烦不寐，口干咽燥，继发昏仆，抽搐，不省人事，口吐痰涎，发出怪叫声，移时苏醒，醒后如常人，舌红苔黄腻，脉弦滑有力。此乃肝火痰热偏盛也，宜清肝泻火、化痰开窍治之。可选龙胆泻肝汤合涤痰汤。龙胆泻肝汤（《太平惠民和剂局方》）：龙胆草、黄芩、栀子、泽泻、木通、车前子、当归、柴胡、生地黄、甘草。涤痰汤（《奇效良方》）：制半夏、制天南星、陈皮、枳实、茯苓、人参、石菖蒲、竹茹、甘草、生姜。

方中龙胆草、黄芩、栀子、生地黄清肝泻火，半夏、制天南星、茯苓、竹茹、陈皮、枳实燥湿理气化痰，当归、人参补血益气；生姜化痰降逆，石菖蒲开窍，泽泻、木通、车前子、柴胡泻肝胆之邪热，甘草和中，调和诸药。二方合济，共奏清肝泻火、豁痰之功也。

加减：痰火壅实，大便秘结，酌加大黄，以增泻热通便之功；偏于火盛，酌加犀角、黄连等，以增清心泻火之功；神情痴呆，神志恍惚，酌加石菖蒲、朱砂、茯神等，以增开窍镇心安神之功。

二、癫痫间歇期证治

癫痫间歇期治疗，即癫痫发作后，不在发作较短时间内治疗，而是根据发作时症状，寻根求源，找出发病之因进行治疗，又谓发作后证治。癫痫发作时，其病机多火热、痰之实证。因癫痫反复发作，耗气伤阴，多精神疲惫乏力，腰酸腿软，一派虚衰之象。根据病情，临床常分为肝肾阴虚、脾胃虚弱，现分而述之。

肝肾阴虚证，癫痫发作日久，病史较长，神情痴呆，记忆力明显减退，伴腰酸腿软，头晕，失眠多梦，大便干结，舌红苔少，脉细数。此乃癫痫反复发作，风阳扰动，耗伤肝肾之阴，虚火内生，阴不敛阳，扰乱心神，元神受损，故神情痴呆，记忆力减退，头晕失眠多梦。阴虚津亏，故大便干结。舌红苔少，脉细数，乃阴虚内热之征也。宜滋肝补肾、潜阳安神治之。可选左归丸（《景岳全书》）：熟地黄、山茱萸、山药、枸杞子、怀牛膝、菟丝子、龟甲胶、鹿角胶。

方中熟地黄、枸杞子、山茱萸、山药、菟丝子、鹿角胶补肝益肾，怀牛膝、龟甲胶潜阳滋补肝肾之阴。诸药合济，共奏滋肝补肾、潜阳敛阴之功也。

加减：神情痴呆，神志恍惚，酌加磁石、朱砂等，以增潜阳安神之功；心中烦热，酌加栀子、淡竹叶等，以增清热止烦之功；大便干结，酌加玄参、火麻仁等，以增润肠通便之功。

脾胃虚弱证，癫痫发作日久，病史较长，食欲不佳，神疲乏力，面色无华，心悸动，眩晕时作，或恶心呕吐，大便溏薄，舌淡苔白，脉濡弱。乃癫痫反复发作，日久损伤脾胃，脾胃虚弱，不能运化水谷，气血匮乏，故神疲乏力，面色无华。脾虚，脾不健运，痰湿内生，阻遏阳气，故恶心呕吐。痰湿阻滞，清阳不升，故眩晕，心悸动。舌淡苔白，脉濡弱，乃脾胃虚弱之征也。宜健脾益气、祛痰化浊治之。可选六君子汤（《世医得效》）：人参、白术、白茯苓、半夏、陈皮、甘草。

方中人参、白术、白茯苓、甘草健脾益气，陈皮、半夏燥湿化痰。诸药合济，共奏健脾益气、祛痰化浊之功也。

加减：恶心呕吐甚，酌加竹茹、枳壳等，以增降逆止呕之功；心悸痰多，酌加石菖蒲、郁金、僵蚕、天南星等，以增开窍豁痰之功。

结语

癫痫是一种常见病，为风痰壅盛，痰涎随气上逆，闭塞清窍，痰涎横窜经络所致。发作前后（发作期），多肝热痰火旺盛，宜清热泻火、豁痰开窍、息风定痫治之。间歇期，即发作控制后，多有阴虚火旺，或脾胃虚弱，脾失健运。故阴虚火旺者，宜滋阴降火治之；脾胃虚弱者，宜健脾和胃治之。总之发作控制后仍应寻根求源，坚持治疗以求根治，防止复发。

第九节　厥证

厥证是以突发昏倒，不省人事，伴有四肢厥冷，短时亦苏醒，苏醒后如常人为主要表现的一种病证。但有少数发病较重者，昏厥时间较长，甚至一蹶不复，导致死亡。厥证苏醒后无偏瘫、失语、口眼歪斜等后遗症。临床常见有气厥、血厥、痰厥、食厥四种证型，现分而述之。

一、气厥

气厥临床有虚实之分。气之实厥者，患者平素身体壮实，多因精神刺激而突发昏倒，不省人事，牙关紧闭，两手握固，四肢厥冷，胸膈喘满，呼吸气粗，脉伏，移时苏醒，醒后脉沉弦，此乃气郁也，宜理气解郁治之。

气虚之厥者，患者平素体虚，多因惊恐，或过度疲劳，睡眠不足，或饥饿寒凉，直立过久，或蹲下猛起，或受精神刺激，而突发眩晕昏厥，不省人事，面色苍白，汗出，呼吸低微，移时苏醒，舌淡，脉沉微，此乃气虚也，宜回阳补气治之。

《黄帝内经》云："血之与气并走于上，则为大厥，厥则暴死，气复反则生，不反则死。"

《景岳全书》云："气厥之证有二，以气虚、气实皆能厥也。气虚卒倒者，必其形气索然，色清白，身微冷，脉微弱，此气脱证也……气实而厥者，其形气愤然勃然，脉沉弦而滑，胸膈喘满，此气逆证也。经曰：大怒则形气绝，而血菀于上，即此类也。"

《中医内科学》谓："厥证见症虽多，但概括而言不外虚实二证……实证者表现为突然昏仆，面红气粗，声高息促，口噤握拳，或夹痰涎壅盛，舌红苔黄腻，脉洪大有力。虚证者表现为眩晕昏厥，面色苍白，声低息微，口开手撒，或汗出肢冷，舌胖或淡，脉细弱无力。"

辨证施治

气厥实证，多因精神刺激突发昏倒，不省人事，牙关紧闭，两手握固，四肢厥冷，痰涎壅塞，胸膈喘满，声高息粗，脉沉弦。此乃精神刺激，肝气不舒，气机逆乱，上塞心胸，清窍阻塞，故突发昏倒，不省人事，牙关紧闭，两手握固。肝气上逆，气机闭塞，膈气不宣，故胸膈喘满，声高息粗。气机阻滞，阳气被郁，阳气不能外达四末，故四肢厥冷。气机阻滞，肝郁气滞，故脉沉弦。宜疏肝理气解郁治之，可选五磨饮子（《医方考》）：乌药、沉香、槟榔、枳实、木香。

方中沉香、木香、枳实解郁、宽胸理气，乌药、槟榔豁痰。诸药合济，共奏解郁宽胸、理气豁痰之功也。

加减：胸闷甚，酌加厚朴、檀香等，以增宽胸理气之功；清醒后哭笑无常，可酌加远志、酸枣仁、茯神等，以增定志安神之功；痰多气壅，酌加天南星、陈皮、浙贝母等，以增导痰涤浊之功。

气厥虚证，多突发昏倒，神识不清，不省人事，面色苍白，汗出肢冷，气息微弱，舌淡，脉沉微。此乃气虚也，其病机多由元气素虚，或过度劳累，或悲恐致气虚下陷，气机逆乱，清阳失展，元神失养，突发昏倒，神识不清，不省人事。元气亏虚，气血不足，卫气不固，故面色㿠白，气息微弱，汗出肢冷。舌淡脉沉弱，乃气虚阳衰之征也。宜回阳固脱治之，可选参附汤（《重订严氏济生方》）：人参、附子。

方中人参大补元气，附子温壮真阳。二药合用，力专功宏，共奏益气回阳固脱之功也。

加减：神识清醒后，可酌用归脾汤、六君子汤、大补元煎等方调治；汗出自汗，酌加黄芪、白术等，以增益气固表之功，或酌加龙骨、牡蛎、山茱萸等，以增固摄止汗之功；心悸不宁，酌加远志、酸枣仁、阿胶等，以增养血安神之功。

结语

气厥临床较为常见，有虚实之分。气厥之实证乃肝郁气滞，多因恼怒惊骇，致气机逆乱，神明昏愦，表现为突发昏厥，不省人事，急救最捷之法是针刺人中、承浆、十宣等穴位；待苏醒后，宜理气疏肝解郁调治。气虚之厥者，实际为虚脱也，多与禀赋不足、元气素虚有关，多因疲劳、悲恐等因素所诱发，待苏醒后，宜健脾益气、调补气血治之。

二、血厥

血厥亦有虚实二种。属实者，多因肝阳旺盛，突发眩晕昏倒，不省人事，牙关紧闭，面赤唇紫，舌红黯，脉沉弦。此乃气血上逆，上蒙清窍也，宜活血顺气治之。属虚者，患者多身体素虚，或突然大出血（诸如女子产后或暴崩）发生昏厥。面色苍白，唇甲无华，汗出肢冷，呼吸息微，或四肢抽搐震颤，口张目陷，舌淡脉微弱。此乃血虚之极，心脏失养也，宜补气养血治之。

《黄帝内经》云："血之与气并走于上，则为大厥，厥则暴死，气复反则生，不反则死。"

又云："大怒则形气绝，而血菀于上，使人薄厥。"

《景岳全书》云："血厥之证有二，以血脱、血逆皆能厥也。血脱者，如大崩大吐，或产血尽脱，则气亦随之而脱，故致卒仆暴死……血逆者，即经所云血之与气并走于上之谓。"

《中医内科学》谓："血厥实者，乃肝阳上亢，阳气暴张，血随气升，气血并走于上，表现为突发昏仆，牙关紧闭，四肢厥冷，面赤唇紫，或鼻衄，舌质红黯，脉弦有力。"

又云："血厥虚证，则与失血有关，常继发于大出血。"

辨证施治

血厥之实证，乃患者突发眩晕昏厥，不省人事，牙关紧闭，面赤唇紫，四肢厥冷，舌质红黯，脉沉弦有力。乃肝阳素旺，复遇暴怒大惊，怒则气上，惊则气乱，以致血随气逆，气血上壅，蒙蔽清窍，故突发昏仆，不省人事，牙关紧闭。气血逆乱，阳气不能外达，故四肢厥冷。气滞血瘀，瘀血停蓄，故面赤唇紫，舌质红黯，脉沉弦。宜活血祛瘀、理气降逆治之。可选通瘀煎（《景岳全书》）：当归、山楂、香附、红花、乌药、青皮、木香、泽泻。

方中当归、山楂、红花活血祛瘀，乌药、香附、木香、青皮理气解郁。诸药合济，共奏活血祛瘀、理气解郁之功也。

加减：厥证苏醒后，仍心烦易怒，失眠多梦，酌加首乌藤、石决明、牡丹皮等，以增平肝潜阳、清肝泻火之功；仍晕头痛，酌加天麻、生地黄、枸杞子等，以增养阴、平肝息风之功。

血厥之虚证，乃患者身体素虚，或大出血后，突发昏厥，不省人事，面色苍白，唇甲无华，肢冷汗出，呼吸微弱，甚者四肢震颤，目陷口张，舌淡，脉微弱无力，此乃血虚之极也。多因大出血（诸如女子产后或暴崩不止）致气随血脱，而突发昏厥。或素往血虚，突受惊恐、悲哀等刺激，气机下陷，血不上荣于脑，而突发昏厥。气血虚极，机体失气血之荣，故面色苍白，唇甲无华，四肢震颤也。血虚营气内衰，正气不固，气随血脱，故呼吸微弱，目陷口张汗出也。舌淡，脉微弱无力，皆血虚之征也。宜益气养血固脱治之，可选独参汤（《十药神书》）：人参；合当归补血汤（《内外伤辨惑论》）：黄芪、当归。

方中人参、黄芪，大补脾肺元气而固脱，并裕生血之源；当归益血和营。诸药合用，共奏益气生血固脱之功也。

加减：四肢厥逆，酌加附子、干姜等，以增救逆之功；待头脑清醒后，应酌选健脾益气养荣之剂调治。

结语

血厥之实证，乃情志郁结，肝阳暴张，气血上逆，而发厥逆。正如《黄帝内经》所云："大怒则形气绝，而血菀于上，使人薄厥。"故宜疏肝理气降逆治之。血之实厥与气之实厥，病机基本相同，治之亦无大异也。血厥之实证，女子产后瘀血不下，亦易致厥者，故治之与肝怒气逆之血厥无大异也。宜活血通瘀为法，瘀下则人自苏醒也。血虚之厥证，因身体素虚，血虚不能荣于脑而致厥者，临床少见；多因其他疾病大出血，如女子产后，或崩中漏下等致血虚不能上荣于脑，心神失养，元神失荣，突发昏厥，此类为临床常见。必须塞流止血与益气固脱并治。大出血致血厥之证较为危急，应中西医结合抢救，医不可不知也。

三、痰厥

痰厥，多见形盛气弱之人。平素湿盛痰多，突发昏仆，不省人事，昏后喉中痰鸣，苏醒后呕吐痰涎。舌苔厚腻，脉弦滑。此乃痰浊内蒙清窍也，宜行气豁痰治之。

《丹溪心法》云："痰厥者，乃寒痰迷闷，四肢逆冷，宜姜附汤。"

《中医内科学》谓："体虚湿盛，饮食不节，以致气机升降失调，或痰随气升，阻滞神明，而发为痰厥……大凡气盛有余，气逆上冲，血随气逆，或夹痰浊，壅滞于上，以致清窍闭塞，不省人事，皆为厥之实证。"

辨证施治

患者形盛体弱，平素嗜食肥甘，以致湿聚生痰，复恼怒气逆，痰随气升，阻滞气机，上蒙清窍，突发厥逆，不省人事，喉中发出痰鸣，呕吐痰涎，舌苔厚腻，脉弦滑。痰涎阻滞气道，故喉中痰鸣。痰浊壅盛，故呕吐痰涎。舌苔厚腻，脉弦滑，皆痰湿壅盛之征也。宜行气豁痰治之。可选导痰汤（《重订严氏济生方》）：陈皮、半夏、茯苓、枳实、天南星、甘草。

方中半夏、陈皮、茯苓、天南星燥湿化痰，枳实理气降逆，甘草和中、调和诸药。诸药合济，共奏燥湿化痰行气之功也。

加减：痰涎较多，酌加莱菔子、白芥子、紫苏子等，以增化痰降气之功；脾虚纳呆，酌加白术、神曲、党参等，以增健脾消导之功；痰黄稠黏，脉数，酌加竹茹、黄芩、栀子等，以增清热化痰之功。

结语

痰厥，多见身体肥胖而气弱之人。平素喜食肥甘，饮酒过度，脾胃受损，运化失常，以致聚湿生痰，痰阻中焦，气机不利，日积月累，痰涎愈盛，气机阻滞愈甚。痰浊壅盛，因情志或郁怒，致痰浊上壅，气机被塞，元神受损，心神受扰，清阳被蒙，遂发卒厥。临床宜行气豁痰治之，气顺，痰浊化，痰厥可愈也。

四、食厥

食厥者，厥之实证也，常发生于暴饮暴食之后。突发昏仆，不省人事，气息窒塞，脘腹胀满，或恶心呕吐，汗出，嗳腐厌食，舌苔厚腻，脉滑实。此乃食滞不消，浊气不降，上蒙清窍也，宜理气消食导滞治之。

《证治准绳》云："中食之证，忽然厥逆昏迷，口不能言，肢不能举，状似中风，皆因饮食过伤，醉饱之后，或感风寒，或着气恼，以致填塞胸中，胃气有所不行，阴阳痞隔，升降不通，此内伤之至重者。"

《中医内科学》谓："嗜食酒酪肥甘，脾胃受损，运化失常，以致聚湿生痰，痰浊阻滞，气机不畅，日积月累，痰愈多则气愈阻，气愈滞则痰更盛，如痰浊一时上壅，清阳被阻，则可发为昏厥。"

辨证施治

饮食不节，食滞内停，或酒食填伤中脘，脾胃受阻，运化失常，失于传输，上下痞隔，气机受阻，而发厥逆。临床常见突发昏仆，不省人事，脘腹胀满，气息窒塞，或恶心呕吐，嗳腐厌食，舌苔厚腻，脉滑实。多因暴食暴怒，食气相夹上逆，蒙蔽清窍，突发昏厥，不省人事。饮食不节，食滞胃脘，胃腑浊气壅于胸中，气机闭阻，故脘腹胀满。浊气上逆，壅于胸中，肺气不利，故气息窒塞。食滞内停，故恶心呕吐，嗳腐厌食，舌苔厚腻，脉滑实有力。宜理气消食导滞治之，可选保和丸（《丹溪心法》）：半夏、茯苓、陈皮、山楂、神曲、莱菔子、连翘。

方中陈皮、半夏、茯苓燥湿健脾和胃，山楂、神曲、莱菔子消食导滞，连翘清热。诸药合济，共奏健脾和胃、消食导滞之功也。

加减：气滞甚，酌加枳实、厚朴、木香、香附等，以增理气导滞除满之功；呕吐甚，酌加砂仁、藿香等，以增理气化浊之功；腹胀便秘，酌加大黄、枳实等，以增导滞通便之功。

结语

食厥者，乃因饮食不节，暴饮暴食，食积生痰，痰浊上蒙清窍所致也，小儿较为常见。成年人酒饱之后，骤逢恼怒之事，气食并逆，亦可发生厥逆，故宜消食化浊、理气降逆治之。气降，食浊痰涎不上蒙清窍，心脑之神不受浊气之扰，厥可止也。

本节论述厥逆之证，有气厥、血厥、痰厥、食厥。气厥、血厥有虚实之分，并阐述了治则方药。唯气厥、血厥之虚厥时，服独参汤。余诸厥之治则方药，皆厥逆苏醒后之治法也。昏厥之时，事关紧急，宜针刺或西医救治抢救，促其苏醒，再加服上述中医方药，慢慢调治，医不可不知也。

第七章 身痛门

身痛即肢体酸麻疼痛也。有上肢肩背疼痛者，有腰腿痛或麻木屈伸不利者，或腰痛不能俯仰，或身痛游走不定，重着难忍者。其因或为寒邪凝滞经络，或为湿邪腻滞膜原或为风邪留滞筋骨，或为气滞血瘀阻滞经络，气血闭阻，流通不畅。总病机为外邪侵袭，痹阻经络，营卫气血运行不畅，肢体关节失其荣养，疼痛不已，或麻木不仁，或屈伸不利也。

至于腰痛者，应责之肾（腰为肾之府），宜补肾强筋、活血通络治之。孰轻孰重，视症状之轻重、体质之强弱、病之久新，以酌治则。大凡久病应以活血通络为主，佐以补肾强筋之法。新病之人，病程短暂，应以补肾强筋为主，佐以活血通络之法。因病久，久痛入络，非活血散瘀不能治其根也；新病之人，病程短，补肾即强身，亦可逐邪也。

临床最常见的几种身痛病机，或风寒湿相袭；或瘀血阻络血行不畅；或肾虚，筋脉失其荣养；或气血虚，气血不能濡润机体；或阳气虚，筋骨失阳气之温煦。现分而述之。

第一节 痹证

痹即闭阻不通之意。痹证即人之机体经络受风寒湿之邪侵袭后，气血为邪气所阻，不能畅通，从而出现的以肢体关节筋骨等处酸楚疼痛、麻木重着、活动困难为主要表现的一种疾病。临床上，一般分风寒湿痹和风湿热痹，现分而述之。

213

一、风寒湿痹

风寒湿痹，即风寒湿邪趁机体虚弱相袭，致肢体酸沉疼痛、麻木重着。临床以受邪的类型不同，分为行痹（风痹）、痛痹（寒痹）、着痹（湿痹）。但三者实难截然分开，常相兼为患。

若机体受风寒湿邪相袭，风邪为主者，为行痹。其主证乃肢体关节疼痛，游走不定，涉及多个关节，以腕、肘、膝、踝为多见，关节疼痛屈伸不利，或见有寒热表证，舌苔白，脉浮缓。宜祛风通络、散寒除湿治之。

若机体受风寒湿邪相袭，寒邪较甚者，为痛痹。其主证乃肢体关节疼痛，痛有定处，疼痛剧烈，遇寒疼痛加重，得热疼痛减轻，关节屈伸不利，甚者肢体冷痛，舌苔白，脉弦紧。宜温经散寒、祛风除湿治之。

若机体受风寒湿邪所袭，湿邪较盛者，为着痹。其主证乃肢体关节疼痛，重着肿胀，活动受限，疼痛固定不移，或机体麻木不仁，舌苔白腻，脉濡缓。宜健脾化湿、祛风散寒治之。

《黄帝内经》云："风寒湿三气杂至，合而为痹也。其风气胜者为行痹；寒气胜者为痛痹；湿气胜者为着痹也。"

《严氏济生方》云："风寒湿三气杂至，合而为痹，皆因体虚腠理空疏，受风寒湿气而成痹也。痹之为病，寒多则痛，风多则行，湿多则着。"

《医学心悟》云："治行痹者，散风为主，而以除寒祛湿佐之……治痛痹者，散寒为主，而以疏风燥湿佐之……治着痹者，燥湿为主，而以祛风散寒佐之。"

《儒门事亲》云："或濒水之地，劳力之人，辛苦失度，触冒风雨，寝处津湿，痹从外入。况五方七地，寒暑殊气，刚柔异禀，饮食起居，莫不相戾。故所受之邪，各有浅深，或痛或不痛，或仁或不仁，或筋屈而不能伸，或引而不缩。"

辨证施治

行痹者，肢体关节疼痛，游走不定，关节屈伸不利，疼痛涉及多个关节，常以腕、肘、膝、踝多见。或有寒热表证，舌苔白，脉浮缓。此乃风寒湿相袭也，风寒湿邪侵袭人体留着经络，致气血运行不畅，不通则痛，故肢体关节疼痛也。筋脉关节缺乏气血之濡养，故关节屈伸不利也。行痹乃感受风邪较甚，风性散行而数变，故疼痛游走不定，痛无定处，涉及多个关节也。邪气侵袭，正邪抗争，故见恶寒发热也。风邪相袭束表，故舌苔白，脉浮缓。宜祛风通络、散寒除湿治之。可选防风汤（《宣明论方》）：防风、当归、秦艽、麻黄、甘草、赤茯苓、杏仁、黄芩、葛根、肉挂。

方中防风祛风散寒，秦艽、当归通络止痛，麻黄、葛根散寒通阳，杏仁利肺降气，黄芩苦寒，赤茯苓健脾利湿，兴制约诸率温药温燥之性，甘草和中。诸药共济，共奏祛风散寒、通络止痛之功也。

加减：上方宜去赤茯苓、杏仁、黄芩、葛根；酌加桂枝、羌活以增通络止痛之功；寒盛可酌加生姜、川乌等，以增温经散寒之功。

痛痹者，痛有定处，疼痛剧烈，遇寒痛增，遇热痛减，肢凉冷痛，触之不热，屈伸不利，舌苔白，脉弦紧。此乃风寒湿邪相袭，感受寒邪为主，寒为阴邪，其性凝滞，故疼痛剧烈，痛有定处。寒性收引，故关节痛，屈伸不利，肢凉冷痛，触之不热也。寒乃阴邪，得热血行畅通，故得热痛减，遇寒血行凝滞，故遇寒痛剧也。舌苔白，脉弦紧，乃寒湿内盛之征也。宜温经散寒、祛风除湿治之。可选乌头汤（《金匮要略》）：川乌、麻黄、白芍、黄芪、甘草。

方中川乌祛寒止痛，麻黄散寒通阳，黄芪益气，白芍、甘草调和营卫。诸药合济，共奏温经散寒、祛风止痛之功也。

加减：寒盛痛甚，酌加桂枝、干姜等，以增温经散寒之功；肢节屈伸不利，酌加当归、威灵仙等，以增活血通络之功。

着痹者，常见关节疼痛，屈伸不利，重着肿胀，活动受限，或肌肤麻木不仁，痛处固定不移，舌苔白腻，脉濡缓。此乃风寒湿邪相袭，湿邪偏盛也。湿乃阴邪，湿邪重着黏滞，故痛有定处，重着肿胀，活动受限，屈伸不利，肌肤麻木不仁也。舌苔白腻，脉濡缓，乃湿盛之征也。宜健脾化湿、祛风散寒治之。可选薏苡仁汤（《类证治裁》）：薏苡仁、川芎、当归、麻黄、桂枝、羌活、独活、防风、川乌、草乌、甘草、生姜。

方中薏苡仁健脾祛湿，羌活、独活、防风祛风胜湿止痛，当归、川芎养血活血，麻黄、桂枝、川乌、草乌温经散寒、通络止痛，甘草、生姜调和营卫。诸药合济，共奏健脾利湿、祛风散寒止痛之功也。

结语

痹证是一种常见病、多发病，多因体质素虚，抗病能力减弱，风寒湿邪乘虚相袭而发病。风寒湿邪大多相杂而至，但致病亦有所偏盛。风邪偏盛，疼痛游走不定，医学上谓之"行痹"；寒邪偏盛，痛有定处，疼痛剧烈，医学上谓之"痛痹"；湿邪偏盛，痛有定处，疼痛重着麻木不仁，医学上谓之"着痹"。风邪常夹寒夹湿。故夹寒者为寒痹，关节剧痛，不红不热，得热痛减，遇寒则加重，宜祛风散寒、温经通络止痛治之，常选乌头汤加减。夹湿者为风湿痹，以肢体重着、麻木不仁为特点，宜祛风利湿、散寒治之，常选薏苡仁汤加减。风寒湿痹经久不愈，久痛入络，多夹瘀血，致经络阻塞不通，故临床上宜酌加活血祛瘀通络之剂。风寒湿邪侵袭人体，多因正气亏虚，邪趁虚袭之，故临床上应酌加扶正抗邪之剂，正气盛可增逐邪之力也。

二、风湿热痹

患者关节疼痛剧烈，痛不可近，局部红肿灼热，得冷则舒，关节屈伸不利，不能活动。伴发热恶寒，口干口渴，舌红苔黄糙，脉滑数。此乃患者素体阳盛，复感风湿之邪，湿聚热蒸化火，形成热痹，宜清热化湿、祛风通络治之。

《症因脉治》云："热痹之症，肌肉热极，唇口干燥，筋骨痛不可按，体上如鼠走状，此内经所云阳气多，阴气少，阳独盛，故为热痹之症。内经原有热痹，方书止列三条，误也。"

《中医内科学》谓："肢体关节疼痛，痛处焮红灼热，筋脉拘急，或关节剧痛肿大，僵硬变形，宜清热通络、祛风除湿治之。"

辨证施治

风湿热痹者，关节红肿灼热剧痛，活动不便，得冷则舒，发热恶寒，口干口渴，舌红苔黄糙，脉滑数。此乃患者素体阳盛，复感风寒湿邪，湿热互结化火，致关节红肿热痛。火热郁阻经络，气血流动不畅，故关节剧痛难忍，活动不便，得冷则舒也。内热炽盛，邪正相搏，耗津伤阴，故恶寒发热，口干口渴也。舌红苔黄糙，脉弦滑，乃热盛伤津之征也，宜清热化湿、祛风通络治之。可选白虎加桂枝汤（《伤寒论》）：石膏、知母、粳米、甘草、桂枝。

方中白虎汤清热泻火，桂枝通络止痛。

结语

风湿热痹，乃素体阳盛之人，复感风寒湿邪，湿热内蕴，互结化火，以致关节红肿热痛也。宜清热化湿、祛风通络治之。热清络通，痛可止也。

第二节　痿证

痿证是肢体软弱无力甚至不能随意运动，并常伴有继发性肌肉萎缩的一种病证。痿证以下肢多见，故亦称"痿躄"。"痿"者肢体痿弱不用，"躄"者下肢痿弱无力，不能步履也。

痿证亦有眼睑下垂，吞咽困难，或呼吸困难，或周身软弱无力者。现代医学谓之"重症肌无力"，本节不做论述。

痿证可因外感湿热之邪或内伤饮食情志而发病，临床上以肺胃津伤、肝肾亏损、湿热郁滞等方面论治。

肺胃津伤者，常见两足突发痿废，甚者腰脊手足俱痿软不用。喉干咳呛，心烦口渴，小便短赤，舌红苔黄，脉细数。此乃肺胃热盛耗阴伤津也，宜清热生津、润肺益胃治之。

肝肾亏损者，两足渐见痿废，伴腰酸腿软，头晕耳鸣，男子遗精早泄，舌红苔少，脉细数。此乃肝肾亏损，阴虚内热炽盛也，宜滋肝补肾、养阴清热治之。

湿热郁滞者，两足痿软不用，伴微肿而热，恶热喜凉，身重面黄，脘腹痞满，小便黄赤热痛，舌红苔黄腻，脉濡数。此乃湿热内盛，阻滞气血致痿废也，宜渗湿清热坚阴治之。

《黄帝内经》云："阳明者，五脏六腑之海，主润宗筋，宗筋主束骨而利机关也。"

又云："因于湿，首如裹，湿热不攘，大筋软短，小筋弛长，软短为拘，弛长为痿。"

《症因脉治》云："痿者，痿弱纵缓而不能起立，内经所谓弛长为痿也。"

《临证指南医案》云："阳明虚则宗筋纵……宗筋纵则不能束筋骨以流利机关，此不能步履，痿弱筋缩之症作矣。"

辨证施治

肺胃阴伤致痿者，乃突发痿废不用，甚至腰脊俱痿软，口渴心烦，喉干咳呛，小便黄赤，舌红苔黄，脉细数。多因湿热病邪相袭，热邪炽盛，耗伤肺津，劫夺胃阴，肺胃津伤，津液不足，以敷布全身，则关节松弛，手足腰脊俱痿软不用。热盛伤津，故口干口渴，心烦，喉干咳呛，小便黄赤。舌红苔黄，脉细数，均为内热炽盛，阴津耗伤之征也。宜清热生津、润肺益胃治之。可选清燥救肺汤（《医门法律》）：石膏、桑叶、杏仁、甘草、麦冬、人参、阿胶、胡麻仁、枇杷叶。

方中人参、麦冬生津养肺；石膏、桑叶、杏仁、胡麻仁、枇杷叶清热润燥；阿胶滋阴润肺。诸药合济，共奏清热生津润肺之功也。

加减：热盛，酌加金银花、板蓝根等，以增清热解毒之功；口干咽燥，酌加沙参、玉竹等，以增滋阴益胃之功。

肝肾亏损致痿者，常见两足痿废不用，伴腰脊酸软，头晕目眩，男子遗精早泄，舌红少苔，脉细数。此乃肝肾亏损，阴虚热盛也。肝肾亏损，精血不能濡养筋骨，故两足痿弱不用也。腰为肾之府，精亏髓少，故腰脊酸软也。肝肾阴亏，肝阳偏亢，故头晕耳鸣也。肾主封藏，肾虚失其封蛰，故男子遗精早泄也。舌红苔少，脉细数，乃阴虚内热之征也。宜滋阴清热、养肝补肾治之。可选虎潜丸（《丹溪心法》）：黄柏、龟甲、知母、熟地黄、陈皮、白芍、锁阳、虎骨、干姜。

方中知母、黄柏、龟甲、熟地黄滋阴补肾、清热降火，白芍柔肝养筋，虎骨强壮筋骨，锁阳壮阳益精，干姜温中，陈皮理气醒脾。诸药共济，共奏清热降火、滋肝补肾之功也。

加减：两足热极，酌加玄参、地骨皮等，以增清热养阴之功；腰脊痿软无力，不能直立，酌加阿胶、肉苁蓉等，以增填补精血之功。

湿热郁滞致痿者，湿热郁滞筋脉，致两足痿软不用，或热肿，喜凉恶热，伴脘腹痞满，身重面黄，小便短赤热痛，舌红苔黄腻，脉濡数，乃湿热内盛也。湿热盛，浸淫筋脉，阻滞筋脉气血，故两足痿软不用，微肿而热，喜凉恶热也。湿郁热蒸，故身重面黄也。湿热郁滞胸膈，故脘腹痞满也。湿热下注膀胱，故小便赤涩而热痛。舌苔黄腻，脉濡数，乃湿热内盛之征也。宜渗湿清热坚阴治之。可选二妙散（《丹溪心法》）：苍术、黄柏。

方中黄柏清热，苍术燥湿。

加减：下肢痿软而痛，酌加防己、秦艽等，以增通络止痛之功；下肢痿而肿、麻木，酌加半夏、薏苡仁、白芥子等，以增化痰利湿之功；湿热伤阴，肌肉消瘦，两足热甚，酌加生地黄、玄参、石斛等，以增清热坚阴之功。

结语

痿证是一种慢性疾病。肺胃津伤，多由热病伤阴，致肺胃津伤液亏，不能濡润筋脉，出现肢体痿弱不用，宜清热生津、润肺益胃治之。肝肾亏损，精血亏虚，不能濡养筋骨，出现下肢痿软不用者，宜滋肝补肾、清热养阴治之。湿热浸淫，郁滞经络，经络阻滞，出现两足热肿，痿软不用者，宜利湿清热坚阴治之。痿证多肝肾亏虚，津亏液损，故临床禁用风药发散，以免虚虚相加之弊。

第三节　坐骨神经痛

引起坐骨神经痛的原因甚多，多由感受寒湿之邪或外伤腰部所致。最常见的有腰椎骨质增生、腰椎间盘突出，其次是坐骨神经附近各组织的病变，属祖国医学"痹证"之范畴。

一般初为腰部疼痛，迅即转移坐骨神经区域；也有开始为行走或神经牵拉时引起的短暂疼痛，后疼痛渐增。其性质常呈钝痛、抽痛，仰俯不便，不能转侧，疼痛迁延大腿，向下放射至臀部、小腿、足背，脉象多弦或紧。

辨证施治

本病多因感受寒湿外邪，或外伤腰部，或劳累伤及腰脊而引起。外邪侵入筋脉，舍而不去，影响于肝，肝主筋，机体伸展活动是筋脉的功能，筋脉依赖肝阴和血液的滋养才能运动有力，因此坐骨神经痛与肝和筋脉有密切关系。一旦感受外邪或外伤劳累，致筋脉失养，则出现腰腿拘挛疼痛，屈伸不利，俯仰艰难疼痛，此乃肝虚不能荣筋也，宜调和营卫、柔肝舒筋治之。可选桂枝加芍药汤（《伤寒论》）：桂枝、芍药、甘草、生姜、大枣（古芍药赤白不分，故赤白同用）。

方中桂枝汤调和营卫，通经活络。加倍芍药，赤芍能行血去滞通痹，白芍能养肝柔肝舒挛；甘草缓急止痛；生姜、大枣调和营卫。诸药共济，共奏调营和胃、舒筋止痛之功也。

加减：腰痛甚，加杜仲、延胡索、乳香、没药等，以增强腰祛瘀止痛之功；有外伤或腰部扭伤史，酌加桃仁、三七参、没药等，以增活血散血之功；腰椎骨质增生或腰椎间盘突出，酌加乌梢蛇、土鳖虫、蜈蚣等虫类搜刮之品，以增活络止痛之功。

结语

坐骨神经痛，实乃腰椎增生、腰椎间盘突出等压迫下肢神经所致也。属中医腰痛、痹证等范畴，其病机与肝肾关系密切。肝阴血亏虚，不能荣养筋，筋脉挛急，故腰腿痛也。肾虚，骨髓失其滋养，故腰腿痛也。故补肝以荣筋，强肾以补肾生髓。肝肾强，腰腿痛可愈也。久痛入络，所谓腰椎骨质增生、腰椎间盘突出者，必须加活血散瘀通络之剂。故腰腿痛久者，应强筋补肾、散瘀通络并治，其效显矣。

第四节 肩背痛

肩背痛，即肩关节连及肩胛疼痛而言。凡以肩关节疼痛为主要病证，且连及周围肌肉筋脉，一般上不过肩胛，下不及背者，为肩背痛。久痛不愈者，可影响上背，故上臂疼痛活动不便。

肩背痛，多见中老年人，因年老气血亏虚，风寒湿邪乘虚袭之，郁阻关节筋络，气血运行不畅，或闪挫损伤而发病。临床上一般分为风寒凝滞、痰湿留着，或瘀血阻滞等型，现分而述之。

风寒凝滞者，多因汗出受风，或老年体弱，睡眠时肩背外露，风寒湿邪乘虚袭之，邪留着肩关节，气血凝涩不利，致肩胛部钝痛不已，甚者影响颈项部拘急不适。舌苔白，脉浮紧。宜疏风散寒、益气通络治之。可选黄芪桂枝五物汤（《金匮要略》）：黄芪、桂枝、白芍、生姜、大枣。

方中黄芪补气，桂枝汤调和营卫，通经活络。同时桂枝上行，善治上肢之疼痛。诸药合济，共奏通经活络、益气散寒止痛之功也。

加减：肩背痛甚，酌加羌活、威灵仙、姜黄等，以增祛风通络之功；伴上肢麻木不仁，酌加当归、桃仁、红花等，以增活血通络之功；肩背久痛不愈，酌加土鳖虫、乌梢蛇、蜈蚣等虫类搜刮之品，以增搜风止痛之功。

痰湿留着者，患者多年老体弱，气血运行不畅，津液布散不周，结聚成痰，流着肩关节，经络气血阻滞不利，故发肩背疼痛。气血阻滞不畅，故活动后疼痛加重。湿痰留着，故沉重不仁也。舌淡苔白，脉弦滑，乃痰湿之征也。宜燥湿祛痰，益气养血治之。可选薏苡仁汤（《类证治裁》）：薏苡仁、川芎、当归、麻黄、桂枝、羌活、独活、防风、川乌、草乌、甘草、生姜。

方中薏苡仁健脾祛湿；羌活、独活、防风祛风胜湿止痛；当归、川芎养血活血；麻黄、桂枝、川乌、草乌温经散寒，通络止痛；甘草、生姜调和营卫。诸药合济，共奏健脾利湿、祛风散寒止痛之功也。

加减：肩背痛甚，放射到肩臂，上肢刺痛，酌加姜黄、桃仁、红花、威灵仙等，以增活血止痛之功；肩背痛牵引颈项痛，伴头晕头痛，酌加牛膝、川续断等，以增舒筋之功。

瘀血阻滞者，肩背刺痛，活动困难，久则肩臂肌肉瘦削干枯，舌紫黯，脉沉涩。多因肩背损伤，气血运行受阻，发为肩背痛，肩背痛不愈，脉络瘀阻，气血运行不畅，疼痛加重，刺痛，活动困难。日久，气血运行受阻，肩臂失气血之荣，故局部肌肉瘦削干枯。久痛，气血运行受阻，故舌黯淡，脉沉涩，宜行气活血、通络止痛治之。可选复元活血汤（《医学发明》）：柴胡、瓜蒌根、当归、红花、桃仁、穿山甲、大黄、甘草。

方中当归、红花、桃仁活血散瘀通络；穿山甲舒筋通络止痛；大黄破血导瘀；柴胡、瓜蒌根疏肝通络，引药入肩；甘草和中，调和诸药。诸药合济，共奏活血通络止痛之功也。

加减：肩痛甚，酌加桂枝、羌活等，以增活络通阳止痛之功；久痛不愈，酌加土鳖虫、乌梢蛇、姜黄等，以增破血散瘀止痛之功。

徐灵胎谓："痛定于肩背，此着痹之类，必用外治之药，以攻之提之。煎药不能取效也。"

《医宗金鉴》云："治太阳经风湿肩背痛，即羌活、独活、藁本、甘草、蔓荆子、防风、川芎也……风气郁盛者，痛则项肩强，加威灵仙也。湿气郁甚者，痛则肩背重，加苍术、白术也。"

结语

肩背痛，多连及上肢肩臂，多由风寒湿邪乘虚袭之，久痛入络，气血阻滞，酸沉重痛，痛不能举，乃现代医学肩周炎、颈椎增生之类也，祛风除湿、活血通络是其治也。邪祛络通，气血运行畅而无阻，肩背痛可愈也。

第五节　四肢麻木

麻，是指肌肤顽麻；木，是指肌肤木然而不知疼痒。四肢麻木是指肌肤气血凝滞不通引起的顽麻如蚁行，甚者不知痛痒为特征的病证。临床四肢俱见麻木者不多，多见上肢或下肢，或单侧肢体麻木。

麻木多发生于中老年人，多因气血虚不能荣养四肢；或经络空疏，风寒湿邪趁虚袭之；或痰瘀互结，阻于经隧，影响气血运行。现分而述之。

血虚手足麻木者，身体消瘦，面色苍白，唇淡无华，头晕目眩，心悸失眠，爪甲不荣，舌淡，脉细弱。此乃血虚致机体失于荣养也，宜养血活营治之。

气虚肢体麻木者，常见手足发麻，犹如虫行，面色㿠白，短气乏力，倦怠懒言，畏风自汗，舌淡苔白，脉沉弱。乃气虚也，宜补气实卫治之。

有身体虚弱，风寒湿邪趁虚袭之，致肢体关节肌肉麻木重着疼痛者，遇寒加重，喜暖恶寒，呈发作性剧痛。久之疼痛减轻，麻木不仁加重，舌淡苔白腻，脉沉迟。此乃风寒湿邪痹阻肌表经络也，宜祛寒除湿、通络治之。

有痰瘀互结，阻滞经隧，致机体麻木者，肢体麻木固定一处，甚者不知痛痒，舌黯苔滑腻，脉沉滑或沉涩。此乃痰瘀互结，阻滞关节经隧也，宜化痰行瘀治之。

《黄帝内经》云："荣气虚则不仁，卫气虚则不用。荣卫俱虚则不仁且不用。"

《丹溪心法》云："手足麻者，属气虚；手足木者，有湿痰死血；十指麻木，是胃中有湿痰死血。"

《医学正传》云："亦有气血俱虚，但麻而不木者，亦有虚而感湿，麻木兼作者，又有因虚而风寒湿三气乘之，故周身掣痛兼麻木并作者。"

《张氏医通》云："麻则属痰属虚；木则全属湿痰死血，一块不知痛痒，若木然似也。"

《杂病源流犀烛》云："麻木风虚病，亦兼寒湿痰血病也。麻非痒非痛，肌肉之内如千万子虫乱行，或遍身淫淫如虫行有声之状。按之不止，搔之愈甚，有如麻之状。木，不痒不痛，自己肌肉如人肌肉，按之不知，掐之不觉，有如木之厚。"

辨证施治

血虚四肢麻木者，身体消瘦，面色苍白，爪甲不荣，唇淡无华，伴头晕目眩，心悸失眠，舌淡，脉沉弱。乃血虚，机体失于荣养也。多由素体虚弱，或久病，或女子产后，或失血等原因致血虚，经脉空虚，皮毛肌肉失血之荣养，而出现四肢麻木不仁也。血虚，机体乏血之充养，故身体消瘦，面色苍白，爪甲不荣，唇淡无华也。血虚，心脑乏血之荣养，元神心神失荣，故心悸，头晕失眠也。舌淡，脉细弱，乃血虚之征也。宜养血和营治之，可选四物汤（《太平惠民和剂局方》）：当归、川芎、白芍、熟地黄。

四物汤乃千古补血养血之圣方。

加减：血虚津亏，酌加龙眼肉、阿胶、龟甲胶等，以增滋阴养血之功；病在上肢，酌加桑枝、桂枝、蒺藜等，以增上行除风之功；病在下肢，酌加牛膝、木瓜等，以增引药下行及荣筋之功。

气虚四肢麻木者，常见手足发麻如虫行，伴面色㿠白，少气乏力，倦怠懒言，畏风自汗，舌淡脉沉弱。乃气虚也。多因饮食劳倦，损伤中气，或房室不节，致津亏气少，气虚卫外失固，外邪袭之，气虚无力推动血液运行，经脉肌肤得不到气血的温煦和濡养，故肢体麻木也。气为血帅，气虚鼓动无力，血涩不利，故肢体麻木，少气懒言，倦怠乏力也。气虚血亦虚，气血虚，故面色㿠白。气虚卫阳不固，故畏风自汗也。舌淡，脉沉弱，乃气虚之征也。宜补中益气治之，可选补中益气汤（《脾胃论》）：黄芪、人参、甘草、白术、当归、陈皮、升麻、柴胡。

方中黄芪、人参益气，白术、陈皮、甘草健脾补中，当归补血养血，升麻、柴胡、神曲益气。全方合济，共奏补中益气之功也。

加减：上肢麻木甚，酌加桂枝，以增升清助阳之功；下肢麻木甚，酌加牛膝、独活等，以增引药下行除风之功。

身体素虚，风寒湿邪相袭，致肢体麻木者，常见肢体关节肌肉麻木疼痛重着，遇天气变化而加重。喜暖恶寒，日久麻木不仁，关节不利加重，疼痛减轻，舌淡苔白腻，脉沉迟。乃风寒湿邪乘虚袭之，客于肌肤筋脉，气血运行受阻，而发麻木不仁，重着疼痛。寒湿阴邪，寒湿之邪相袭，故恶寒喜煖，阴天雨湿而加重。寒湿黏滞，易伤阳气，久之，病邪阻遏，气血失运，故关节麻木不仁重着加重，疼痛减轻。舌淡苔腻，脉沉迟，乃寒湿邪盛之征也。宜祛风除湿通络治之。可选蠲痹汤（《杨氏家藏方》）：当归、羌活、姜黄、白芍、黄芪、防风、甘草、生姜。

方中当归、黄芪、白芍益气养血，扶正以助逐邪之力；姜黄破血行滞；防风、羌活祛风通络；生姜、甘草调和营卫。诸药合济，共奏益气养血、祛风通络之功也。

加减：遇寒疼痛加重，酌加桂枝、附子等，以增温经通阳驱寒之功；麻木重着，舌苔白腻，湿盛黏滞筋脉，酌加苍术、薏苡仁等，以增健脾燥湿之功。

痰瘀互结，阻滞经隧，致肢体麻木不仁者，麻木固定一处，甚者不知痛痒，舌黯有瘀点，苔滑腻，脉沉滑或沉涩。气血流通受阻，故肢体麻木不仁，久不获愈也。痰瘀交阻，故麻木固定一处。痰瘀痹阻经隧，日久，气血不荣，故局部麻木不知痒痛也。舌黯有瘀点，脉沉涩，乃瘀阻经络之征也。舌苔滑，脉沉滑，乃体内有顽痰也。宜化痰行瘀治之。可选桃红四物汤（《医宗金鉴》）：桃仁、红花、当归、川芎、赤芍、生地黄；合二陈汤（《太平惠民和剂局方》）：陈皮、半夏、白茯苓、甘草。

桃红四物汤补血养血、活血散瘀，二陈汤健脾化痰。二方合济，共奏补血散瘀、健脾化痰之功也。

加减：瘀偏甚，不知痛痒，酌加土鳖虫、全蝎、没药、乳香等，以增搜风舒络之功；痰湿偏盛，酌加白芥子、薏苡仁等，以增利湿化痰之功。

结语

四肢麻木者，多由寒湿之邪所引起，往往麻木与疼痛并见。寒偏盛者，多麻木伴疼痛；湿偏盛者，麻木重着，病情缠绵。亦有气血虚，致肢体麻木者，肢体不痛，唯麻木不仁，疲倦软弱乏力。亦有痰瘀阻滞经脉，致肢体麻木者，肢体麻木固定不移，甚或麻木兼疼痛也。寒湿所致麻木者，宜祛寒除湿通络治之；气血虚弱之麻木者，宜益气养血治之；痰瘀阻滞之麻木者，宜化痰行瘀治之。随证斟酌，此之谓也。

第八章　其他病类门

其他类疾病包括糖尿病、衄血、癥瘕等，现分而述之。

第一节　甲状腺功能亢进

甲状腺功能亢进，常见情绪激动，心烦易怒，食欲增加，但身体日渐消瘦，心悸心慌，心跳加快，多汗。甲状腺肿（颈粗）严重时，手指震颤，眼球突出，属祖国医学瘿瘤之范畴。临床上一般有痰气郁结、火郁伤阴等证型。现分而述之。

痰气郁结者，临床常见精神抑郁，情绪紧张，烦躁易怒，胸闷不舒，手指震颤，心跳加快，舌淡苔腻，脉弦数。此乃痰气郁结也，精神刺激，情志不调，肝郁气滞，疏泄失常，以致痰气凝滞也。肝郁不疏，精神抑郁，故胸闷不舒也。气郁化火，扰及心神，故烦躁易怒，手指震颤，心跳加快也。舌淡苔腻，脉弦数，乃气郁痰结之征也。宜疏肝理气、消痰散结治之。可选四海舒郁丸（《疡医大全》）：海蛤壳、海带、海藻、海螵蛸、昆布、陈皮、木香。

方中木香、陈皮疏肝理气化痰，海蛤壳、海带、昆布、海藻、海螵蛸消痰散结。诸药合济，共奏理气散结消痰之功也。

甲状腺肿者，酌加牡蛎、浙贝母、夏枯草等，以增软坚散结之功；舌苔白腻，痰湿盛，酌加白茯苓、半夏、枳壳等，以增理气化痰之功；脉弦气郁甚，酌加香附、柴胡等，以增疏肝解郁之功。

火郁伤阴者，临床多见怕热多汗，心悸易惊，心烦易怒，夜寐不安，心跳加快，形体消瘦，上肢震颤，甲状腺肿大，舌红，脉细数。此乃阴虚热盛，气郁化火也。气郁化火，火热耗伤心阴，痰火上扰，阴虚火旺，心阴受损，故怕热多汗也。心阴不足，心神不宁，心失所养，故心悸易惊，心烦易怒，夜寐不安，心跳加快，上肢震颤也。阴虚热盛，耗伤水谷之精微，故形体消瘦也。火热痰互结，热痰结于颈部，故甲状腺肿大也。舌红，脉细数，乃阴虚内热之征也。宜滋阴清火、散结化痰、宁心安神治之。可选三甲养阴汤（《中医临证经验方》）：牡蛎、龟甲、鳖甲、龙骨、生地黄、浙贝母、玄参、西洋参、玉竹、黄精、蒲公英、昆布。

方中生地黄、玄参、蒲公英清热养阴；西洋参、玉竹、黄精养阴，宁心安神；龟甲、鳖甲、龙骨平肝潜阳；牡蛎、浙贝母、昆布软坚消瘿散结。诸药合济，共奏清热养阴、软坚散结之功也。

加减：热盛，酌加胡黄连、白芍等，以增清肝柔肝泻火之功；心神不宁，酌加石菖蒲、酸枣仁、龙齿等，以增镇静安神之功；颈项粗大，酌加夏枯草、海藻等，以增消痰散结之功。

结语

甲状腺功能亢进、甲状腺肿，属中医瘿瘤之范畴。其病因乃气郁化火，痰火互结也。现代医学谓之缺碘。临床实践证明，以理气化痰散结、清热养阴、软坚散结等法治之，多收效显矣。甲状腺功能亢进，临床常见心烦易怒、心跳加快、动则汗出、身体消瘦等症状。心烦易怒者，宜疏肝理气解郁治之。心跳过速，多汗，阴津不足伤阴者，治以清热养阴，则心跳过速、汗出可止也。气阴亏虚，身体消瘦者，健脾益气治之，体可复也。故甲状腺功能亢进，以益气清热养阴、疏肝理气解郁治之，病可愈也。

第二节　消渴

消渴是指多饮、多食、多尿，身体消瘦，尿有甜味的一种疾病。消渴的形成，与肺、脾（胃）、肾三脏的功能失调有密切关系。其病多因饮食不节，嗜食肥甘，中焦壅滞，酿成内热，燥热化火伤津，肺肾乏津液之滋养而发为消渴；或气郁化火，灼伤津液，致阴虚火旺，形成消渴。其病理变化不外阴虚燥热。阴虚是本，燥热是标，二者又互为因。临床上以多饮、多食、多尿，尿如膏脂为特征，而三多症状常有所偏重，故以分上、中、下三消。一般口渴多饮为主的称"上消"，属肺；多食善饥为主的称"中消"，属胃；多尿，尿如膏脂，尿有甜味为主的称"下消"，属肾。实际上，三多症状往往同时存在，仅表现程度上轻重不同而已。现分而述之。

一、上消证

上消，主要症状为烦渴多饮，口干舌燥，尿频量多，舌红苔薄黄，脉洪数。此乃肺热炽盛，耗阴伤津也，宜清热润肺、生津止渴治之。

《医学心悟》云："治上消者，宜润其肺，兼清其胃。"

《临证指南医案》云："三消一症……其实不越阴亏阳亢，津涸热淫而已。"

《景岳全书》云："三消之病，三焦受病也。上消者，渴证也。大渴引饮，随饮随渴，以上焦之津液枯涸。古云其病在肺，而不知心、脾、阳明之火，皆能熏灸而然，故又谓之膈消也。"

《中医内科学》谓："肺为水之上源，主敷布津液。若木火刑金，燥热伤肺，则津液不能敷布，而口渴多饮，津液直趋下行，随小便排出体外，故小便频数量多。"

辨证施治

上消者，患者烦渴多饮，随饮随渴，口干舌燥，尿频量多，舌红苔薄黄，脉洪数。此乃肺胃热盛，耗津伤液，故烦渴引饮，口干舌燥，随饮随渴也。肺热盛，不能敷布津液，肺失治节，津液直趋而下，故尿频量多也。舌红苔少，脉洪数，乃里热炽盛之征也。宜清热润肺、降火、生津止渴治之。可选消渴丸（《丹溪心法》）：黄连、天花粉、生地黄汁、藕汁、牛乳。

方中黄连清心泻火，生地黄、天花粉生津止渴，藕汁、牛乳养阴。诸药共济，共奏清热泻火、生津养阴止渴之功也。

加减：口渴甚，酌加麦冬、天冬、南沙参、知母等，以增清热生津止渴之功；烦渴热甚，酌加生石膏、芦根等，以增清热降火、除烦止渴之功。

结语

上消者，乃燥热伤津，肺胃津亏也。胃热炽盛，上灼肺津，故口干口渴多饮也。宜滋阴润肺，兼清胃泻火治之。胃火平，胃火不上逆熏肺也，故清肺胃之热，滋肺胃之阴，则上消证可愈也。

二、中消证

中消证，多食易饥，形体消瘦，大便干结，舌红苔黄糙，脉滑实有力，乃阳明燥热，灼伤津液也。宜清胃养阴、泻火通便治之。

《黄帝内经》云："胃中热则消谷，令人悬心善饥。"

《医学心悟》云："消谷善饥为中消……治中消者，宜清其胃，兼滋其肾……中消滋肾者，使相火不得攻胃也。"

《景岳全书》云："三消之病，三焦受病也……中消者，中焦病也。多食善饥，不为肌肉，而日加消瘦。其病在脾胃，又谓之消中也。"

《中医内科学》谓："胃主腐熟水谷，脾主运化，为胃行其津液。燥热伤脾胃，胃火炽盛，脾阴不足，则口渴多饮，多食善饥。脾气虚，不能转输水谷精微，则水谷精微下流，注入小便，则小便味甘。水谷精微不能濡养肌肉，则形体日渐消瘦。"

辨证施治

中消者，患者多食善饥，形体日渐消瘦，大便干结，舌红苔黄糙，脉滑实有力。乃阳明燥热炽盛，灼伤津液，阴虚火旺，壮火食气，故多食善饥也。精血亏虚，肌肤乏气血充养，久之，形体日渐消瘦也。胃火炽盛，消灼津液，大肠失津液之濡润，故大便干结难下也。舌红苔黄糙，脉滑实有力，乃里实燥热之征也。宜清胃养阴、泻火通便治之，可选玉女煎（《景岳全书》）：石膏、知母、生地黄、麦冬、牛膝。

方中石膏、知母清胃泻火，麦冬养阴生津，生地黄、牛膝滋肾生津。诸药共济，共奏清胃泻火、养阴生津之功也。

加减：口干口渴，酌加玄参、天花粉等，以增清热生津之功；大便干结，酌加大黄、黄连等，以增清热泻火通腑之功。

结语

中消者，胃燥热炽盛，热盛灼伤胃津，胃津不足，故口干多食善饥也。胃津不足，不能下润于肠，故大便干结难下也。清胃泻火，兼滋肾阴补肾水，肾阴旺盛，相火不得上攻于胃，中消证可愈也。

三、下消证

下消，尿频量多，尿液混浊如膏脂，有甜味，伴口干口渴，多饮，腰膝酸软，五心烦热，头昏乏力，舌红少苔，脉细数。乃肾阴亏虚，失其封藏固摄也。宜滋阴补肾、清热生津治之。

《卫生宝鉴》云："夫消渴者……小便频数，其色如浓油，上有浮膜，味甘甜如蜜。"

《医学心悟》云："口渴，小便如膏者，为下消。"

《景岳全书》云："下消者，下焦病也。小便黄赤，为淋为浊，如膏如脂，面黑耳焦，日渐消瘦，其病在肾，故又名肾消也。"

《外台秘要》云："房室过度，致令肾气虚耗，下焦生热，热则肾燥，肾燥则渴。"

《中医内科学》谓："肾为先天之本，寓元阴元阳，主藏精。肾阴亏虚是消渴病机中最为关键的因素。先天禀赋不足，阴虚体质者，最易罹患本病。肾阴亏虚，水竭火烈，上燔心肺则烦渴多饮，中灼脾胃则胃热消谷。肾失濡养，开阖固摄失权，则水谷精微直趋下泄，随小便排出体外，故尿多甜味。"

辨证施治

下消者，尿频量多，尿如膏脂而混浊，甚者尿有甜味，伴口干口渴，五心烦热，腰酸腿软，头晕乏力，舌红苔少，脉细数。乃肾阴亏虚，失其封藏固摄也。肾虚，封藏失职，约束无权，故尿频量多也。肾虚，失其固摄，脾虚失其统摄，水之精微直趋下注，随小便排出，故小便混浊，尿如膏脂有甜味。阴虚则火旺，虚火上乘肺胃，故口干口渴也。虚热内扰，故五心烦热也。腰为肾之府，肾之阴精枯涸，故头晕乏力，腰腿酸软也。舌红苔少，脉细数，乃阴虚火盛之征也。宜滋阴补肾、清热生津治之。可选知柏地黄汤（《医宗金鉴》）：生地黄、山药、山茱萸、白茯苓、牡丹皮、泽泻、知母、黄柏。

方中生地黄滋补肾阴，山茱萸敛精固肾，山药补脾益肾，牡丹皮、泽泻、知母、黄柏清热泻火，茯苓健脾益胃。诸药共济，共奏滋阴补肾、清热泻火之功也。

加减：渴甚，酌加天花粉、麦冬等，以增清热生津止渴之功；气虚乏力，酌加党参、黄芪、五味子等，以增益气生津之功。

结语

下消乃肾阴亏虚，阴虚火旺也。火旺灼津，阴津更亏，故口干口渴也。肾虚失其固摄，故尿如膏脂，尿频量多也。故治下消，必须滋肾阴、固肾精，肾阴足，则固摄有权，下消可愈也。

第三节　鼻衄

鼻衄是指血不归经或血热妄行引起的以鼻中出血为主要症状的病症。出血量多者，又称"鼻洪"或"鼻大衄"。

鼻衄多因火热，或气虚不能摄血，或阴虚火旺所致。火热为患鼻衄者，乃火热上冲，血热妄行，鼻衄反复发作，衄血色红而暗，量多，脉弦而数。气虚不能摄血，或阴虚火旺鼻衄者，鼻衄反复发作，鼻衄量少而色淡，脉沉细无力。现分而述之。

一、火热鼻衄

火热鼻衄，有肺热炽盛，热迫血妄行，血不归经者。临床常见肺热盛，邪热犯肺致鼻衄，衄血鲜红量多，鼻咽干燥，干咳少痰，或伴发热，舌红脉数。此乃热邪伤肺也，宜清泻肺热、凉血止衄治之。

有胃热炽盛鼻衄者，衄血鲜红量多，伴口干口渴，欲饮，鼻腔干燥，口臭烦渴，大便干结，舌红苔黄，脉数。此乃胃热炽盛，火热上逆，上熏鼻窍，致鼻衄也。宜清胃泻火、凉血止衄治之。

亦有肝火旺盛，肝火上炎致鼻衄者，衄血色红而暗，衄血量多。常伴头痛，目眩耳鸣，烦躁易怒，目赤口苦，舌红，脉弦数。此乃肝火旺盛，肝火上炎，火热上逆，上熏鼻窍，致鼻衄也。宜清肝泻火、凉血止衄治之。

《黄帝内经》云："少阳司天……民病……烦心，胸中热，甚则鼽衄，病本于肺。"

《金匮要略》云："心气不足，吐血、衄血，泻心汤之主。"

《诸病源候论》云："脏腑有热，热乘血气，血性得热即流溢妄行，发于鼻者为鼻衄。"

《中医内科学》谓："鼻腔出血即为鼻衄，多因火热迫血妄行所致。其中以肺热、胃热、肝火最为常见。"

辨证施治

肺热炽盛鼻衄者，鼻腔燥热，鼻干咽燥，干咳少痰，衄血量多鲜红。发热，舌红，脉数。多肺素有宿热，复感风热之邪，热邪伤肺也。肺开窍于鼻，燥热灼伤鼻腔，故鼻咽干燥，鼻衄血也。热邪伤肺，肺失清肃，故干咳少痰也。热盛，血热妄行，故衄血鲜红量多也。肺主皮毛，肺热盛，卫表受风热之束，故发热也。舌红，脉数，乃邪热内盛之征也。宜清热泻肺、凉血止衄治之。可选泻白散（《小儿药证直诀》）：桑白皮、地骨皮、甘草、粳米。

方中桑白皮、地骨皮清热泻肺，甘草清热泻火，粳米和胃。诸药合济，共奏清热泻肺之功也。

加减：鼻衄甚，酌加白茅根、藕节、生地黄、栀子等，以增清热凉血止衄之功；口干口渴，酌加知母、天花粉、麦冬等，以增滋阴润肺之功。

胃热炽盛鼻衄者，常见衄血色红量多，口干口渴，欲饮，口臭烦躁，大便干结，舌红苔黄，脉数。患者平素饮酒过度，恣食辛辣，致胃热内盛，灼伤胃阴，阳明脉交于鼻，热盛，血络受损，故鼻腔出血也。热盛，故衄血量多而色红。胃热盛，故口干口渴而欲饮。胃热盛，燥热灼津，故口臭烦躁，大便干结也。舌红苔黄，脉数，乃胃热炽盛之征也。宜清胃泄火、凉血止衄治之。可选玉女煎（《景岳全书》）：石膏、知母、生地黄、麦冬、牛膝。

方中石膏清胃泄火，知母、麦冬养阴清热，生地黄凉血止血，牛膝导血下行。诸药合济，共奏清热泄火、凉血止衄之功也。

加减：热盛，酌加黄连、栀子等，以增清胃泻火之功，衄血量多，酌加白茅根、藕节、小蓟等，以增清热止衄之功，口干口渴，酌加玄参、天花粉等，以增清热养阴之功，胃热炽盛，大便干结，酌加大黄，以增清热通便之功。

肝火炽盛鼻衄者，衄血色暗量多，常伴头晕头痛耳鸣，烦躁易怒，口苦目赤，舌红苔黄，脉弦数。多因情志不舒，肝气郁结，气郁化火，肝火上炎，热迫血妄行，而发鼻衄。肝火旺盛，故衄血色暗而量多。肝火上炎，故头晕头痛耳鸣，烦躁易怒。肝开窍于目，肝胆相表里，肝热盛，故口苦目赤。舌红苔黄，脉弦数，乃肝火内盛之征也。宜清肝泻火、凉血止衄治之。可选龙胆泻肝汤（《医宗金鉴》）：龙胆草、黄芩、栀子、泽泻、木通、车前子、当归、生地黄、柴胡、甘草。

方中龙胆草、柴胡疏肝泻火；栀子、黄芩降火清热；木通、泽泻、车前子清热，导热下行；生地黄凉血止血；当归疏肝养血；甘草清热，调和诸药。诸药共济，共奏清肝泻火、凉血止血之功也。

加减：衄血量大，酌加代赭石、白茅根、小蓟等，以增清肝止血之功；烦躁易怒，头晕耳鸣，酌加白芍、夏枯草等，以增清肝平肝泻火之功。

结语

鼻衄有虚实之分，实者多由体内热盛，迫血妄行，致血离经，溢于脉外，而发鼻衄。多因肺热、胃热、肝火旺盛所致。肺热者，多兼鼻孔燥热及干咳，宜泻肺清热治之。胃热者，多兼口干口渴，口臭，大便干结，宜清胃凉血治之。肝火旺盛者，多兼头晕头痛耳鸣，口苦目赤，心烦易怒，宜清肝泻火治之。总之，热盛之鼻衄宜清热凉血止血。热清，则血不妄行，鼻衄可止也。

二、气血虚或阴虚火旺鼻衄

气血虚鼻衄者，临床常见鼻衄频作，色淡量少，神疲乏力，面色㿠白，头晕耳鸣，心悸，夜不安寐，舌淡，脉沉细无力。此乃气虚失其固摄，致血妄行，血溢脉外，发为鼻衄，宜益气摄血止衄治之。

阴虚火旺鼻衄者，临床常见鼻衄鲜红，伴五心烦热，潮热盗汗，干咳少痰，腰膝酸软，舌红苔少，脉细数。此乃阴虚火旺也，宜滋阴降火治之。

《中医内科学》谓："若损伤于气，则气虚不能摄血，以致血外溢而见衄血……"

又云："鼻腔出血……也可因血失统摄或阴虚火旺引起。"

辨证施治

鼻衄，气血虚，失其固摄，血溢脉外者，常见鼻衄频作，色淡量少，神疲乏力，面色㿠白，头晕耳鸣，心悸，夜不安寐，舌淡，脉沉细无力。乃气血虚，失其固摄，血频溢脉外，故衄血色淡量少。气血虚弱，机体乏气血之濡养，故神疲乏力，面色㿠白，头晕目眩也。气血虚，心脑乏气血之充养，故心悸心跳，夜不安寐也。舌淡，脉沉细无力，乃气血亏虚之征也。宜益气摄血止衄治之，可选归脾汤（《正体类要》）：白术、白茯苓、黄芪、人参、甘草、木香、当归、远志、龙眼肉、酸枣仁。

方中黄芪、人参、当归益气补血；白术、白茯苓、甘草健脾益气，培补生化之源；远志、酸枣仁、龙眼肉宁志养心安神；木香理气滞。诸药共济，共奏益气补血、养心安神之功也。

加减：衄血甚，酌加生地黄、白茅根等，以增清热凉血止血之功；鼻衄不止，酌加龙骨、牡蛎等，以增收敛止血之功。

鼻衄有阴虚火旺，致血妄行者，临床常见衄血鲜红，伴五心烦热，潮热盗汗，干咳少痰，腰膝酸软，舌红少苔，脉细数。此乃阴虚火旺，虚火伤络，血溢脉外而发鼻衄也。阴虚火旺，故鼻衄鲜红，五心烦热，潮热盗汗也。虚热伤肺，肺津不足，故干咳少痰也。肾阴亏虚，故腰酸腿软也。舌红苔少，脉细数，乃阴虚火旺之征也，宜滋阴降火治之。可选地黄汤（《小儿药证直诀》）：熟地黄、山药、山茱萸、泽泻、白茯苓、牡丹皮。

方中山药、山茱萸滋补肾阴；生地黄、牡丹皮清热凉血；泽泻清热泻火；白茯苓渗淡调养脾胃。诸药合济，共奏滋阴补肾、清热凉血之功也。

加减：衄血甚，酌加白茅根、栀子、藕节等，以增清热止衄之功；口干少津，酌加沙参、麦冬等，以增养阴生津之功；腰酸腿软，酌加怀牛膝、枸杞子等，以增补肾养阴之功。

结语

气血虚弱鼻衄者，气虚固摄无权，血外溢脉道，溢出之血，多色淡量少，伴少气乏力，面色㿠白，宜益气固摄治之，气旺血盛，固摄有权，鼻衄可止也。阴虚火旺鼻衄者，乃肾阴亏虚，不能敛阳，虚阳上浮，扰动血脉，血外溢脉道，而发鼻衄，宜滋阴降火治之，阴盛，浮阳不上越，鼻衄可止也。

第四节　梅核气

梅核气是自觉咽中不利，似有物梗阻，吐之不出，咽之不下的一种病症。属中医郁证之范畴。多因七情所伤，气机不畅，痰气凝结；或肾精亏虚，阴津不能上润于咽喉，咽部干涩梗阻。梅核气为女性常见病，与情绪波动有密切关系，常随忧思喜怒而消长。临床常见痰气郁结、胃失和降、虚火灼津等类型，现分而述之。

痰气郁结者，多因肝气郁结，肝失疏泄，而发胸膈痞闷，两胁胀满，纳食泛恶，咽喉梗阻，如有物阻塞，吞之不下，吐之不出，舌苔白，脉弦滑。此乃气滞痰郁互结也，宜开郁化痰治之。

有脾失健运，胃失和降，气逆上冲，致咽喉不适，如有物梗阻，伴胸闷腹胀，胃纳减少，噫气频作，泛恶呕吐，舌淡苔黄，脉弦。乃脾虚，胃失和降也，宜和胃降逆治之。

有肺肾亏虚，阴津不能上润咽喉，而致咽喉如物梗阻，吞咽不利者，其证见咽干少津，咽喉梗塞不利，干咳少痰，舌红苔少，脉细数。此乃阴津亏虚也，宜养阴生津治之。

《黄帝内经》云："木郁达之，火郁发之，土郁夺之，金郁泄之，水郁折之。"

《仁斋直指方》云："梅核气者，窒碍于咽喉之间，咯之不出，咽之不下，如梅核之状者是也。始因恚怒太过，积热蕴隆，乃成厉痰郁结，致有斯疾耳，治宜导痰开郁，清热顺气。"

《诸病源候论》云："咽中如炙肉脔者，此是胸膈痰结，与气相搏，逆上咽喉之间，结聚状如炙肉之脔也。"

《医碥》云："咽喉中有物，不能吞吐，如毛刺，如絮，如膜，如梅核，如肉脔，均名梅核气。"

辨证施治

痰气郁结之梅核气，胸膈痞闷胀满，咽中如有物梗塞，吞之不下，咯之不出，纳食泛恶，舌苔薄白，脉弦滑。肝主疏泄，性喜条达，肝郁不舒，故胸膈痞闷胀满也。肝经上循咽喉，恼怒致肝郁气滞，气郁不舒，气随经上逆，结于咽喉，而成无形之气结，故自觉咽喉有物梗阻，吞之不下，咯之不出也。痰气互结，故纳食泛恶，舌苔白，脉弦滑也。宜开郁化痰治之。可选四七汤（《太平惠民和剂局方》）：苏梗、半夏、厚朴、白茯苓、生姜、大枣。

方中苏梗、厚朴理气散结利咽；半夏、白茯苓、生姜化痰降逆止呕，大枣和胃。诸药合济，共奏理气利咽、化痰止呕之功也。

气郁两胁胀满者，酌加青皮、白芍、郁金、川楝子等，以增疏肝解郁之功；纳差泛恶者，酌加砂仁、陈皮、枳壳等，以增利气醒脾之功。

胃失和降之梅核气，脾失健运，胃失和降，咽喉不利，气逆上冲，胸膈满闷，咽部如物阻塞，胃纳减少，呕恶嗳气，舌淡苔薄，脉弦。乃多善思多虑，精神紧张，肝气郁结，横逆乘脾，肝郁脾虚，运化失司，津液不得输布，聚积成痰，凝结于咽喉如物梗塞，吞之不下，咯之不出也。肝郁气逆故胸膈满闷也。肝郁乘脾，脾失其职，故纳减泛恶噫气也。舌淡苔白，脉弦，乃肝胃不和之征也。宜降逆和胃治之。可选旋覆花代赭石汤（《伤寒论》）：旋覆花、代赭石、人参、半夏、甘草、生姜、大枣。

方中旋覆花、代赭石降逆止呕；半夏、生姜化痰止呕；人参益气，反佐代赭石重坠伤胃；甘草、大枣益胃和中。诸药共济，共奏降逆止呕、化痰和胃之功也。

加减：痰浊甚，咽喉不利，酌加浙贝母、瓜蒌皮、桔梗、陈皮等，以增化痰散结利咽之功；胸膈满闷不舒，酌加青皮、厚朴、柴胡、枳壳等，以增开瘀散结之功。

虚火灼津之梅核气，肺肾阴亏，虚火内生，阴津不能上承，致咽喉梗阻不利者，常见咽喉梗塞，咽干少津，干咳少痰，吞咽不利，舌红苔少，脉细数。乃肾阴亏虚，肾者，真阴之脏，肾经经脉夹咽循喉，肾阴不足，内生虚热，气机不利，气滞痰凝，循经结于咽喉，故吞咽不利也。喉为肺之门户，肺阴亏虚，咽喉失阴津之润，故咽干少津，咽喉不利，梗塞异常，干咳少痰也。舌红苔少，脉细数，乃阴虚热盛之征也。宜养阴生津治之。可选沙参麦冬汤（《温病条辨》）：沙参、麦冬、玉竹、桑叶、甘草、天花粉、白扁豆。

方中沙参、麦冬、玉竹养阴生津，天花粉、甘草清热，白扁豆、桑叶润肺。诸药共济，共奏清热养阴生津之功也。

加减：咽干阴亏，酌加枸杞子、乌梅、桔梗等，以增养阴利咽之功；肝郁气滞，酌加郁金、香附、当归等，以增理气开郁之功。

结语

梅核气，多因七情郁结，肝气不舒，气郁化火生痰，痰气互结，上逆于咽，而发咽喉梗塞不利也，宜开郁化痰、理气散结治之，气顺痰消，则咽喉自利也。肝郁乘脾，脾虚生痰，胃气上逆，上塞咽膈，亦有发咽喉梗塞不利者，宜疏肝解郁、理脾和胃降逆治之，气顺，脾胃升降有序，亦无咽喉梗塞之弊也。阴亏津竭，阴津不能上润咽喉，咽喉干燥，吞咽不利者，治宜滋阴生津，清热利咽，咽喉无燥热熏蒸，得阴津之濡养，咽喉自不干燥，吞咽自利也。

第五节　癥瘕

癥瘕又谓"积聚"或"痃癖"，是指腹腔内有结块，或胀或痛的一种病证。其中癥证有形，固定不移，痛有定处，属血分，多为脏病；瘕证则无形，时聚时散，痛有休止，而无定处，属气分，多为腑病。一般来说，癥的形成时间较长，病情较重，治疗较难；瘕的病程较短，病情较轻，治疗较易。癥又谓癥积；瘕谓瘕聚。在治疗上，癥乃以疏肝理气、化痰活血、消癥软坚治之；瘕乃以行气散结消聚治之。现分而述之。

一、癥积

癥积即腹部或胁下结有痞块，可触及，部位固定，痛有定处，多为血瘀所结。一般有气郁血瘀，气结血瘀，或正虚瘀结。其实癥积肿块瘀结虽有气郁、气结、正虚等之分，只是癥积发展不同节段而已。初则瘀积肿块积聚不长，软而不坚，气郁所致也。治之肿块未消，肿结坚硬。治之不愈，肿结坚硬，正气渐虚，邪正相争较剧也。

气郁血瘀者，腹部或胁下有癥块，软而不坚，推之不移，痛有定处，胀痛并见，舌苔薄白，脉弦。此乃气血阻滞，积而成块，宜行气消积、活血通络治之。

癥积日久，瘀血内结，腹部或胁下积块明显，按之坚硬，推之不移，痛有定处，纳差乏力，面黯消瘦，舌黯有瘀点，脉细涩。乃癥积日久，瘀阻日甚，宜行气消瘀、健脾消积治之。

病程日久，正气渐衰，腹部或胁下癥块坚硬，疼痛较甚，饮食大减，身体消瘦，面色萎黄或黧黑，舌淡黯，脉弦细。此乃癥积日久，正气已衰，病势加重，宜补血益气、活血化癥治之。

《金匮要略》云："积者，脏病也，终不移。聚者，腑病也，发作有时，展转痛移，为可治。"

《诸病源候论》云："……盘牢不移动者，是癥也。言其形状，可征验也。""瘕……随气移动是也。言其虚假不牢，故谓之为瘕也。"

《医宗金鉴》云："五积六聚分脏腑，七癥八瘕气血凝，癥积不动有定处，瘕聚推移无定形。"

《景岳全书》云："盖积者，积垒之谓，由渐而成者也；聚者，聚散之谓，作止不常者也。由此言之，是坚硬不移者，本有形也，故有形者曰积；或聚或散者，本无形也，故无形者曰聚。"

辨证施治

气郁血瘀者，癥积腹部或胁下结有肿块，质软不坚，推而不移，胀痛，痛有定处，舌苔白，脉弦者，乃气血瘀阻，积而成块也。多因肝气不舒，脉络阻滞，气血运行不畅，形成癥结肿块也。病之初起，瘀积未久，故质软而不坚也。瘀血积聚，瘀积有定处，故肿块推而不移，痛有定处。气滞血阻，血行不畅，故胀痛并见也。气郁而病初起，正气未伤，故舌苔白，脉弦也。宜行气消积、活血通络治之，可选大七气汤（《寿世保元》）：三棱、莪术、青皮、陈皮、香附、藿香、益智仁、桔梗、桂枝、甘草、生姜、大枣。

方中青皮、陈皮、藿香、桔梗行气散结；三棱、莪术、桂枝、香附理气散结，温通血脉；甘草、生姜、大枣和中，调和营卫。诸药合济，共奏行气散结之功也。

加减：癥积痛甚，酌加蒲黄、五灵脂等，以增活血化瘀止痛之功；脾胃虚弱，酌加白术、鸡内金等，以增健脾益气消积之功。

瘀积日久，瘀血内结者，腹部或胁下结成癥结肿块，按之坚硬，推之不移，痛有定处，伴纳差乏力，面暗消瘦，舌黯有瘀点，脉细涩。乃瘀积日久，瘀阻日甚，气结不行，脉络阻滞结成肿块，按之坚硬，推之不移，痛有定处，肿块逐渐增大。积久，脾失健运，精微不足，故纳差乏力，身体消瘦，面黯。舌紫黯有瘀点，脉细涩，乃气滞血瘀之征也。宜活血化瘀、行气消积治之，可选膈下逐瘀汤（《医林改错》）：当归、川芎、赤芍、桃仁、牡丹皮、五灵脂、乌药。

方中桃仁、当归、川芎、赤芍、五灵脂活血化瘀散结，乌药行气止痛，牡丹皮凉血散结。诸药合济，共奏活血化瘀、行气止痛之功也。

加减：瘀结坚硬疼痛，酌加三棱、莪术、丹参、红花等，以增活血行气止痛之功；正气虚弱，纳差乏力，酌加白术、山楂、鳖甲等，以增健脾化滞散结之功也。

病势日久，正气已衰者，癥积坚硬，疼痛较甚，饮食减少，形体消瘦，面萎黄或黧黑，舌淡黯，脉弦细。此乃癥积日久，正气已衰，脉络瘀阻，气血不通，故癥积坚硬，疼痛较甚。癥积日久，气滞瘀阻，中气大伤，脾胃运化力微，饮食减少，气血来源不足，故形体消瘦，面色萎黄或黧黑灰暗。舌黯淡，脉弦细，乃气血虚损之征也。宜补血益气以扶正，活血化瘀消癥治之。可选八珍汤（《正体类要》）：当归、川芎、白芍、熟地黄、人参、白术、白茯苓、甘草；合化积丸（《类证治裁》）：三棱、莪术、阿魏、海浮石、香附、雄黄、槟榔、苏木、瓦楞子、五灵脂。

八珍汤大补气血，化积丸活血破瘀、软坚消积。二方合济，共奏补血益气、活血破瘀、软坚消积之功也。

加减：癥积坚硬不移，酌加土鳖虫、穿山甲、红花、桃仁、水蛭等，以增活血化瘀、散结消癥之功，也可酌加牡蛎、浙贝母等，以增软坚之功；腹部癥积，可服桂枝茯苓丸。

结语

癥积乃现代医学肌瘤、腹腔肿瘤、肝脾大等疾病。乃气血积聚不散，痰瘀互结成块，坚硬不移。气血不行，身体消瘦，肿结疼痛拒按。腹腔恶性肿瘤者，应求西医手术治之。一般气血痰核积聚成肿块者，宜活血化瘀、理气散结、化痰软坚治之。日久体虚者，佐补气养血扶正固本，以增逐邪之力。徐徐调治，癥积可消散也。故治疗癥积，需扶正与祛邪并治，单攻坚逐瘀消癥易损正矣。

二、瘕聚

瘕聚，乃自觉腹中气聚，如有痞块，部位不定，或可触得，时有时无，痛无定处，多属气滞，因气滞可影响血行，血聚成癥积，故血瘀必兼气滞。二者临床上不能绝对分开，故常癥瘕、积聚并称。癥积多气血凝滞成块，疼痛固定不移；瘕聚乃气滞所成，硬结肿块时有时无，多由肝郁气滞，或食滞痰阻所致。现分而述之。

肝郁气滞者，多发两胁不适。因肝气郁结，腹中气聚攻窜胀痛，时聚时散，两胁痞满，胃脘不适，纳差嗳气，舌淡苔薄白，脉弦。乃情志所伤，肝气郁结也。宜疏肝解郁，行气消聚治之。

食滞痰阻者，多发腹部不适。腹胀或痛，纳差便秘，时有条状物聚于腹部，按之痛甚，或肠鸣辘辘有声，或恶心呕吐，舌淡苔腻，脉弦滑。此乃食滞痰浊，阻遏肠道也，宜导滞通腑理气化痰治之。

《难经》云："聚者，阳气也，其始发无根本，上下无所留止，其痛无常处，谓之聚。"

《诸病源候论》云："瘕痛随气移动是也。言其虚假不牢，故谓之瘕也。"

又云："病虽有结瘕，而可推移者，名为瘕……谓虚假可动也。"

《景岳全书》云："聚者，聚散之谓，作止不常者也……或聚或散者，本无形也。故无形者曰聚……诸无形者，或胀或不胀，或痛或不痛，凡随触随发，时来时往者，皆聚之类。其病多在气分，气无形而动也。"

辨证施治

肝郁气滞之瘕聚，多病两胁，乃痃癖之类也。多因情志所伤，肝气郁结，腹中气聚，攻窜胀痛，痛无定处，时聚时散，两胁痞满，纳差嗳气，舌淡苔薄，脉弦。乃肝气郁结，情志不遂，气机不利，腹中气聚不散，气机逆乱，乃攻窜胀痛，痛无定处也。气无形多变，随情绪波动，气郁则聚，气通则散，故腹中积块时聚时散也。肝郁，肝旺乘脾犯胃，胃失和降，脾失健运，故两胁胀痛，纳差嗳气，不思饮食也。肝郁气滞，乃两胁痞满也。舌淡苔薄白，脉弦，乃脾虚肝郁气滞之征也。宜疏肝解郁、行气消聚治之。可选逍遥散（《太平惠民和剂局方》）：当归、白芍、白术、白茯苓、柴胡、薄荷、生姜、甘草。

方中柴胡、白芍、甘草、薄荷疏肝和胃，白术、白茯苓健脾益气，当归养血。诸药共济，共奏疏肝解郁和胃之功也。

加减：胸闷两胁胀痛，酌加郁金、川楝子、香附等，以增疏肝理气之功；脘闷，嗳气频繁，酌加半夏、苏梗、旋覆花等，以增和胃降逆之功。

食滞痰阻之瘕聚，多病在腹部，常见纳差腹胀便秘，可见条状物聚于腹部，按之胀痛，舌淡苔腻，脉弦滑。乃食滞痰浊，阻遏肠道也（属现代医学肠梗阻、肠痉挛之类）。多因饮食不节，食滞痰浊阻遏肠道，气机紊乱，升降失常，故腹胀腹痛，纳差便秘。食滞痰浊肠道，故腹部有条状物出现。食滞痰浊聚积，故按之胀痛，若食积痰浊下达，腑气得通，则结散聚消。舌淡苔腻，脉弦滑，皆痰浊内聚之征也。宜导滞通腑、理气化痰治之。可选六磨汤（《证治准绳》）：沉香、木香、槟榔、乌药、枳实、大黄。

方中大黄、枳实、槟榔化滞通腑，沉香、木香、乌药理气消聚。诸药共济，共奏理气化滞通腑消聚之功也。

加减：痰浊甚，酌加半夏、厚朴、白茯苓等，以增行气化痰之功；呕吐甚，酌加代赭石、竹茹、陈皮等，以增降逆止呕之功。

结语

瘕聚者，时有形，时无形，即时聚时散也。临床有肝郁之瘕聚和食滞痰浊之瘕聚。肝郁之瘕聚多见两胁，乃气郁之证，属中医"痃癖"，宜理气解郁散结治之。食滞痰浊之瘕聚多见腹部，属痰食互结不散，稽留肠道，宜导滞通腑、理气化痰治之。瘕聚非癥积气血积聚成块也。瘕聚治以理气解郁、通腑消滞可除，治之较癥积易也。